# CHIRURGIE JOURNALIÈRE

DES

# HOPITAUX DE PARIS

## RÉPERTOIRE

## DE THÉRAPEUTIQUE CHIRURGICALE

PAR LE

**Dr P. GILLETTE**

CHIRURGIEN DES HÔPITAUX

ANCIEN PROSECTEUR DE LA FACULTÉ DE MÉDECINE DE PARIS.

MM. B. ANGER, BROCA, E. CRUVEILHIER, CUSCO, DEMARQUAY, DÉSORMEAUX, DESPRÉS, DOLBEAU, DUBRUEIL, DUPLAY, GOSSELIN, GUÉNIOT, ALPH. GUÉRIN, FÉLIX GUYON, HORTELOUP, L. LABBÉ, LANNELONGUE, LÉON LE FORT, PANAS, PÉAN, RICHET, DE SAINT-GERMAIN, MARC SÉE, TERRIER, TILLAUX, U. TRÉLAT, VERNEUIL.

AVEC FIGURES INTERCALÉES DANS LE TEXTE

PARIS

LIBRAIRIE J.-B. BAILLIÈRE ET FILS

19, RUE HAUTEFEUILLE, 19

1876

2e Série. — N° 84. Janvier 1870
BULLETIN MENSUEL
DES NOUVELLES PUBLICATIONS DE LA LIBRAIRIE
J.-B. BAILLIÈRE ET FILS
19, rue Hautefeuille, près le boulevard Saint-Germain, à Paris.

# CLINIQUE CHIRURGICALE
## DE L'HOTEL-DIEU DE LYON

**Par A.-D. VALETTE**

Professeur de clinique chirurgicale à l'École de médecine de Lyon

1 volume in-8 de 720 pages, avec figures. — 12 francs.

L'auteur a adopté, pour l'exposition de ses idées, la forme sous laquelle est donné son enseignement. Étudiant plutôt un malade qu'une maladie, *la leçon clinique* permet et même commande d'indiquer seulement les côtés relatifs à l'histoire et à la théorie d'une question pour envisager plus spécialement l'objet qui touche plus directement le malade, c'est-à-dire le diagnostic, le pronostic et le traitement. M. Valette choisit les sujets auxquels le temps et l'expérience lui ont permis d'apporter quelques vues nouvelles ou quelque innovation thérapeutique.

M. Valette a cherché à rendre plus faciles, et surtout plus *innocentes*, un certain nombre d'opérations. Il s'est efforcé de faire un livre utile aux praticiens, utile surtout à ceux qui, exerçant leur art loin des grands services hospitaliers et dans de petites localités, doivent compter sur eux-mêmes et se passer forcément du concours d'un nombre suffisant d'aides intelligents et instruits.

# HISTOIRE
# DE LA CHIRURGIE FRANÇAISE
## AU XIXe SIÈCLE
### ÉTUDE HISTORIQUE ET CRITIQUE
SUR LES PROGRÈS FAITS EN CHIRURGIE ET DANS LES SCIENCES QUI S'Y RAPPORTENT
DEPUIS LA SUPPRESSION DE L'ACADÉMIE ROYALE DE CHIRURGIE
JUSQU'A L'ÉPOQUE ACTUELLE

**Par le docteur Jules ROCHARD**

Directeur du service de santé de la marine,
Lauréat de l'Académie de médecine, membre correspondant de la Société de chirurgie.

1 vol. in-8 de XVI-800 pages. — 14 fr.

Nous avons divisé notre sujet en quatre périodes :

La PREMIÈRE commence au moment où l'Académie royale de chirurgie vient de disparaître. Elle assiste au renversement et à la restauration des écoles, au magnifique essor scientifique qui a signalé l'apparition du XIXe siècle : elle traverse la grande épopée militaire qui en illustra les premières années, et se termine à la chute de l'Empire.

La SECONDE est remplie par la plus haute personnalité chirurgicale des temps modernes. Elle commence à l'avénement de Dupuytren et se termine à sa mort. Pendant ces vingt années, l'art semble se résumer en lui, et, tandis qu'il le domine de toute la hauteur de son talent, la médecine réalise sa plus grande conquête par l'immortelle découverte de Laennec, et traverse son plus grand orage avec la doctrine de Broussais.

La TROISIÈME commence à la mort de Dupuytren et s'étend jusqu'à la découverte de l'anesthésie chirurgicale. Époque de transition, vouée au culte des faits de détail et aux recherches expérimentales, elle porte la lumière sur presque tous les points de la science, elle ouvre à l'anatomie et à la physiologie des perspectives nouvelles, elle prépare la grande évolution que la chirurgie va subir.

La QUATRIÈME s'ouvre avec l'apparition des anesthésiques et ce grand fait la domine tout entière ; il transforme la médecine opératoire, il laisse le champ libre à toutes les excentricités, il fait surgir une telle masse de faits et d'innovations, qu'on peut à peine en suivre la trace, et que l'esprit s'égare dans ce dédale. S'il suffit d'indiquer en passant les doctrines oubliées, les procédés tombés en désuétude, et de se borner à leur assigner une date, il n'en est plus de même lorsqu'il s'agit des idées et des méthode contemporaines. Il faut de toute nécessité en exposer les principes et en discuter la valeur. (Extrait de la *Préface de l'auteur*.)

ENVOI FRANCO CONTRE UN MANDAT SUR LA POSTE.

# CLINIQUE CHIRURGICALE DE L'HOPITAL DE LA CHARITÉ

**Par L. GOSSELIN**

Professeur de clinique chirurgicale à la Faculté de médecine de Paris,
Chirurgien de l'hôpital de la Charité et de l'hôpital Rothschild,
Membre de l'Académie de médecine et de la Société de chirurgie, commandeur de la Légion d'honneur

Paris, 1872-1873, 2 vol. in-8 de chacun 700 pages, avec figures.
Ouvrage complet. Prix : 24 fr.

---

# ÉLÉMENTS DE CHIRURGIE CLINIQUE

COMPRENANT :

Le Diagnostic chirurgical,
Les Opérations en général, les Méthodes opératoires, l'Hygiène,
Le Traitement des blessés et des opérés

**Par FÉLIX GUYON**

Chirurgien de l'hôpital Necker, professeur agrégé de la Faculté de médecine.

Paris, 1873, 1 vol. in-8 de XXXVIII-672 pages avec 63 figures....... 12 fr.

---

# ARSENAL DE LA CHIRURGIE CONTEMPORAINE

DESCRIPTION, MODE D'EMPLOI ET APPRÉCIATION

DES APPAREILS ET INSTRUMENTS

EN USAGE

POUR LE DIAGNOSTIC ET LE TRAITEMENT DES MALADIES CHIRURGICALES
L'ORTHOPÉDIE, LA PROTHÈSE, LES OPÉRATIONS SIMPLES
GÉNÉRALES, SPÉCIALES ET OBSTÉTRICALES

PAR

**G. GAUJOT**
Professeur à l'École d'application de médecine militaire (Val-de-Grâce)
Médecin principal de l'armée.

**E. SPILLMANN**
Professeur agrégé à l'École d'application de médecine militaire (Val-de-Grâce)
Médecin-major de 1re classe.

Paris, 1872, 2 vol. in-8 avec 1855 figures. — 32 fr.

---

# DE LA TRANSFUSION DU SANG

**Par le docteur Louis JULLIEN**

Professeur agrégé de la Faculté de médecine de Nancy.

Paris, 1875, 1 volume in-8 de 329 pages. — Prix : 5 fr.

---

# TRAITÉ THÉORIQUE ET PRATIQUE DES MALADIES DE L'OREILLE ET DES ORGANES DE L'AUDITION

**Par J.-P. BONNAFONT**

Médecin principal (en retraite) à l'École d'application d'État-major, etc.

DEUXIÈME ÉDITION REVUE ET AUGMENTÉE

Paris, 1873, 1 vol. in-8 de XVI-700 pages, avec 43 figures... 10 fr.

---

ENVOI FRANCO CONTRE UN MANDAT SUR LA POSTE.

# CHIRURGIE JOURNALIÈRE

DES

# HOPITAUX DE PARIS

## OUVRAGES DU MÊME AUTEUR :

1° Leçons de clinique chirurgicale du professeur Nélaton, publiées in *Gaz. des hôpitaux*, 1862.

2° Des abcès rétro-pharyngiens idiopathiques, 1867.

3° Recherches anatomiques sur les veines de la vessie et sur les plexus veineux intra-pelviens (avec planche), *Journal d'anat. et de physiologie*, 1869.

4° Anatomie et pathologie des maxillaires (os et articulat.), *Dict. encyclop. des sciences méd.*, 1870.

5° Péritonite mortelle à la suite d'un simple toucher vaginal, *Gaz. hôp.*, 1872.

6° Des os sésamoïdes chez l'homme (anat. phys. path. avec figures), *Journal d'anat. et de phys.*, 1872.

7° Deux cas de tumeur fibro-plastique de l'œil et de l'orbite, *Bulletin de la société de médecine de Paris* (avec deux planches coloriées), 1872.

8° Anatomie, physiologie et pathologie du nerf médian, *Dict. encyclop. des sciences médicales*, 1872.

9° Remarques sur les blessures par armes à feu observées pendant le siége de Metz (1870) et celui de Paris (1871), *Arch. génér. de médecine* (avec 8 planches coloriées), 1872.

10° Description et structure de la tunique musculaire de l'œsophage chez l'homme et chez les animaux, *Journal d'anat. et de physiol.*, 1872.

11° Du tissu conjonctif ou lamineux (avec planche), 1872.

12° Note pour servir à l'histoire de l'uréthrocèle vaginale, lue à la Soc. de chirurgie, 1873.

13° Articles bibliographiques (anat. physiol. chirurg.), extrait du *Bulletin génér. de thérap. méd. et chir.*, 1873.

14° Du cérat (emploi thérapeutique), *Dict. encyclop. des sciences méd.*, 1873.

15° De l'imperforation de l'hymen, au point de vue clinique et opératoire, extrait des *Ann. de gynécologie*, 1874.

16° Sur une variété peu connue de loupe du cuir chevelu (loupe à contenu mixte). *Bulletin de la Soc. de méd. de Paris*, 1874.

17° De l'emploi du seigle ergoté dans le traitement du rhumatisme articulaire aigu, extrait de la *Revue de thérap. médico-chirurg.*, 1874.

18° Des ostéosarcomes articulaires et péri-articulaires et des difficultés de leur diagnostic, in *Bull. Soc. Chirurg.*, 1875.

19° De la charpie, *Dict. encyclop. des sc. méd.*, 1875.

20° Des ciseaux (avec planches). *Dict. encyclop. des sc. méd.*, 1875.

21° Des difficultés du diagnostic de certaines tumeurs liquides palmaires et plantaires, *Bull. Soc. de méd. de Paris*, 1875,

22° Des abcès puerpuéraux de la mamelle, *Bull. Soc. de méd. de Paris*, 1875.

23° Du collodion (emploi thérap.), *Dict. encyclop. des sc. méd.*, 1876.

24° Revues de clinique chirurgicale, extrait de l'*Union médicale*, 1872, 1873, 1874, 1875.

Paris. Imprimerie de E. Donnaud, rue Cassette, 9.

# CHIRURGIE JOURNALIÈRE

DES

# HOPITAUX DE PARIS

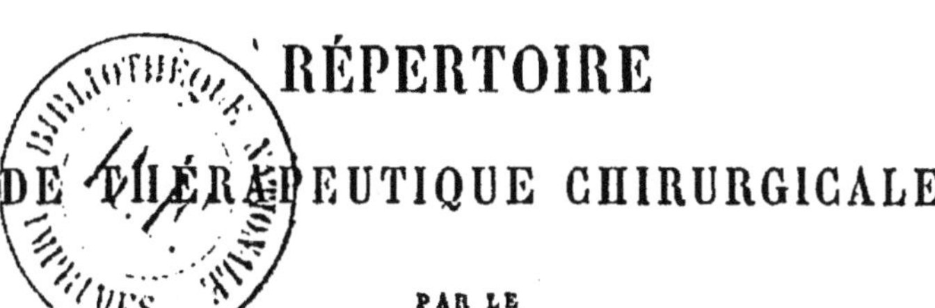

## RÉPERTOIRE

## DE THÉRAPEUTIQUE CHIRURGICALE

PAR LE


**Dr P. GILLETTE**

CHIRURGIEN DES HÔPITAUX

ANCIEN PROSECTEUR DE LA FACULTÉ DE MÉDECINE DE PARIS.


MM. B. ANGER, BROCA, E. CRUVEILHIER, CUSCO, DEMARQUAY, DÉSORMEAUX, DESPRÉS, DOLBEAU, DUBRUEIL, DUPLAY, GOSSELIN, GUÉNIOT, ALPH. GUÉRIN, FÉLIX GUYON, HORTELOUP, L. LABBÉ, LANNELONGUE, LÉON LE FORT, PANAS, PÉAN, RICHET, DE SAINT-GERMAIN, MARC SÉE, TERRIER, TILLAUX, U. TRÉLAT, VERNEUIL.

AVEC FIGURES INTERCALÉES DANS LE TEXTE




PARIS

LIBRAIRIE J.-B. BAILLIÈRE ET FILS

19, RUE HAUTEFEUILLE, 19

1876

# PRÉFACE

Habitué, depuis longues années, à suivre dans les hôpitaux de Paris, le mouvement de la thérapeutique chirurgicale, nous avons pensé qu'il y aurait un véritable intérêt à ne pas laisser perdre le fruit de l'expérience des maîtres, et à recueillir leurs enseignements pour les praticiens à qui il n'est plus donné de suivre les visites au lit des malades ni d'assister aux opérations d'amphithéâtre.

Sous ce titre de *Chirurgie journalière des hôpitaux de Paris*, ce ne sont pas les cas rares que nous avons cherché à mettre en lumière, ce sont plutôt les faits qui se rencontrent dans la pratique de chaque jour ; sans vouloir nous astreindre à un plan méthodique, nous avons saisi, au hasard, les occasions qui se présentaient et qui nous offraient tantôt une opération nouvelle, tantôt des méthodes et des procédés plus perfectionnés. Ce n'est donc pas seulement la *Clinique chirurgicale* de tel ou tel professeur, dans laquelle l'auteur expose le résultat de son expérience personnelle et publie les faits les plus intéressants de son service ; c'est à proprement parler la clinique de tous les chirurgiens des hôpitaux que nous avons voulu faire connaître.

Pour chacun des chefs de service dont nous avons relaté les travaux, nous réunissons les affections variées qui intéressent tel ou tel organe et nous présentons le tableau des divers temps de l'opération ; le désir d'être à la fois concis et précis nous a fait éviter toute considération générale.

Notre travail manquerait d'intérêt, faute de comparaison, sans les tables que nous avons dressées avec le plus grand soin, et que nous avons voulu rendre aussi complètes que possible pour en augmenter l'utilité pratique. A côté de la *Table par nom d'auteurs*, où le lecteur trouvera l'ensemble des travaux de tel ou tel chirurgien, nous avons donné les plus grands développements à la *Table des matières* qui permet de retrouver l'affection que l'on veut étudier et sur laquelle on est bien aise de connaître l'opinion des divers chirurgiens, pour comparer entre elles les méthodes qu'ils préfèrent et choisir utilement en parfaite connaissance de cause.

Nous avons voulu, avant tout, faire une œuvre utile, qui mette le chirurgien au courant de la pratique journalière de la chirurgie, dans les hôpitaux de Paris ; nous avons aussi pensé aux élèves qui ont souvent le désir de connaître la pratique du juge qui doit prononcer sur leur admission dans un concours ou dans un examen.

Puissions-nous avoir réussi.

P. GILLETTE.

10 février 1876.

# RÉPERTOIRE

DE

# THÉRAPEUTIQUE CHIRURGICALE DES HOPITAUX

**Par le Dr GILLETTE,**

Ancien prosecteur de la Faculté de médecine de Paris.

(Extrait du journal *Thérapeutique médico-chirurgicale.*)

HOPITAL DE LA PITIÉ. — Service de M. VERNEUIL.

**1° Affections de l'anus et du rectum.**

— FISSURE A L'ANUS. — *Dilatation; emploi du spéculum bivalve.* — Une fois l'instrument introduit, le chirurgien en écarte les deux valves puis retourne le spéculum ; il recommence suivant le diamètre opposé et le retire tout ouvert. — Chez un enfant, dont la mère ne voulait pas entendre parler de chloroforme, on a pu profiter du sommeil naturel du petit malade pour engager rapidement le spéculum : en un instant la dilatation était produite et ce ne fut qu'au moment où on retira l'instrument que l'enfant se réveilla.

— HÉMORRHOIDES. — *Cautérisation par ponction interstitielle.* — Faire son possible pour opérer avant l'état anémique et les troubles dyspeptiques ou autres qui en sont la conséquence. Avant d'opérer, la dilatation préalable du sphincter est presque toujours utile sinon indispensable. Emploi du galvano-cautère (comme méthode de choix) dont la pointe est plongée au centre de chacune des hémorrhoïdes que l'on a le soin d'isoler en les faisant successivement saillir à travers un orifice pratiqué sur une plaque de bois.

— FISTULES A L'ANUS MULTIPLES PROFONDES. — *Combinaison de l'instrument tranchant, de l'écrasement linéaire et du cautère actuel).* — Ce traitement a surtout en vue de combattre l'hémorrhagie qui est souvent à craindre dans cette région et peut-être aussi de conjurer les accidents infectieux qui parfois y sont si redoutables. Pour les petits trajets, M. Verneuil emploie le procédé classique (sonde cannelée, bistouri). Pour les trajets remontant plus haut, une chaîne d'écraseur est introduite dans chacun d'eux à l'aide d'une bougie en gomme élastique comme conducteur et la section du pont rectal se fait lentement. — S'il existe en même temps un rétrécissement rectal on a soin de faire passer la chaîne de l'écraseur par-dessus la coarctation. — Toutes les plaies saignantes sont immédiatement cautérisées avec le fer rouge qui ne produit, du reste, qu'une escharre très-superficielle. Si la fistule est symptomatique d'une carie qui entretient la suppuration, on arrive à l'aide d'un ou de plusieurs débridements sur l'os malade (ischion le plus souvent) qui est rugîné, évidé au besoin, et sur lequel porte en dernier lieu le cautère actuel.

— RÉTRÉCISSEMENT DU RECTUM — *Combinaison de l'écrasement linéaire* et du *galvano-cautère* (rectotomie). — Tantôt elle est indiquée par une fistule existant comme dans le cas précédent, tantôt elle est *rectotomie d'élection ou rectotomie linéaire :* pour pratiquer cette dernière opération, on fait à l'aide du couteau galvanique une incision profonde allant de la pointe du coccyx à la marge de l'anus exclusivement : on arrive ainsi entre la paroi rectale et la concavité du sacrum où l'on fait cheminer soit une sonde cannelée, soit un trocart courbe qui perfore au-dessus du point rétréci la paroi postérieure de l'intestin qu'un doigt de la main gauche explore en même temps du côté de sa face interne ; une chaîne d'écraseur est conduite par cet orifice au moyen d'une sonde flexible et ressort par l'anus. La paroi rectale sectionnée laisse un angle dièdre dont le sommet est au niveau du sacrum et du coccyx et la base au niveau de la cavité intestinale. M. Verneuil fait aussi cette rectotomie, mais alors comme moyen uniquement palliatif, dans le cas de rétrécissement carcinomateux. Au mois d'avril de l'année dernière, sur 6 exemples de cette nature, ce professeur disait qu'il n'avait eu qu'un seul fait de mort attribuable à l'opération elle-même.

— Cancer du rectum. — *Rectotomie.* (Extirpation partielle ou totale suivant les cas). *Combinaison de la galvanocaustique et de l'écrasement.* — Procédé qui permet d'abord d'atteindre plus facilement les parties malades et de se mettre à l'abri de l'hémorrhagie si à redouter quand on emploie la méthode sanglante de Lisfranc.

Extirpation totale (1): — 1er temps : à l'aide du couteau galvanique chauffé seulement au rouge sombre, le chirurgien circonscrit, en portant aussi haut que possible cette dissection circulaire, le pourtour de l'anus et dessine en arrière un *petit lambeau ante-coccygien* (ce qui donne une large fenêtre permettant de manœuvrer bien plus aisément). 2e temps : passage d'un gros trocart courbe, en arrière de la pointe coccygienne au-dessus de la lésion rectale ; introduction d'une bougie élastique dans la canule permettant de faire suivre une scie à chaîne qui ressort par l'anus, *section de ce pont postérieur* : même manœuvre en avant, *section du pont antérieur*. — 3e temps : temps multiple qui consiste à isoler le rectum dégénéré de ses connexions à l'aide du couteau galvanique et à sectionner le mal au-dessus de ses points d'implantation en se servant d'une, de deux ou de trois chaînes d'écraseur. — Durant les deux premiers temps, un cathéter doit être introduit dans la vessie et maintenu comme dans l'opération de la taille.

Extirpation partielle : — même procédé, seulement ne s'appliquant qu'à une partie de la circonférence du gros intestin. — 1er temps : incision (avec le galvano-cautère) demi-annulaire, soit en avant, soit en arrière. — 2e temps : section, par écraseur, des ponts du rectum. — 3e temps : écrasement au-dessus du mal après dissection galvanique. — Cette extirpation partielle peut aussi s'effectuer en employant la rectotomie linéaire.

## 2° Affections oculaires.

— Kystes des paupières — kystes meibomiens. — (*Excision partielle*). — Depuis qu'il a vu que dans deux cas où, quoiqu'il eût laissé une partie du kyste, la guérison n'en est pas moins survenue, M. Verneuil ne fait plus que l'ablation partielle de la tumeur, ce qui simplifie singulièrement le manuel opératoire. Il accroche le kyste avec un ténaculum, l'attire légèrement et en excise une moitié à peine avec le couteau à cataracte. La cautérisation du fond du kyste avec la pointe d'un crayon de nitrate d'argent n'est pas indispensable.

— Conjonctivite purulente blennorrhagique. — *Méthode antiseptique.* — *Désinfection continue.* — Il rejette, dans ce cas, les substances caustiques comme étant fort douloureuses et n'ayant pas pour effet de détruire le virus. Ces caustiques ne font que produire une escharre sous laquelle se reforme la matière virulente. Ce qu'il faut, en pareil cas, c'est traiter cette conjonctivite purulente comme un abcès septique; aussi les deux indications à remplir sont : 1° entraîner le pus au fur et à mesure qu'il se forme; 2° le neutraliser à mesure qu'il se produit. Pour arriver à ce but, faire des *nettoyages* et une *désinfection continue*. Lavages incessants à l'aide d'un irrigateur et toutes les deux heures instiller quelques gouttes d'un collyre faible ne déterminant que peu de douleur et agissant comme modificateur antiseptique (collyre au sublimé ou au sulfate de cuivre de 1 à 3 cent. pour 30) (M. Verneuil serait même disposé à employer l'acide phénique 1 pour

(1) Les deux premiers temps peuvent être intervertis.

100). Il se demande ce que peuvent faire les sangsues au voisinage d'un foyer septique quant aux scarifications elles n'ont qu'une tendance, favoriser l'absorption du pus au lieu de l'atténuer.

— Epithélioma sudoripare de la paupière inférieure. — *Extirpation. — Blépharoraphie.* — Comme règle à peu près générale les chirurgiens font l'autoplastie immédiate après l'extirpation des tumeurs de la face; M. Verneuil se contente, après l'ablation, d'appliquer le procédé de Denonvilliers, de Mirault d'Angers, etc., c'est-à-dire la blépharoraphie ou suture des paupières qui est en quelque sorte le traitement *préventif* de l'ectropion et d'une innocence parfaite. Ce n'est en tout cas que plus tard, lorsque la plaie a diminué de grandeur, qu'il songe à faire l'autoplastie qui parfois alors se borne à très-peu de chose.

— Ophthalmie sympathique.— *Blépharoraphie.*— Au lieu de se décider d'emblée à l'extirpation de l'œil perdu qui est la cause de troubles plus ou moins prononcés de l'œil sain, M. Verneuil essaie de faire l'occlusion temporaire du premier de ces yeux avec une mousseline collodionée. Si les douleurs cessent dans l'autre œil, il pratique la blépharoraphie de l'œil perdu : si elles continuent, il fait l'extirpation de ce globe.

### 3° Quelques affections de la cavité buccale.

— Tumeur érectile veineuse de la joue. — *Ponctions interstitielles par le galvanocautère.* — M. Verneuil adopte cette méthode surtout chez les très-jeunes enfants. Cette cautérisation ponctuée interstitielle se fait d'une façon rayonnée, c'est-à-dire en plongeant (en 5 ou 6 points différents) le fil de platine de la circonférence de la tumeur vers son centre; on y creuse aussi de petites galeries qui cernent tout le produit morbide où se développe une phlébite oblitérante. Plus tard si le centre de la tumeur reste érectile, on l'attaque ; toutefois avec la seule inflammation périphérique on peut espérer l'inflammation centrale.

— Epithélioma de la lèvre inférieure. — *Extirpation sans autoplastie immédiate.* — Même lorsque toute la hauteur de la lèvre est envahie par le produit morbide, M. Verneuil se contente d'en pratiquer l'ablation soit avec le couteau, soit avec le galvano-cautère et s'abstient de toute autoplastie immédiate. La nature se charge de faire, par suite de la rétraction ultérieure des tissus, une sorte de chélioplastie, souvent imparfaite il est vrai, mais qu'il est toujours temps de compléter plus tard.

— Epithélioma limité a un des cotés de la région maxillaire inférieure. *Os envahi.* — *Emploi du galvano-cautère.* — *Résection d'une moitié du maxillaire inférieur.* — N'attaquer tout d'abord que les parties molles situées en dehors de la bouche : 1° creuser tout autour de la tumeur à l'aide du galvano-cautère chauffé au rouge sombre un fossé de 3 ou 4 cent. en certains endroits, afin d'éviter l'hémorrhagie intrabuccale pouvant donner lieu à suffocations si redoutables que plusieurs auteurs allemands ont préconisé, dans de semblables opérations, la trachéotomie préventive; 2° passer la scie à chaîne par un petit pertuis pratiqué sur le plancher de la bouche au niveau de la symphyse du menton et scier cette symphyse ; 3° faire porter le galvano-cautère sur la muqueuse; — couper le tendon du temporal ou mieux réséquer l'extrémité de l'apophyse coronoïde qui supporte cette insertion ; — luxer rapidement en dehors la moitié du maxillaire et l'arracher.

Le 1er temps est exécuté aussi lentement que l'on veut : les deux derniers doivent être rapides. — Au point de vue de l'hémostase cette méthode offre beaucoup de sécurité ; le chloroforme est indispensable en raison de la longue durée de l'opération.

— Genouillette. — *Evacuation par la seringue aspiratrice. Injection iodée.* — Les récidives, à la suite de l'évacuation par le trocart et la canule ordinaires, sont assez fréquentes, parce qu'il reste toujours une petite quantité de liquide filant qui empêche la teinture d'iode d'agir sur tous les points de la paroi interne du kyste. L'évacuation à l'aide de la seringue aspiratrice est plus complète, l'action de la teinture d'iode est plus générale et plus sûre, la récidive est moins à craindre.

II

HOPITAL DE LA CHARITÉ. — Service de M. le professeur GOSSELIN.

1° **Affections osseuses et articulaires.**

*a*. FRACTURE BI-MALLÉOLAIRE. — *Réduction et application immédiate d'un appareil inamovible.* — Le traitement diffère ici de celui des autres fractures, surtout si on a affaire à la 3e variété décrite par M. Gosselin, c'est-à-dire à celle dans laquelle le pied est très-entraîné en dehors avec rotation autour de son axe antéro-postérieur. Pour éviter que la consolidation en position vicieuse ne laisse persister, comme cela a lieu trop souvent, une saillie prononcée de la malléole interne et un coup de hache au-dessus de l'externe (cause de gêne fonctionnelle ultérieure), il faut : 1° ramener le pied fortement en dehors c'est-à-dire réduire ; 2° le maintenir définitivement dans cette bonne position, en appliquant sur-le-champ un appareil inamovible qui se dessèche le plus rapidement possible (bandage silicaté). Il y a ici, contrairement à ce qu'on fait dans le traitement des autres fractures, indication à *application immédiate d'un appareil inamovible* ; aussi la couche de ouate interposée doit-elle être très-épaisse.

*b*. FRACTURE DE CUISSE (partie moyenne). — *Peu partisan des appareils inamovibles et de l'extension continue*, il applique pendant les premiers temps un appareil amovible dont les pièces se défont facilement, afin de surveiller la fracture et d'éviter le gonflement. Si on met immédiatement un bandage inamovible, comme cette fracture est lente à se consolider (2 mois au moins), ce bandage fait diminuer le volume du membre, ce qui *détermine un vide entre l'appareil et la cuisse*, de là ébranlement dans les fragments, retard dans la formation du cal, raccourcissement inévitable. Il emploie rarement l'extension continue, parce que, pour être efficace et lutter incessamment contre ces muscles vigoureux, elle ne peut être appliquée sans souffrances, parfois très fortes, qui infligent elles-mêmes un retard dans la consolidation. Nous l'avons vu cependant employer l'appareil de M. Hennequin (genou restant dans la flexion).

*c*. TUMEUR BLANCHE DU GENOU. — *Redressement et immobilisation de la jointure.* — Chez les femmes et les enfants dont la peau est plus fine, éviter de trop comprimer. — Appareil ouaté de Burgrœve que l'on doit surveiller. S'il existe une ou plusieurs fistules, appareil ouaté fenêtré permettant l'écoulement du pus.

*d*. EXOSTOSE SOUS-UNGUÉALE. — *Ablation de l'exostose et évidement de la phalange correspondante.* — Il est important de retenir que cette affection récidive très-facilement, surtout chez les jeunes sujets ; aussi doit-on avoir recours à une opération radicale. Sans enlever complétement la phalange avec une pince coupante, comme le voulait Lisfranc, M. Gosselin, après anesthésie locale, conseille de séparer d'abord l'exostose, qui se coupe facilement, puis de racler ou évider la surface osseuse correspondante en faisant une petite excavation pour dépasser les limites du mal.

2° **Affections oculaires.**

*a*. OPHTHALMIE BLENNORRHAGIQUE. — *Collyre à l'alcool.* M. Gosselin ne la traite ni par les émissions sanguines ni par les cautérisations énergiques ; il donne la préférence aux lavages répétés avec de l'eau simple et à l'usage du collyre à l'alcool qui agit directement sur les globules du pus et en diminue l'abondance. 3/4 d'eau pour 1/4 d'alcool à 5 ou 3 ou 4 injections par jour.

*b*. KYSTE FOLLICULAIRE DES PAUPIÈRES. — *Temporisation, puis ablation.* — Selon M. Gosselin ces petites tumeurs kystiques peuvent disparaître spontanément après un certain temps : comme elles sont généralement indolentes, on peut d'abord temporiser en conseillant une pommade insignifiante. Si elles augmentent et que la malade réclame une intervention chirurgicale, opérer soit par la peau soit plutôt du côté de la muqueuse en se servant de la pince de Desmarres. Si, durant l'ablation on voit qu'on ne peut éviter de faire une petite fenêtre intéressant à la fois la peau et la muqueuse, il ne faut pas hésiter à la pratiquer, car cette ouverture n'a pas un grand inconvénient ultérieur ; il ne se produit jamais de fistule.

c. Tumeur et fistule lacrymales. — *Cautérisation du sac*. Le but qu'on doit se proposer est de modifier la muqueuse du sac et de la transformer en tissu fibreux, en membrane cicatricielle. M. Gosselin fait l'incision de la tumeur assez largement; il introduit ensuite le spéculum de Magne; puis, à l'aide d'un petit pinceau d'amiante trempé dans le beurre d'antimoine, il cautérise profondément tous les points du sac, en ayant soin de protéger l'œil et les paupières. Immédiatement après, petite queue de cerf-volant (charpie) remplissant la cavité. Les jours suivants, tant qu'il n'a pas vu une eschare blanchâtre sortir, il répète la même cautérisation, puis se sert du crayon de nitrate d'argent quand la cavité commence à granuler; entretient la suppuration pendant 8 ou 10 jours avec de la charpie en queue de cerf-volant. C'est moins l'oblitération du sac, à laquelle M. Gosselin ne croit pas beaucoup, que la modification intérieure qu'il cherche à obtenir par les cautérisations successives.

### Maladies de la bouche.

a. Grenouillette. — *Excision et cautérisations répétées*. — Comme après la simple incision la cicatrisation des bords de la plaie a lieu très-facilement, M. Gosselin fait d'abord, en attirant le kyste avec un ténaculum, une excision de la paroi, puis l'ablation circulaire des bords de cette ouverture, ce qui constitue une large perte de substance; il cautérise immédiatement avec le crayon de nitrate d'argent tout l'intérieur du kyste et répète même les jours suivants cette cautérisation pour maintenir l'orifice fistuleux et favoriser le bourgeonnement des parois.

b. Hémorrhagie a la suite de l'extirpation des amygdales. (Moyens divers). — L'hémorrhagie véritable est généralement assez rare. Il faut toujours s'attendre à un écoulement sanguin qui dure au moins 15 à 20 minutes; s'il persiste, M. Gosselin emploie d'abord les moyens simples, tels que la compression digitale (indicateur entouré d'un linge et appliqué directement sur la plaie amygdalienne), l'eau vinaigrée (3 cuillerées à café de vinaigre pour un verre), l'eau additionnée d'une 1/2 cuillerée à café de perchlorure de fer pour un 1/2 verre. Si l'écoulement ne s'arrête pas, glaçons hémostatiques de Chassaignac appliqués sur la région de l'amygdale, enfin compression sur ce point avec un bourdonnet trempé dans le perchlorure et bien exprimé. La pince de M. Hervez de Chégoin (2 branches, l'une interne appuyant sur l'amygdale, l'autre externe sur la région parotidienne) peut aussi rendre service.

### 4° Affections des organes génitaux.

a. Polype utérin. — *Section du pédicule avec l'instrument tranchant ou les ciseaux*. — M. Gosselin commence par un traitement préparatoire pour diminuer la congestion utérine, repos, lavements froids, etc; il ne prévient la malade qu'au moment de l'opération; il la pratique, si c'est possible, à son lit pour éviter tout déplacement; attire la tumeur avec les griffes de Museux, s'assure avec le doigt qu'il n'existe pas de vaisseaux volumineux au tour du pédicule qu'il coupe avec de gros ciseaux courbes. Si le pédicule est trop gros, il le sectionne en plusieurs fois ou bien il combine la section et la torsion. Si la tumeur est trop volumineuse pour sortir, il pratique son morcellement comme Velpeau l'a conseillé un des premiers. Il n'y a pas d'inconvénient à laisser une petite portion du pédicule, car sa section n'est pas généralement le siége d'une repullulation. Les hémorrhagies à la suite de la section du pédicule sont très-rares, selon M. Gosselin : sur 30 opérés il n'a observé qu'une seule fois une véritable hémorrhagie qui s'arrêta facilement par le tamponnement. Il nie, en ce cas, la supériorité de la ligature extemporanée qui expose beaucoup plus à la métro-péritonite.

Pour mettre les malades à l'abri des complications (infection purulente, métrite, métro-péritonite), il faut : 1° simplifier le plus possible l'opération (plaie nette par l'emploi des ciseaux); 2° éviter ultérieurement les pansements, les cautérisations, le tamponnement; n'avoir recours à ce dernier moyen que s'il y a hémorrhagie, mais ne pas le faire d'une façon préventive; 3° prescrire le repos le plus complet, ne pas secouer l'utérus par des attouchements intempestifs, éviter toute exploration pendant 8 ou 10 jours au moins, en un mot laisser l'opérée dans la tranquillité la plus absolue.

b. Kyste suppuré des grandes lèvres. — *Drainage.* — *Incision.* — Si la poche a des parois peu épaisses, M. Gosselin préfère le drainage parce qu'une fois le tube passé on n'a plus qu'à faire des injections quotidiennes par un des orifices du drain : la guérison est obtenue en trois semaines environ. Si les parois sont épaisses, le séjour d'un simple tube ne suffit plus pour faire granuler l'intérieur du kyste ; il pratique alors une *très-grande incision* dont il maintient les bords écartés à l'aide d'un tampon de charpie qui provoque la naissance de bourgeons charnus et dont il renouvelle le pansement chaque jour.

*c*. Paraphimosis. —*Essai de réduction par le taxis, puis s'abstenir et temporiser*. — Si l'accident est de date récente, tenter la réduction par la méthode classique qui réussit le plus souvent; s'il remonte à 8 ou 9 jours, M. Gosselin temporise et se contente d'appliquer des émollients. Les incisions qu'on a conseillé de pratiquer au niveau de l'orifice préputial, non-seulement ne sont pas efficaces mais peuvent être fort dangereuses. En pareil cas, ce qui empêche le prépuce de revenir en avant, ce n'est pas la constriction, l'étranglement, mais bien les adhérences établies entre deux surfaces qui habituellement glissent sur l'autre. Tant que le tissu cellulaire interposé entre la peau et la muqueuse ne se sera pas condensé par un travail plastique, on pourra essayer le taxis du paraphimosis avec chances de réussir, et dans ce cas alors il est bien clair que le débridement est tout à fait inutile. Si cette matière plastique s'est organisée, ne point chercher à réduire mais temporiser. Qu'arrive-t-il ? Une fois la période douloureuse passée, la miction continue à être aussi facile et il n'y a par conséquent aucun avantage à pratiquer des incisions. De plus, dans la suite, le retrait du prépuce en arrière reste le même, la matière plastique se résorbe mais les adhérences persistent, et le malade se sera en quelque sorte opéré lui-même de son phimosis.

### 5° Polypes des fosses nasales.

*a*. Polype fibreux naso-pharyngien. — *Opérations palliatives*. — M. Gosselin n'opère que si le mal gêne beaucoup le patient ou détermine des hémorrhagies graves. Il préfère les opérations palliatives et surtout l'emploi des flèches caustiques qui détruisent des portions successives de la tumeur: et, ayant en vue toujours que c'est là une affection de l'adolescence, il cherche à prolonger la vie du malade jusqu'au moment de l'âge adulte, époque où le produit morbide change de nature, peut diminuer de lui-même ou bien être enlevé par une opération plus simple. Il n'est guère disposé à avoir recours aux incisions palatines ni aux résections temporaires du maxillaire.

*b*. Polype muqueux des fosses nasales. — *Arrachement*. — La difficulté est non pas de saisir le polype, mais de l'amener au dehors; très-souvent les pinces glissent et on les retire à vide; aussi doit-on employer des pinces aussi courtes que possible et combiner le mouvement de traction avec un second mouvement de torsion lente.

---

## III

## HOPITAL NECKER. — Service de M. Guyon.

### 1° Affections des voies urinaires.

*a*. Cathétérisme explorateur de l'urèthre. — *Donner la préférence aux* Bougies *à tige molle et à boule olivaire*. — L'exploration du canal est simplement un toucher médiat fait, pour ainsi dire, avec un *long doigt*. Elle consiste à analyser les sensations à mesure que l'on pénètre plus avant, l'attention du chirurgien se localisant uniquement à l'extrémité du cathéter. — La sonde divise les sensations, tandis que la bougie à boule les concentre, aussi est-ce à ce dernier instrument que M. Guyon donne la préférence parce que son renflement terminal ne touche jamais la face interne du canal qu'en un seul point à la fois : la sonde au contraire touche en même temps tous les points du conduit. — Il emploie surtout les bougies à *boule olivaire* qui répondent à des numéros déterminés de la filière française (Charrière) : la série va depuis le n° 7 jusqu'au n° 21. — Relativement aux conditions d'une bonne bougie, il faut que le talon soit fort et à renflement assez brusque afin que la boule remplisse le canal sans que la tige qui la supporte offre un contact avec la face interne de ce dernier : *on a par conséquent alors une sensation donnée par la boule et non par la tige*. Cependant pour éviter de froisser l'urèthre en retirant l'instrument, il ne faut pas que le talon ait une arête trop vive. La forme olivaire lozangique est la meilleure. — M. Guyon se sert souvent de petites *boules métalliques* graduées et vissées sur la tige, parce que les sensations qu'elles donnent sont plus prononcées que celles transmises par les boules molles. Il préfère de beaucoup les explorateurs à *tige molle.* Avec la tige molle, on ne fait que des mouvements de propulsion, tandis qu'avec la *tige dure* on fait non-seulement des mouvements de propulsion dans le canal, mais aussi des mouvements de levier nécessitant des dépenses musculaires qui vous empêchent d'analyser aussi bien les sensations.

Pour pratiquer ce cathétérisme explorateur, on prend tout d'abord le plus gros numéro (nº 21) représentant 7 millim. (calibre normal de l'urèthre) sur la filière, car il faut bien retenir qu'on veut, non pas franchir mais simplement explorer le canal, et on procède à l'acheminement de la boule très-lentement, non pas seulement dans le but d'éviter de faire souffrir le malade, mais parce qu'on a besoin de sentir ce qui se trouve au bout de l'instrument, centimètre par centimètre. Si la boule est trop volumineuse, on en prend une seconde d'un volume moindre, et ainsi de suite.

*b.* Uréthrotomie interne. — *C'est celle que M. Guyon préfère dans la majorité des cas.* — Le tableau suivant comprend à peu près toutes les indications pour lesquelles il fait cette opération :

**Indic. primitives.**

- *Tirées du canal* :
  - *Rétrécissement* organique avec dilatation derrière le point rétréci. — Incontinence. — Infiltrat. d'urine par fissure (rarement).
  - Rétrécissement avec fausse route.
  - Rétrécissement très-étroit et paraissant très-épais.
  - Rétrécissement traumatique.
- *Tirées de la vessie.* — *Rétention* d'urine suite de rétrécissement : surtout s'il y a accidents, fièvre, frissons, etc.
- *Tirées des reins.* — Quand il y a néphrite, n'opérez pas, a-t-on dit. C'est un conseil que M. Guyon croit mauvais, car on abandonne les malades à leur état pitoyable.

**Indic. secondaires.**

- Rétrécissement irritable serrant la sonde au lieu de se laisser dilater.
- Rétrécissement insensible et incomplétement dilatable. Rétrécissement élastique qui atteint une limite de dilatation et ne peut la franchir.
- Fistules urinaires.
- Cas où la dilatation est impossible ou accompagnée d'accidents.

Il n'adopte pas exclusivement tel ou tel uréthrotome — nous l'avons vu cependant se servir assez souvent de l'instrument de Maisonneuve. Il croit que l'uréthrotomie interne d'arrière en avant est peut-être plus sûre que celle d'avant en arrière. — L'instrument de Civiale ne produit qu'une scarification. — Voici maintenant quels sont les préceptes qu'il suit immédiatement après l'opération :

I. Introduction d'une sonde à demeure, sonde en gomme élastique coupée au niveau du bout vésical, de façon à pouvoir la faire glisser facilement sur un long mandrin rectiligne vissé à la petite bougie conductrice (de l'uréthrotome) qui se trouve encore dans le canal et qu'on retire dès que la sonde est introduite.

II. Cette sonde à demeure ne doit pas avoir un volume excessif.

III. La sonde est fermée pendant la nuit et débouchée toutes les deux heures. — Lavages dès le second jour.

IV. Repos le plus complet ; — *traitement médical préventif.* — Le 1er jour (jour de l'opération) 0,80 c. de sulfate de quinine ; le 2e jour, 0,40 c. ; le 3e jour, 0,20 c. ou 0,40 c. — Lavement le premier jour pour empêcher le malade de faire des efforts.

V. Exiger davantage des personnes ambiantes pour avoir le suffisant.

Autrefois, immédiatement après l'incision, on se croyait obligé de dilater avec une sonde bien grosse sous peine de perdre le bénéfice de l'opération. Ainsi Reybard dilatait fortement pour que la cicatrice résultante fût non pas une ligne mais une pièce. M. Guyon n'agit pas ainsi ; selon lui on arrivera d'autant mieux à dilater le canal, qu'on l'aura moins tourmenté. Il préfère donc la dilatation consécutive et ne passe guère la première bougie dilatatrice que quinze jours ou trois semaines après l'opération.

Nous lui avons entendu dire, il y a environ 4 ans, que sur 62 cas d'uréthrotomie interne, il n'avait pas eu une mort. 31 malades avaient eu de la fièvre, 6 du frisson, 7 des accès fébriles légers, 17 du frisson et de la fièvre, 1 un accès intense, dans un cas il avait observé une hémorrhagie peu considérable. Jamais il n'a vu d'infiltration urineuse ; 6 fois il vit se produire une épididymite, une fois l'œdème du prépuce. Dans un cas il y eut abcès péri-néphrétique qui se termina par la guérison : il s'agissait d'un malade qui avait été uréthrotomisé 6 ou 7 fois et chez lequel les reins étaient déjà malades. — Il a uréthrotomisé deux malades ayant de la néphrite et de la résorption urineuse, et chez lesquels l'indication était de mettre la vessie à même de se vider sans accident.

*c.* **Lithotritie.** — M. Guyon n'emploie pas le chloroforme chez l'adulte, car, pour être bien faite, cette opération exige le concours du malade. Pour les enfants, l'anesthésie est indispensable. — Il se place du côté droit, le broiement effectué et le lithotriteur retiré, une sonde élastique est introduite pour faire une injection aqueuse dans la vessie : on ne doit pas compter sur l'évacuation immédiate de fragments. Il ne retire pas la sonde si un petit fragment calculeux est engagé dans un des yeux : pour le dégager il imprime de légères secousses à la sonde, ou bien il pratique une nouvelle injection, ou bien en dernier lieu il a recours au mandrin. Il ne prescrit jamais de bain après la séance de lithotritie, car il a vu plus d'une fois que le premier frisson se manifestait quand le malade était plongé dans la baignoire ; il ne fait jamais venir le malade à l'amphithéâtre; il l'opère au lit que ce dernier doit garder une fois l'opération terminée; il prescrit le sulfate de quinine et le thé au rhum le jour même de l'opération. Le jour suivant, un fragment est-il engagé dans l'urèthre derrière le ligament de Carcassone, il cherche à le refouler à l'aide d'injections ; s'il est au devant de ce ligament, il cherche à le repousser en avant ou emploie le lithotriteur uréthral de M. Reliquet qui se compose d'une cuiller passant derrière le corps étranger et d'une tige mobile destiné à le faire éclater.

**2° Affections de l'anus et du rectum.**

*a.* Fistule a l'anus. — *Procédé classique.* — M. Guyon, dans les cas de fistules chez les phthisiques, n'opère que lorsque les malades éprouvent soit une gêne extrême soit de *grandes douleurs* ; il agit ainsi non pas parce qu'il croit que faire disparaître cet exutoire soit une chose nuisible, mais parce que la plupart du temps la cicatrisation ne s'obtient pas complétement : il reste toujours un ou plusieurs pertuis fistuleux qui suppurent sans cesse et nécessitent alors, si le chirurgien y consent, de nouvelles opérations pas plus efficaces que la première.

*b.* Fissure anale. — *Dilatation cruciale.* — Il n'emploie pas le chloroforme et pratique la dilatation très-rapidement et de la manière suivante : le malade couché et les fesses fortement écartées, il introduit l'index gauche dans le rectum sur le point diamétralement opposé à l'endroit où est la fissure, puis se servant du doigt déjà introduit comme conducteur, il glisse sur lui et très-rapidement l'index droit parfaitement huilé, dilate dans un sens, retourne les doigts suivant le diamètre opposé et dilate encore.

**3° Affections osseuses et articulaires et épanchements dans les bourses séreuses.**

*a.* Emploi de la compression ouatée. — Il fait usage de cette compression dans le cas de fongosités articulaires, d'hydarthrose considérable du genou, d'hygroma séreux ou séro-sanguin de la bourse pré-rotulienne ou rétro-olécrânienne. La partie malade est entourée d'une bonne couche de ouate puis *placée dans une gouttière métallique* et la compression se fait à l'aide de bandes roulées tout autour de cette gouttière sur la partie postérieure de laquelle le membre prend un point d'appui solide. De cette manière il peut exercer une compression très-énergique sans déterminer des souffrances chez le malade.

Dans le cas d'hygroma il fait une simple ponction et applique immédiatement cette compression. Pour l'hygroma de la bourse rétro-olécranienne il a le soin de fléchir l'avant-bras sur le bras pour que la poche ne puisse se déplacer et reste bien appliquée sur le plan osseux sous-jacent.

*b.* Ankylose fibreuse du coude incomplète. — *Redressement manuel et mécanique.* — M. Guyon fait usage du massage et des manipulations, mais il faut que ces différents mouvements communiqués à l'articulation malade soient exécutés par des mains intelligentes et que le bras soit solidement fixé quand on les exécute. Il emploie aussi, outre le redressement manuel, l'appareil de Bonnet dans lequel les deux segments du membre sont compris dans deux gouttières articulées et qui permet de fixer pour un instant l'avant-bras dans la position fléchie qu'on a obtenue graduellement puis de le relâcher ensuite.

*c.* Fracture de la jambe. — *Appareil inamovible.* — Après réduction il obtient au bout de quelques jours l'immobilisation absolue à l'aide de l'appareil plâtré et il insiste tout spécialement sur l'emploi de *l'attelle plâtrée postérieure* coudée au niveau de la plante du pied qu'elle maintient bien relevée. S'il existe une plaie communiquant avec le foyer de la fracture, il en pratique l'occlusion immédiate avec des *nuages de ouate* imbibée de collodion qu'il applique directement sur la solution de continuité.

### 4° Affections du cou.

RÉTRÉCISSEMENT CICATRICIEL DE L'ŒSOPHAGE. — *Dilatation.* — L'usage classique des boules œsophagiennes métalliques ou en ivoire lui ayant paru occasionner beaucoup de douleurs et provoquer des efforts de vomissement fort pénibles chez certains malades, M. Guyon pratique la dilatation du point rétréci à l'aide des grosses et longues bougies imaginées à cet effet par M. le professeur Richet. Elles sont de volume gradué, terminées en olive et possédant dans leur intérieur de petites masses de plomb qui les rendent plus lourdes et facilitent leur acheminement dans la cavité de l'œsophage. Leur extrémité supérieure est vissée à un mandrin terminé par un anneau qui sert à conduire plus commodément la sonde jusqu'à destination.

### 5° Plaies des artères.

PLAIE DE L'ARTÈRE CUBITALE. (Partie inférieure). — *Ligature du vaisseau en dehors du pisiforme.* — Lorsque cette artère est sectionnée à la partie inférieure, il est généralement facile de trouver le bout supérieur dans la plaie, mais il n'en est pas de même du bout inférieur qui se rétracte, échappe souvent à la vue et peut, à un moment donné, fournir une nouvelle hémorrhagie. Dans ces cas, M. Guyon ne s'obstine pas à chercher ce bout inférieur dans la plaie et lie le vaisseau en dehors du pisiforme.

Ce chirurgien a décrit en effet à ce niveau une petite région anatomique bien limitée où se trouvent par ordre de superposition, la peau, le tissu cellulaire, l'aponévrose et le tendon du cubital antérieur, une boule graisseuse constante analogue à celle du buccinateur, enfin le nerf cubital en dedans et l'artère en dehors. Il suffit, comme du reste nous avons pu nous en rendre compte bon nombre de fois sur le cadavre, de faire une petite incision de 1 c. 1/2 à peine, immédiatement en dehors du pisiforme pour écarter cette boule graisseuse et trouver très-facilement le vaisseau accolé au nerf cubital. Il est bien plus commode, plus efficace et plus rapide d'avoir recours à ce moyen que de rechercher longtemps l'artère dans la plaie et de s'exposer à ne pas réussir.

---

## HOPITAL DES ENFANTS MALADES.

M. DE SAINT-GERMAIN.

### 1° Affections oculaires.

*a.* OPHTHALMIE PURULENTE. — *Lavages continus.* — *Crayon de Desmarres.* — M. de Saint-Germain insiste sur les irrigations répétées un grand nombre de fois dans la journée en ayant la précaution d'écarter les paupières à l'aide d'élévateurs : ces lavages devront être faits avec le plus grand soin, de façon à éviter de mouiller les enfants si sujets aux bronchites : deux éponges placées sous les yeux au moment de chaque irrigation empêchent le liquide de couler sur le corps et évitent tout refroidissement. — Il emploie également, à l'exemple de M. Guéniot, le crayon de Desmarres (composé de nitrate de potasse et de nitrate d'argent à parties égales) qui a le grand avantage de ne porter sa cautérisation que sur le point touché sans fuser au-delà : il ne pratique cette cautérisation qu'une seule fois par jour sur la face interne des paupières, ou tout au plus deux fois si l'inflammation est portée à son summum d'intensité. — Cette cautérisation est immédiatement suivie d'une injection d'eau tiède. — Éviter, surtout si la cornée est déjà altérée et ramollie, de la toucher avec le crayon. — A cause de l'indocilité de ces petits malades il faut au moins deux aides pour les maintenir, car, pour avoir chance d'efficacité, ce traitement doit être fait d'une façon complète.

*b.* CATARACTE SILIQUEUSE. — *Extraction linéaire.* Deux temps. — 1er temps : fixation de l'œil avec la pique de Pamard; — introduction du couteau lancéolaire dans la chambre antérieure par le côté temporal de la cornée ; il retire le couteau brusquement. 2e temps : il va saisir la cataracte avec la petite pince courbe à crochet ou avec la pince à trois branches, l'ébranle légèrement pour en rompre les adhérences et l'extrait par la petite plaie cornéenne.

*c.* TUMEUR ET FISTULE DU SAC LACRYMAL. — *Dilatation.* — M. de Saint-Germain applique souvent la dilatation par les voies naturelles à l'aide du procédé de Méjean, modifié par Bowman. — Il incise d'abord le conduit lacrymal inférieur en introduisant par le point correspondant l'extrémité boutonnée d'une des branches des ciseaux employés à cet effet ; puis il dilate le canal en se servant des sondes en argent flexible de Bowman : il laisse la sonde en place pendant trois ou quatre minutes et a soin de commencer la dilatation par le numéro le moins élevé, c'est-à-dire celui dont le volume ne dépasse pas la grosseur d'un crin assez fort.

**2° Affections de la gorge et du cou.**

*a.* Hypertrophie des amygdales. — *Amygdalotomie.* — Ayant reconnu qu'il est parfois assez difficile, à l'aide de l'instrument à guillotine de Fahnestock, d'attirer l'amygdale de dehors en dedans de façon à bien la dégager entre les piliers, et ayant remarqué d'autre part que cet organe, dans ce mouvement de dégagement, se déchire avec grande facilité, M. de Saint-Germain a un peu modifié le manuel opératoire de l'ablation des amygdales. — Il a fait construire une longue pince mousse dont chacune des extrémités buccales est terminée par un *cadre* triangulaire creusé, à sa face interne, d'une gouttière qui permet à l'instrument de saisir l'organe d'une façon solide sans qu'il se lacère comme lorsqu'il est attiré avec la pince à griffes ou la double pique de l'amygdalotome. C'est d'avant en arrière que les deux cadres saisissent l'amygdale et l'amènent vers la ligne médiane ; le chirurgien alors la sectionne de bas en haut avec un *bistouri courbé sur le plat* et dont la courbure doit être différente pour le côté droit et pour le côté gauche. — Cette pince a le double avantage de bien saisir et de ne pas déchirer l'amygdale ; elle a donc son utilité, surtout quand ce dernier organe est enchatonné.

Quant à la rapidité d'exécution, la manœuvre avec ce petit appareil n'est pas beaucoup plus longue qu'avec l'amygdalotome. M. de Saint-Germain a, du reste, la précaution de se servir, chez les enfants qui ne se prêtent pas facilement à l'ouverture de la bouche, du *mors* que M. Marjolin emploie pour maintenir écartées les mâchoires de ces petits malades chaque fois qu'il a à explorer chez eux la cavité buccale ou à y pratiquer quelque opération. — Il consiste dans un simple morceau de bois, d'une longueur de 20 à 25 centimètres et du volume d'une grosse canne, parfaitement arrondi et cylindrique ; une partie (intrabuccale), est engagée entre les dernières molaires des deux mâchoires, tandis que l'autre (extrabuccale) est tenue en place solidement et horizontalement par la main de l'aide placé derrière l'enfant. — L'usage de ce mors est bien simple et nous semble extrêmement commode.

*b.* Trachéotomie. — *Emploi du cautère actuel.* M. de Saint-Germain a abandonné son procédé, décrit par nous (*Union médicale, août* 1873) et qui consistait à faire une ponction au centre de la membrane crico-thyroïdienne avec un cautère actuel pointu (chauffé à blanc), et à introduire immédiatement par cette ouverture le dilatateur de Nélaton pour le phimosis, puis la canule ; mais il emploie toujours le cautère actuel et fait en quelque sorte l'opération en un seul temps. Une sorte de bistouri boutonné, dont la partie qui doit pénétrer est limitée à un centimètre et demi à peine, est chauffée à la lampe ; l'extrémité appliquée perpendiculairement sur la région trachéale, pénètre à la fois les tissus extérieurs et la trachée elle-même ; une pression en bas lui permet de diviser toutes ces parties dans le sens vertical. — Le dilatateur est introduit et la canule engagée. — Au moment où il fait la ponction, M. de Saint-Germain fixe solidement la trachée de façon à la tenir entre deux doigts comme il ferait d'un gros noyau : de cette manière il est sûr que le conduit ne se déplacera pas latéralement ce qui est, on le comprend, d'une importance capitale. Au point de vue hémostatique ce procédé, qui est extrêmement rapide, ne laisse rien à désirer.

**3° Affections osseuses et articulaires.**

*a.* Fracture de cuisse, partie moyenne — *Appareil inamovible.* — Après avoir pratiqué la réduction qui est généralement facile chez les enfants, M. de St-Germain obtient l'immobilisation des fragments de la façon suivante : il entoure le membre d'une couche de ouate et enveloppe le tout dans un large morceau de *store*, comme le faisait M. Giraldès : il applique par-dessus une bande silicatée qui complète cet appareil inamovible auquel il a donné jusqu'à présent la préférence et qui, déterminant sur le membre fracturé une compression modérée et régulière, lui a fourni d'excellents résultats.

*b*. Coxalgie—*Immobilisation.—Cautérisation.* — Pour obtenir l'immobilisation de la jointure, l'appareil de Bonnet est très-bon; mais chez les enfants il n'est guère applicable à cause des difficultés qu'il y a à maintenir les malades dans un état de propreté suffisante. M. de St-Germain préfère l'appareil suivant : il applique tout le long de la face externe du membre malade une grande attelle dépassant la hanche en haut et descendant plus bas que le pied correspondant : de la ouate matelassant toutes les parties du corps, il fixe cette attelle au bassin, d'une part, par plusieurs tours de bande silicatée et à toute la longueur du membre, d'autre part, également par une bande de même nature. Cet appareil est d'une extrême simplicité; il a le grand avantage de revenir bien moins cher que la gouttière de Bonnet et se confectionne avec facilité. On laisse les malades environ deux mois 1/2 à trois mois dans l'immobilité absolue et on ne néglige pas en même temps le traitement général.

S'il existe des abcès ossifluents, il attend un peu pour en revenir à l'immobilisation : avec un cautère pointu chauffé au rouge il pratique une ou deux ponctions profondes, perforant même le grand trochanter et qui, tout en modifiant le foyer de suppuration donnent lieu à des trajets fistuleux par où le pus s'écoule librement : ce n'est que lorsque ces accidents inflammatoires et de suppuration se sont calmés qu'il pense à immobiliser la jointure.

*c*. Tumeur blanche fongueuse du genou. —*Immobilisation.— Cautérisations.— Redressement progressif.* — 1° Il immobilise d'abord la jointure en exerçant la compression ouatée après avoir couvert la périphérie du genou de pointes de feu. Lorsque l'élément douleur a perdu de son intensité et que les phénomènes inflammatoires sont atténués, il pratique, 2° le redressement progressif de la manière suivante : le genou est laissé libre ; autour de la partie inférieure de la jambe est disposée une guêtre en plâtre d'où partent deux bandes qui, mises en communication avec un système simple de deux poulies disposées à différente hauteur, exercent une traction continue grâce à un sac rempli de sable et de graviers suspendu à l'extrémité de la corde qui passe autour des deux poulies. Une fois que le redressement est bien avancé, au bout de quelques semaines, on chloroformise le petit malade et achevant le redressement par des pressions médiocrement énergiques, on le place à nouveau dans un appareil inamovible et compressif.

*d*. Pieds-bot. — *Ténotomie. — Redressement mécanique à angle droit.* — Pied-bot varus-equin — M. de St-Germain opère le plus tôt possible un an ; il pratique la ténotomie du tendon d'Achille en un seul temps et d'arrière en avant; — la petite plaie est fermée immédiatement par le collodion, le membre est enveloppé avec de la ouate et ce n'est que plusieurs jours après qu'il applique un petit appareil (composé d'une attelle externe et d'une palette plantaire) destiné à ramener le pied dans l'abduction et dans la flexion à angle droit. — Chez les enfants plus âgés et qui restent tranquilles au lit, après avoir sectionné le tendon d'Achille, il applique une gouttière postéro-externe dans laquelle repose le membre ; une palette plantaire force le pied de rester à angle droit, surtout avec l'aide d'une bande de toile attachée, d'une part, à la pointe du pied et, de l'autre, à la partie moyenne de la jambe. Cette bande représente la corde d'un arc formé par le pied et la jambe.

*e*. Genu-valgum. — *Méthode de M. Delore. — Redressement brusque.* — Il essaie d'abord le redressement graduel sans violence de cette saillie en dedans du genou des rachitiques : s'il ne réussit pas il pratique, à l'exemple de M. Delore, le redressement brusque. Après l'anesthésié, qui est indispensable il fait coucher le membre par sa face externe sur un plan résistant, et il exerce des pressions énergiques sur le côté interne : le membre est placé ensuite et laissé pendant un mois au moins dans un appareil inamovible.

*f*. Scoliose. — *Procédé de M. Dubreuil, de Marseille. — Redressement graduel par inclinaison du tronc.* — Le petit malade est couché dans le décubitus latéral sur les genoux du chirurgien assis; le bassin repose latéralement sur ses genoux, tandis que tout l'avant-train se trouve en dehors laissé à son propre poids et suspendu: cette position est gardée pendant 3 minutes 1/2 pour l'un des côtés, puis le même temps pour l'autre côté. Cette méthode est en voie d'expérimentation car M. de Saint-Germain n'a pas encore de résultats positifs. M. Dubreuil obtient, dit-il, des redressements complets dans un laps de temps qui varie entre 4 mois et 1 an, 18 mois. Il applique ce mode de traitement aux diverses variétés de déviations rachitiques de la colonne vertébrale.

**4° Vices de conformation des doigts.**

Syndactylie congénitale. — *Procédé de Dupuytren.* — *Procédé de Zeller.* — Il a essayé, mais sans succès, l'incision simple interdigitale soit en exerçant, comme Dupuytren, une compression sur l'angle de réunion avec une sonde en gomme ramenée en arrière, soit en pratiquant la réunion des deux lèvres au moyen de fils d'argent passés avant la section. Il pense qu'il vaut bien mieux donner la préférence aux procédés autoplastiques et adopter soit la méthode de Zeller, qui consiste à tailler sur la palme un lambeau triangulaire à base postérieure et que l'on rabat par son sommet dans la commissure, soit celle de Morel-Lavallée qui veut qu'on fasse deux lambeaux. En tout cas il est indiqué de tenir les deux doigts écartés le plus fortement possible l'un de l'autre.

---

HOTEL-DIEU. — Service de M. Cusco.

**1° Affections oculaires.**

*a.* Blépharo-phimosis. — *Nouveau procédé de canthoplastie.* — On sait que l'ancienne méthode appliquée contre le blépharo-phimosis (paupières non suffisamment fendues) consiste à pratiquer, le plus souvent à l'aide de ciseaux, une simple incision à l'un des angles de l'œil, l'angle extrême généralement: les deux nouveaux bords s'écartent d'eux-mêmes; le chirurgien augmente alors cet écartement en les renversant en dehors, puis afin d'éviter la récidive, il fixe, au moyen de quelques points de suture, tout au fond de la plaie et le plus près possible de la nouvelle commissure produite par l'incision, un petit lambeau de la conjonctive.

M. Cusco a remarqué que la canthoplastie pratiquée de cette manière ne donne pas toujours le résultat que l'on veut obtenir, et que le rétrécissement de l'ouverture palpébrale se reproduit de nouveau et nécessite une seconde et même une troisième tentative; aussi, ce chirurgien a-t-il modifié le procédé classique et adopté le suivant qui est fort ingénieux. Voici les temps de l'opération (œil du côté gauche par exemple).

1er temps: *Taille du lambeau.* — Le chirurgien tendant successivement la peau des paupières à mesure qu'il en pratique la section, taille, à l'aide de deux incisions qui divergent à partir de la commissure palpébrale externe, un *petit lambeau* cutané triangulaire à base tournée en dehors, à sommet interne, c'est-à-dire répondant à l'angle externe des paupières. Ces deux incisions ont chacune 1 cent. 1/2 à 2 cent. de longueur, ce qui fait que la base du lambeau, qui représente un triangle isocèle, a également deux centimètres.

2e temps: *Dissection du lambeau.* — A l'aide d'une pince, on soulève le sommet interne de ce lambeau que le bistouri dissèque peu à peu jusqu'à la base.

3e temps: *Section de la conjonctive.* — Un bistouri boutonné sectionne de dedans en dehors le cul-de-sac externe de la conjonctive.

4e temps: *Fixation du sommet du lambeau au fond de la plaie.* — Ce dernier temps est le plus délicat de tous et nécessite une immobilité complète de la part du malade, sous peine, pour le chirurgien, de voir échouer son *opération*. Il consiste à fixer, par un seul point de suture, le sommet du lambeau ainsi taillé et disséqué, au fond de la plaie, en prenant avec lui le cul-de-sac conjonctival que le 3e temps a en quelque sorte reculé en dehors. — M. Cusco a vu constamment ce nouveau mode de canthoplastie élargir d'une façon définitive les paupières, sans nécessiter une nouvelle opération.

*b.* Glaucome. — *Iridectomie.* — M. Cusco ne compte guère sur la médication antiphlogistique qui fait perdre un temps précieux, ni sur les purgatifs. La paracentèse de la chambre antérieure de l'œil ne procure au malade qu'un soulagement momentané, en raison de la diminution de tension qui n'est seulement que passagère : elle doit donc céder le pas à *l'iridectomie* qui doit être pratiquée le plus près possible du commencement de l'affection.

Dans la forme aiguë où la perte de la vision est si rapide, M. Cusco la pratique moins dans le but de rétablir cette vision (ce qui est très-aléatoire) que dans celui de faire cesser la tension intra oculaire, et par conséquent les douleurs auxquelles cette dernière donne lieu.

Il opère le plus tôt possible dans la forme chronique non pas pour rendre la vue meilleure, mais pour conserver au malade le degré d'acuïté visuelle qu'il possède encore et pour faire disparaître l'élément douleur. Il étend cette excision, qui est fort large, jusqu'au bord pupillaire.

*c*. CHOROÏDITE. — *Thérapeutique hygiénique et médicale.* — Le repos est indiqué et doit être appliqué indistinctement à toutes les variétés Emissions sanguines locales et générales dans les exemples de choroïdite congestive et exsudative et calomel à l'intérieur. *Les collyres n'ont aucune action et ne doivent être employés dans aucun cas*, à moins de complication. Dans la forme atrophique, l'organe doit être condamné au repos le plus absolu.

*d*. CATARACTE. — *Kératotomie. — Extraction linéaire modifiée.* — M. Cusco n'opère pas les deux yeux le même jour; il attend d'abord la maturité de la cataracte. Préférant l'extraction il fait, à l'aide du couteau étroit de Græfe, l'incision linéaire aux dépens de la partie supérieure de la cornée ; il pratique ensuite une large excision de l'iris par deux coups de ciseaux. Cette ouverture est, dit-il, toujours assez large pour permettre, après la discision de la capsule, la sortie du noyau. Si après cette extraction, il reste encore quelque parcelle de la substance corticale, il cherche à effectuer le nettoyage de la pupille en exerçant de légers mouvements de pression sur les paupières, mais ce n'est qu'exceptionnellement qu'il introduit des curettes pour éclaircir complétement le champ pupillaire. L'extraction faite de cette manière ne donne jamais de sang comme cela arrive parfois au moment de l'opération de de Græfe.

## 2° Affections des voies aériennes.

POLYPES DU LARYNX. — *Arrachement au moyen de la pince laryngée.* — M. Cusco, afin de permettre l'examen facile du larynx, commence par établir la *tolérance physiologique*, c'est-à-dire habitue le malade au contact de l'instrument, touche fréquemment le voile du palais avec un corps mousse quelconque et recommande au malade d'introduire à différentes reprises son doigt au fond de la gorge.

Pour pratiquer l'examen laryngoscopique, M. Cusco s'asseoit devant le malade également assis et laisse parvenir au fond de la bouche un faisceau de rayons de lumière solaire dont on dirige aisément le foyer à l'aide d'une lentille enchâssée dans un trou pratiqué sur une vitre de l'une des croisées de l'hôpital ; puis faisant ouvrir la bouche le plus largement possible, il saisit la langue avec une compresse sèche pour l'attirer hors de la cavité buccale. Comme le chirurgien a besoin de sa main droite pour manœuvrer l'instrument au moment de l'opération, il faut que le malade se charge lui-même de tirer sa langue avec une de ses mains. — Engageant le patient à régulariser le plus possible le rhythme de sa respiration, M. Cusco saisit de la main gauche le *miroir carré*, le trempe dans l'eau tiède, l'essuie et l'introduit d'emblée sans saccade de façon à ce que son bord inférieur n'appuyant que sur la base de la luette fasse à peu près avec le plan horizontal de la langue un angle de 45°. Le *point de repère* qu'il cherche immédiatement est l'image de l'épiglotte qui se trouve renversée, et par conséquent sur la partie la plus élevée du miroir ; la glotte est sous-jacente. Si du premier coup il n'a pas pu reconnaître ces particularités, il imprime à la petite glace de légers mouvements de rotation, mais toujours suivant un axe transversal représenté en quelque sorte par le bord inférieur du miroir, sans produire d'inclinaison latérale. M. Cusco préfère comme méthodes thérapeutiques, *l'arrachement* ou *l'excision*.

Il se sert d'une *pince* ou d'une *paire de ciseaux* destinés à agir par les voies naturelles et qui sont construits sur le même principe. Chacun de ces instruments est composé d'une *bran-*

*che courbe totalement fixé* et d'une *branche courbe totalement mobile* : cette dernière possède deux écrous, l'un qui la réunit à la branche fixe, le second, situé un peu en arrière qui permet un mouvement de bascule l'un sur l'autre des deux leviers brisés dont se compose cette branche mobile; à leurs extrémités se trouvent des *mors plats* ou légèrement dentelés pour la pince, et de *petites lames* coupantes et mousses à leurs pointes pour les ciseaux. — Un petit rebord saillant, situé sur le côté non tranchant de la lame de la branche fixe, permet, quand on a sectionné le polype, de l'enlever et d'éviter par conséquent sa chute dans les voies respiratoires. Quant à l'écartement et au rapprochement des mors ou des lames, ils correspondent à celui des anneaux qui terminent les autres extrémités des branches.

### 3° Affections des vaisseaux.

ANÉVRISME SPONTANÉ DE LA FÉMORALE (mixte externe, segment inférieur.) — *Ligature du vaisseau au-dessus du sac.* — M. Cusco commence toujours par essayer la compression mécanique totale et intermittente de l'artère ; il se sert de l'appareil de M. Broca. S'il ne voit pas d'amélioration, que la tumeur grossisse, devienne le siége de quelques douleurs et que les symptômes auxquels elle donne lieu fassent supposer qu'il s'est effectué une nouvelle déchirure du côté des membranes internes et un amincissemment plus grand de la tunique externe, M. Cusco, craignant de voir survenir un anévrisme diffus, à la suite de la rupture complète de cette dernière membrane, se décide à intervenir et pratique la ligature de la fémorale par la méthode d'Anel, c'est-à-dire au-dessus de la tumeur, au niveau de la partie inférieure du triangle de Scarpa.

### 4° Affections des os.

FRACTURE DE LA JAMBE. — *Appareil inamovible.* — *Hyponarthécie.* — M. Cusco, dans le but d'éviter la tuméfaction œdémateuse du membre, les douleurs qui en sont la conséquence et les soubresauts de tendons, emploie presque toujours l'hyponarthécie. C'est au *hamac* qu'il donne la préférence : après avoir attendu quelques jours, il applique généralement un appareil plâtré (bandes de grosse mousseline pliées et plâtrées) et place le membre dans un hamac (en drap) un peu oblique du côté du malade et qui est soutenu à chacun de ses quatre angles par un cordon se fixant aux tringles du lit du malade. — Un système de nœuds coulants permet délever ou d'abaisser facilement le hamac de façon à bien donner au membre l'inclinaison voulue. Au moyen de cette *suspension*, que M. Cusco emploie aussi assez souvent pour la plupart des affections inflammatoires de la jambe et même de l'avant du bras, le membre oscille facilement en tous sens. Il ne peut s'effectuer aucune mobilité entre les fragments, et le patient a la faculté de se remuer dans son lit sans crainte de les déranger. Ce mode de traitement permet aussi au chirurgien de faire une exploration rapide et facile, de tout le membre blessé.

### 5° Solutions de continuité.

PLAIES ACCIDENTELLES. — PLAIES CHIRURGICALES. — *Eau de sureau alcoolisée.* — Un linge fenetré trempé dans de l'eau de sureau additionnée d'un tiers d'alcool environ, est appliqué sur la plaie; des compresses trempées dans le même liquide ferment le plus complétement possible la solution de continuité et un peu de charpie matelasse ce pansement qui s'achève comme tous les autres. Si la suppuration est abondante, M. Cusco prescrit généralement comme tisane habituelle la *macération de quinquina au jus de citron* qui n'est pas désagréable au goût et relève un peu les forces du malade.

Pour les plaies de mauvaise nature, pansements au chloral et surtout à l'iodoforme.

---

HÔPITAL BEAUJON. — Service de M. le professeur DOLBEAU.

### 1° Affections des os.

*a.* FRACTURES. — M. Dolbeau emploie fréquemment pour leur traitement l'*hyponarthécie* — hamac. — Chacun des lacs qui retiennent ce hamac présente au niveau de sa partie moyenne une anse de tube en caoutchouc à laquelle les extrémités du lien sont attachées et qui donne à la suspension du membre un caractère de mollesse, de douceur et d'élasticité tout à fait particulier. Il fait aussi usage des appareils inamovibles (bandage silicaté).

*b*. GOMMES SOUS-PÉRIOSTIQUES DU CRANE. — *Traitement spécifique et tonique.* — Elles constituent un accident tertiaire qui ne réclame au point de vue local aucune thérapeutique chirurgicale. 1 gramme d'iodure de potassium en solution par jour, en y joignant, si le malade est cachectique, la médication reconstituante, les douches et les bains sulfureux. La durée moyenne du traitement est de 2 à 3 mois.

*c*. EXOSTOSE SOUS-UNGUÉALE. — *Méthode de Debrou—Ablation.* — Anesthésie locale avec la pulvérisation de l'éther. M. Dolbeau a recours à l'ablation qui est adoptée du reste par la plupart des chirurgiens. Il croit le procédé de l'*abrosion* (Dupuytern) insuffisant, comme l'*extirpation* du pédicule avec la gouge et le maillet (Malgaigne), mais il ne va pas jusqu'à désarticuler la phalange comme le voulait Liston. Il ne croit pas non plus beaucoup à l'efficacité des cautérisations à la suite de la simple abrasion et préfère le procédé devenu classique de Debrou, qui consiste à pratiquer l'ablation de toute la partie antérieure de la phalangette et qui n'est jamais suivie de récidive.

### 2° Affections kystiques.

*a*. KYSTES HYDATIQUES DU FOIE. — *Méthode des adhérences — Large ouverture. — Lavages.* — M. Dolbeau emploie l'*aspiration* à l'aide du trocart capillaire moins comme méthode curative que dans le but de confirmer le diagnostic : il a le soin, dans ce cas, de faire la ponction dans la partie la plus élevée de la poche, afin que l'ouverture ne se trouve pas ultérieurement au niveau du point déclive où se remplira le kyste dans les jours qui suivront. Il donne la préférence au procédé de Récamier consistant, par des cautérisations successivement appliquées sur la tumeur avec la pâte de Vienne, à déterminer des adhérences solides et étendues entre les parois adventives du kyste et celles de l'abdomen. — Il fait alors une incision cruciale sur l'eschare et obtient ainsi une large ouverture de la poche qui laisse facilement sortir les hydatides et qui, entretenue par des mèches ou des sondes flexibles, permet aux injections détersives (eau alcoolisée, teinture d'iode, acide phénique (solution au $\frac{1}{100}$), permanganate de potasse en solution, etc.) de modifier avantageusement la surface interne et de combattre la putridité qui se produit trop souvent et est la cause d'accidents de septicémie. Le feuillet interne finit par apparaître au niveau de l'ouverture d'où on favorise sa sortie à l'aide des mors d'une pince.

*b*. GRENOUILLETTE. — *Excision—cautérisation.* — Le procédé que M. Dolbeau lui applique est celui, généralement adopté aujourd'hui, dans lequel on excise la poche en produisant une large perte de substance sur la paroi libre ; puis on cautérise l'intérieur du kyste. C'est le crayon de nitrate d'argent qu'il emploie et il ne répète pas cette cautérisation comme le veut M. Gosselin.

Nous l'avons vu essayer avec succès une méthode assez hardie que M. Th. Anger avait appliquée avant lui dans son service et qui a pour but d'injecter dans la poche, sans la vider préalablement, deux ou trois gouttes de chlorure de zinc liquide. La disparition du kyste s'effectue en quelques jours sans accident fâcheux, sans suppuration et sans aucune ouverture extérieure. C'est une méthode encore à l'étude mais qui a, d'après ce que nous avons vu, l'inconvénient de produire pendant les quelques heures qui suivent l'opération, une douleur épouvantable chez le patient. Est-elle plus radicale et moins sujette à la récidive, qui arrive si souvent par l'emploi des autres méthodes, c'est ce que l'avenir jugera?

*c*. HYDROCÈLE VAGINALE. — *Injection vineuse froide.*) — M. Dolbeau est convaincu que les hydrocèles qui ont été soumises antérieurement aux diverses opérations palliatives ponction simple, injection alcoolique par la méthode Monod) sont plus sujettes que les autres à la suppuration quand on est obligé d'en venir définitivement à une méthode curative ; aussi s'en tient-il, dans la thérapeutique de cette affection, à la ponction immédiatement suivie soit de l'injection vineuse froide, soit de celle de teinture d'iode.

Si l'hydrocèle se complique de hernie inguinale, il pratique l'évacuation et l'injection alcoolique d'une façon simultanée en procédant de la manière suivante : faisant maintenir la hernie réduite par la main d'un aide, il enfonce le trocart d'une première seringue d'Anel chargée d'alcool dans la partie supérieure de la poche et celui d'une seconde seringue d'Anel vide dans la portion la plus déclive et à mesure qu'il soutire une certaine quantité de liquide par cette dernière, il refoule dans la poche une quantité équivalente d'alcool à l'aide de la première. Cette méthode est à l'abri de tout danger et peut être suivie de guérison radicale.

### Affections oculaires.

*a*. Epithelioma ulcéré de l'angle interne de l'œil. — *Ablation.* — *Blépharoraphie.* — La maladie est circonscrite avec le couteau tranchant, mais M. Dolbeau ne procède pas immédiatement à une autoplastie. Lorsque le travail de réparation naturelle ultérieure a rétréci la solution de continuité produit par le chirurgien, ce dernier a généralement moins à faire comme anaplastie, si tant est qu'il ait besoin d'y avoir recours. Il se contente, après l'ablation du cancroïde de faire, comme Denonvilliers en avait l'habitude, la blépharoraphie (suture des paupières) qu'il maintient longtemps.

*b*. Cataracte. — *Kératotomie sans iridectomie.* — Il fait un petit lambeau cornéen supérieur avec le couteau lancéolaire de de Græfe et divise en général la capsule cristallinienne en passant et avant de pratiquer la contre-ponction. A l'aide d'une compression légère sur le globe oculaire, les lèvres de ce petit lambeau, toujours suffisantes pour laisser échapper le noyau, se réunissent par première intention en 24 heures. M. Dolbeau, qui pense qu'en ce moment on fait singulièrement abus de l'iridectomie dans l'opération de la cataracte, est persuadé que l'excision de ce voile, si nécessaire à l'intégrité de la vision, a très-probablement une certaine influence sur les cas d'amaurose consécutive qui s'observent parfois au bout d'un plus au moins grand nombre d'années chez les personnes qui ont été opérées de la cataracte.

*c*. Ophthalmie sympathique. — (*Extirpation du globe oculaire blessé*). — Il fait cesser la cause irritante qui entretient la congestion et les douleurs persistantes de l'œil sain et il supprime le point de départ de l'action réflexe en pratiquant l'extirpation du globe oculaire perdu. Afin de pouvoir plus commodément appliquer ultérieurement un œil artificiel, il fait son possible, pendant l'opération, pour conserver en entier la muqueuse oculo-palpébrale.

### 2° Ulcères variqueux.

Ulcère indolent et atonique des jambes. — (*Incision circonférentielle*). — Lorsque les moyens ordinaires, tels que le repos continu, les bandelettes de diachylon imbriquées, les applications modificatrices (liqueur de Labarraque, solution phéniquée ou au chloral, iodoforme, etc.) ont échoué, M. Dolbeau a recours depuis quelques années à une méthode qui lui est toute spéciale et dont il a obtenu les meilleurs résultats comme nous en avons été le témoin à l'hôpital Beaujon. Ce procédé, simple et efficace, consiste à pratiquer, tout autour de l'ulcère et à une distance de deux centimètres à peu près de sa circonférence marginale, une incision circulaire qui divise la peau et les tissus sous-jacents jusqu'à l'aponévrose exclusivement. L'écoulement sanguin est en général assez modéré et s'arrête de lui-même ou en faisant une légère compression. A la suite de cette incision, les éléments de la cicatrice se mobilisent un peu et une grande partie des vaisseaux superficiels qui alimentaient la plaie de mauvaise nature et qui étaient la cause première de sa sécrétion ichoreuse se trouvant intéressés, cette dernière se transforme, devient bientôt le siége d'une suppuration ayant meilleur caractère et se cicatrise peu à peu des bords vers le centre : ce sont les vaisseaux profonds et centraux qui font tous les frais de la cicatrisation. Ces modifications avantageuses commencent dès les premières 48 heures qui suivent l'opération. Le Dr Nussbaum de Munich a du reste employé la même méthode sur plus de 60 cas d'ulcères indolents des jambes et toujours avec succès.

---

## HOPITAL ST-ANTOINE. Service de M. Duplay.

### 1° Affections génito-urinaires.

*a*. Rétrécissement de l'urèthre. — *Dilatation permanente*. — M. Duplay préfère, à l'exemple de M. Voillemier, la dilatation lente et progressive *permanente*. Pour lui, la dilatation *temporaire*, qui consiste à laisser une sonde pendant un temps qui varie de 10 m. à 1 h., offre certains inconvénients : elle exige d'abord des tâtonnements qui exposent à piquer l'urèthre, à faire saigner sa muqueuse et prédisposent les malades aux accidents de fièvre uréthrale. — A l'aide de la dilatation permanente (sonde à demeure) on renouvelle moins souvent la sonde : on peut même sauter plusieurs numéros et par conséquent franchir la série en cathétérisant plus rarement le canal et par suite en l'exposant moins aux excoriations. — Il ne faut jamais forcer et la sonde doit toujours jouer dans le canal.

M. Duplay attend pour changer la sonde l'apparition au niveau du méat d'un écoulement muco-purulent indiquant que le rétrécissement subit un *ramollissement* salutaire.

Cette dilatation n'agit pas mécaniquement ou au moins l'action mécanique n'est dans ce cas que secondaire : c'est l'action physiologique qui est tout en cette circonstance. Il se produit une inflammation suppurative qui a pour but l'expulsion du corps étranger. Tout d'abord cette inflammation est la cause d'un gonflement qui augmente la constriction; mais les tissus se ramollissent bientôt et suppurent — Tant que cet écoulement muco-purulent n'a pas lieu on peut être sûr que le rétrécissement ne se ramollit pas. — Toutefois cette dilatation permanente est loin d'être exempte de tout accident; mais elle lui semble en présenter moins que la dilatation temporaire.

*b*. Hydrocèle spermatique. — *Ponction et injection iodée*. — Que le liquide soit louche et lactescent comme cela a lieu d'ordinaire, ou qu'il soit aussi clair que de l'eau de roche, comme nous avons observé une fois le fait dans son service, M. Duplay pratique la ponction et l'injection iodée pure. — Une remarque qui a son intérêt et que nous avons pu faire également sur un malade du service de M. Tillaux, c'est que dans l'hydrocèle spermatique l'injection iodée n'occasionne pas au moment où elle est poussée dans la poche, les douleurs si vives qui sont ressenties sur le trajet du cordon quand on opère une hydrocèle vaginale ordinaire.

*c*. Hydro-hématocèle vaginale. — *Ponction simple*. — Après avoir évacué le liquide à l'aide de la canule du trocart, M. Duplay ne pousse pas d'injection iodée, il se contente seulement de faire plusieurs lavages de la poche avec de l'eau ordinaire. — Il attend quelques jours et si le liquide se reproduit avec son caractère éminemment sanguin, comme on sait que la tunique vaginale, en pareille circonstance, a une grande tendance à subir l'inflammation purulente, il est préférable de ne pas temporiser, de faire le drainage ou mieux d'ouvrir largement la poche. — Mais si la tumeur s'est reproduite sans s'accompagner de douleur, ni d'inflammation et si une seconde ponction laisse écouler un liquide moins abondant et moins sanguinolent que la première fois, il traite alors par l'injection iodée et pense éviter alors l'inflammation suppurative.

### 2° Affections du tube intestinal.

*a*. Etranglement herniaire. — *Hernie inguinale* (*Kélotomie*). — M. Duplay se laisse guider par les préceptes opératoires suivants :

1° Les symptômes généraux de l'étranglement s'observant d'une façon concomitante avec une tumeur inguinale ou crurale, s'il y a doute sur l'existence réelle d'une hernie, il ne faut pas hésiter et on doit opérer.

2° Dans le cours de l'opération : est-on sur le sac ? est-on sur l'intestin? Si on doute, c'est qu'on n'est pas sur l'intestin et on peut continuer à inciser (Maisonneuve).

3° On ne doit jamais, avant de réduire, négliger d'attirer l'intestin pour s'assurer si le collet n'est pas ulcéré. — Dans un cas où Denonvilliers oublia de prendre cette précaution indispensable, il vit se produire un flot de matières fécales au moment de la réduction.

4° Il préfère les débridements peu étendus et multiples.

5° Ne pas enfoncer profondément le doigt après la réduction et laisser plutôt l'anse intestinale près de sa rentrée, de peur d'étendre l'inflammation de cet intestin, qui est toujours plus ou moins altéré, à toute la séreuse péritonéale : en un mot, réduire le moins loin possible.

6° Après l'opération, ne point donner de purgatif, ce qui ne fait que mobiliser les intestins; — les immobiliser au contraire pendant 24 ou 36 heures en administrant l'opium (0.15 c. extrait thébaïque) ; puis provoquer ensuite une ou deux selles.

*b.* Prolapsus de la muqueuse rectale (enfant). — *Cautérisation.* — Cette cautérisation est pratiquée aux quatre points cardinaux de l'anus et au niveau du bord cutané et muqueux. — Elle doit être assez profonde pour pénétrer jusque dans le tissu cellulaire sous-cutané : elle agit par la rétraction de cicatrice qui se produit à la chute des eschares et en même temps en rétablissant la contractilité anale.

*c.* Fistules multiples de l'anus. — *Incision, excision et cautérisation.* — La persistance de ces fistules reconnaît en grande partie pour cause la mobilité incessante du plancher ano-périnéal qui se contracte à chaque instant pour la défécation, la miction, etc. Ces trajets n'ont aucune tendance à se cicatriser d'eux-mêmes car ils sont organisés et tapissés par une pseudo-muqueuse formée par des fongosités qu'il est indispensable de faire disparaître. M. Duplay, à l'aide de la sonde cannelée et du bistouri, divise tous les points et cautérise immédiatement les surfaces saignantes avec le fer rouge qui a le double effet d'arrêter l'hémorrhagie, souvent considérable et de soustraire pendant les premiers jours les plaies au contact des matières fécales par suite de l'eschare produite qui, du reste, est assez superficielle. Il favorise, à l'aide de l'opium, la constipation pour éviter l'absorption septicémique et se dispense de l'emploi des mèches qui sont toujours plus ou moins douloureuses. — On observe ordinairement à la suite de cette opération une rétention d'urine, comme cela arrive après toute intervention chirurgicale sur le rectum, et qui persiste de 3 à 5 jours.

Il se comporte de la même manière pour les fistules ossifluentes de l'extrémité inférieure du rectum.

*d.* Papillômes de la muqueuse rectale. — *Ligature et excision.* — Ces tumeurs peuvent se transformer en épithélioma et déterminer des troubles fonctionnels graves, tels que hémorrhagies répétées, rectite purulente, septicémie, etc. — il y a donc indication à agir promptement — M. Duplay, regardant la cautérisation ou la ligature de la masse à sa base comme des moyens infidèles, donne la préférence à *l'ablation immédiate.* — Il emploie soit *l'écrasement linéaire*, si la base est unique et assez étroite, soit les ligatures partielles et l'excision si cette dernière est large et longue, constituant un repli analogue à une valvule connivente. Pour opérer de cette dernière façon, il traverse la base de la tumeur en quatre points différents avec une aiguille courbe armée d'un fil et segmente le produit morbide en autant de lobes qu'il coupe successivement au-dessous de la constriction. Il se met ainsi à l'abri de l'hémorrhagie, si redoutable parfois en pareille circonstance.

### 3° Affections des os.

*a.* Péri-arthrite de l'épaule. — *Mobilisation de la jointure.* — Après anesthésie, il soumet le membre à des mouvements forcés et brusques, condition tout à fait indispensable pour rompre les brides résistantes et épaisses que l'on entend du reste craquer au moment où on effectue cette rotation en tous sens. — L'immobilisation en ce cas est tout à fait contre-indiquée.

*b.* Luxation du coude complète en arrière. — *Procédé du genou.* — M. Duplay donne souvent la préférence à la méthode du genou qui est très-commode parce que le chirurgien, pour la pratiquer, n'a besoin d'aucun aide. — Le chloroforme n'est pas indispensable. Pour opérer, on applique le genou sur la face antéro-inférieure du bras et on étend fortement l'avant-bras en le fléchissant. Ce procédé réussit si bien que chez l'enfant il suffit, non pas d'employer le genou, mais d'appliquer le poing en avant de l'extrémité antéro-inférieure de la région brachiale.

*c.* Fracture de la rotule. — *Extension forcée.* — Pour obtenir le contact des fragments, M. Duplay n'a pas recours généralement à l'usage des griffes de Malgaigne. Il place le membre dans l'extension forcée de la jambe sur la cuisse et le maintient dans l'élévation, en attachant à l'aide de lacs, le pied aux tringles supérieures du lit du malade — la ouate et une bande roulée laissant le genou libre, pour qu'on puisse y appliquer des résolutifs, complètent ce simple appareil.

*d*. OSTÉITE ET NÉCROSE DU GRAND TROCHANTER FÉMORAL. — *Affection simulant la coxalgie* (*évidement*). — M. Duplay fend les diverses fistules avec la sonde cannelée et le bistouri, pratique l'évidement de la partie externe de l'extrémité supérieure du fémur et éteint plusieurs cautères actuels sur les surfaces saignantes.

### 4° Affections du pied.

*a*. ONGLE INCARNÉ. — *Ablation de la matrice unguéale*. — Il emploie l'anesthésie locale avec la glace pilée et le sel marin, sectionne l'ongle d'avant en arrière à l'aide de gros ciseaux bien forts, enlève chacun des lambeaux cornés et pratique l'ablation de toute la matrice unguéale. Pour éviter, après le réveil, la douleur de retour, M. Duplay applique sur la surface cruentée une solution de chlorydrate de morphine au 1/100e, avec le pansement ouaté.

*b*. MAL PERFORANT DU GROS ORTEIL. — 3e degré. — *Amputation*. — Dans le cas de production fistuleuse profonde de la face plantaire du gros orteil avec lésion osseuse, M. Duplay pratique la désarticulation métatarso-phalangienne. Il dispose l'incision de façon à placer la queue de la raquette en dehors près de la commissure interdigitale pour éviter la mise à nu de la tête du gros métatarsien.

---

## HOTEL-DIEU. — Service de M. le professeur RICHET.

### 1° Affections de l'anus et du rectum.

*a*. RÉTRÉCISSEMENT DU RECTUM. — *Ecrasement par emporte-pièce*. — Il se présente souvent non pas sous la forme d'une simple coarctation mais sous l'aspect d'un canal rétréci de 3 à 4 centimètres de longueur. — Il se rencontre fréquemment chez des sujets syphilitiques ; mais, de même que les rétrécissements uréthral et œsophagien, il ne guérit jamais par un traitement spécifique. — A la gêne mécanique produite par la diminution de calibre de l'intestin, vient s'ajouter une irritation, une inflammation de la muqueuse, située au-dessus, qui devient mamelonnée et détermine des souffrances chez le malade.

M. Richet n'emploie pas les *dilatateurs* : (*dilatateur à trois branches de Demarquay, dilatateur d'Huguier* fondé sur le même principe que celui de Perrève pour les rétrécissements uréthraux, *dilatateur de Nélaton* n'agissant pas sur l'orifice anal), parce que ces instruments, assez difficiles à manier, peuvent, si on dépasse certaines limites, faire éclater les parois du rectum et donner lieu à une fissure consécutive remontant très-haut et à la péritonite, complication si à craindre, dans le traitement de cette affection. — Le rectotome d'Amussat et celui de Tillaux fondé sur les mêmes principes que l'uréthrotome de Civiale, ne font que des scarifications le plus souvent insuffisantes si le rétrécissement a une épaisseur un peu considérable : aussi ce professeur applique-t-il l'écrasement à la thérapeutique de ces rétrécissements.

Il emploie, à cet effet, son *écraseur emporte-pièce* (thèse de Saury, 1868) : cet instrument se compose de deux tiges dont l'une glisse à frottement dans la cannelure de l'autre et qui sont terminées par deux plaques horizontales dont la supérieure est un anneau armé de dents, accrochant la paroi supérieure du rétrécissement, dont l'inférieure est pleine et correspond à la paroi inférieure de ce dernier : ces deux plaques, en se rapprochant au moyen d'une vis qui termine l'appareil, écrasent et enlèvent une partie du rétrécissement. — Il emploie, immédiatement après, la *dilatation* à l'aide de la boule olivaire dont on fait usage dans le cas de pertes séminales. — C'est surtout dans les rétrécissements valvulaires que cet instrument trouve son application.

*b*. FISSURE ANALE. — *Dilatation*. — M. Richet distingue à cet effet : 1° la fissure proprement dite (sans tumeur hémorrhoïdaire) qui ne peut guérir sans une opération s'adressant au sphincter lui-même et c'est la dilatation cruciale faite avec les doigts qu'il préfère ; 2° l'ulcération s'accompagnant de tumeur hémorrhoïdaire et donnant lieu, comme conséquence, à des douleurs rebelles et à la contraction sphinctérienne : dans ce dernier cas on peut espérer une guerison en s'adressant à l'ulcération (cautérisation, ratanhia)!, et surtout à l'hémorrhoïde (ablation, cautérisation).

*c.* HÉMORRHOÏDES. — *Cautérisation par le fer rouge. Pince cautère écraseur.* — La ligature extemporanée, l'écrasement linéaire, l'excision déterminant assez souvent, comme conséquence de l'opération, un rétrécissement, accident plus grave que l'affection elle-même, parce qu'on a pris tout le bourrelet à la fois, c'est la cautérisation que préfère M. Richet. Il n'emploie, cependant, ni le caustique de zinc appliqué à la base de la tumeur (Amussat), ni l'acide nitrique étalé à la surface de l'hémorrhoïde (Gosselin), mais bien la cautérisation au fer rouge. — Ce fut d'abord avec le cautère pointu chauffé à blanc enfoncé dans la masse, puis à l'aide de la galvano-caustique qu'il pratiquait cette opération, mais depuis qu'il a vu à la suite de ces moyens des hémorrhagies se manifester, il y a renoncé et ne fait plus cette cautérisation qu'avec sa *pince cautère écraseur*, analogue à la pince dont les coiffeurs se servent pour friser la chevelure : elle se termine à l'une de ses extrémités par deux petits marteaux crénelés, c'est-à-dire dont la surface interne est creusée de rainures profondes, et à l'autre par deux anneaux en buis qui peuvent être maniés sans crainte de se brûler : il en faut plusieurs, pour une même opération, car le refroidissement de l'instrument est prompt.

Voici comment il opère : Il commence par prendre la masse avec une pince à griffes, et par passer à la base du bourrelet, 2, 3, 4 fils d'argent (suivant ses dimensions), pour isoler des segments hémorrhoïdaires qui sont saisis et cautérisés par la pince rougie au feu et réduits comme épaisseur à de véritables feuilles de papier : dans l'intervalle de deux eschares adjacentes il reste une portion de peau saine qui empêche le rétrécissement consécutif et qui, pouvant se distendre après l'opération permet au malade d'aller facilement à la selle. Nous avons entendu dire à ce professeur, l'année dernière, qu'il en était à sa 74° opération faite à l'aide de ce procédé et qu'il n'avait eu qu'une mort chez une femme de mauvaise vie adonnée aux boissons alcooliques

## 2° Affections des organes génitaux (hommes).

*a.* EPIDIDYMITE BLENNORRHAGIQUE. — *Repos. Position.* — M. Richet n'emploie jamais l'application de sangsues à la base du cordon et rejette absolument les badigeonnages sur le scrotum avec le collodion qui ne s'enlève qu'en faisant souffrir énormément le malade. Il n'a recours aussi que très-rarement à la ponction de la tunique vaginale. Le repos au lit, la position des bourses qui doivent être fortement relevées à l'aide de la plaque (caoutchouc ou liége) échancrée, et l'application de compresses résolutives (extrait de saturne), ou même d'eau simple suffisent le plus souvent à la guérison du malade.

*b.* VARICOCÈLE. — *Procédé de Vidal. — Enroulement des veines.* — Ne jamais toucher sous aucun prétexte au varicocèle léger. L'opération est indiquée quand il est très-volumineux; car dans ce cas on voit quelquefois les veines s'enflammer et donner lieu à des pertes séminales fréquentes. Elle est également justifiée quand le varicocèle [illegible] compagne de hernie, car dans ce cas la pre[illegible] du brayer sur l'anneau tend à augmen[illegible] volume de la masse veineuse : comm[illegible]peutique palliative (combattre la consti[illegible], suspensoir, ne point appliquer de bandage). Dans le traitement curatif, M. Richet rejette la cautérisation, toute opération sanglante (incision, excision) et la ligature par le procédé de Velpeau qui consiste à lier les veines et la peau à la fois. La *ligature sous-cutanée* (Ricord) ne coupe les veines qu'en un seul point, aussi est-elle fréquemment suivie de récidive. Il préfère le procédé de Vidal, par *enroulement des veines*, qui sectionne le paquet veineux sur une étendue beaucoup plus considérable, qui relève le testicule en diminuant la hauteur du scrotum, et qui s'oppose à l'issue d'une hernie, souvent concomitante, en formant une nodosité à l'anneau inguinal externe. Un fil métallique est introduit en arrière des veines et, par la même ouverture, passe en avant de ces veines : enroulement; la compression de la petite portion de peau, située en avant, se fait sur un petit cylindre de linge; au bout de 6 à 7 jours, cette petite surface cutanée se sphacèle ainsi que les veines, la suppuration est presque nulle;

comme effet immédiat de l'enroulement il se fait un épanchement par issue de la sérosité des veines situées au-dessous.

*c.* Hydro-hématocèle suppurée. — *Drainage.* — Dans ce cas les parois vaginales sont singulièrement épaissies : 1° par des dépôts fibrineux, résultant de l'épanchement de sang, analogues à ceux des anévrysmes et qui peuvent acquérir une épaisseur de plusieurs centimètres ; 2° par l'inflammation qui donne naissance à des couches albumineuses et pseudo-membraneuses semblables à celles de la plèvre et font prendre à la vaginale l'apparence d'une *boule élastique* dont les parois épaisses ne peuvent venir au contact et restent toujours écartées : M. Richet repousse la *castration* admise par certains auteurs : il fait aussi bon marché de l'*incision*, à la suite de laquelle la suppuration est interminable et de l'*excision* dans laquelle on est obligé de diviser les vaisseaux du scrotum, ce qui peut donner lieu à des hémorrhagies ; il repousse également les *injections* et croit que la *décortication* (Gosselin) est souvent suivie d'hémorrhagies et d'inflammation grave. Il préfère de beaucoup le *drainage*, moyen dû à Baudens, quoique cet auteur ne lui ait pas appliqué cette dénomination : il faisait usage d'un tube métallique percé d'un trou. M. Richet emploie, comme M. Chassaignac, le tube élastique. Peu à peu la tumeur diminue et se réduit à un simple abcès que l'on traite par les lavages.

### 3° Affections du cou.

Lymphadénome du cou. Hypertrophie ganglionnaire. — *Ablation.* — Au début, le traitement médical (teinture d'iode, iodure de potassium) peut avoir un bon résultat : mais quand l'affection en est arrivée à l'état phymatoïde, il n'y a que le chirurgien qui puisse en débarrasser le malade. M. Richet préfère l'*ablation* à l'emploi de l'*électricité*, des *injections substitutives* de teinture d'iode (Luton de Reims) et de l'*acupuncture*. Il fait avec le bistouri une incision demi-circulaire, donnant lieu plus tard à une cicatrice cachée sous le maxillaire inférieur dans le pli sus-hyoïdien : il pratique ensuite la dissection superficielle, puis la dissection profonde en ayant soin de laisser continuellement le tranchant sur la tumeur et le dos du bistouri tourné vers les organes importants : il ne faut pas arracher mais disséquer jusqu'au bout, car s'il existait un prolongement soit du côté de la langue, soit du côté du pharynx et si on procédait par arrachement on donnerait lieu ultérieurement à des suppurations profondes graves. — Ce moyen est plus radical et débarrasse bien mieux les malades que la *cautérisation* susceptible de donner lieu à des difformités plus manifestes et que le *broiement* qui, tout en provoquant la fonte hâtive de la tumeur, laisse toujours la coque, point de départ d'une suppuration interminable. M. Richet ne considère pas cette opération comme d'une gravité excessive, c'est en quelque sorte un corps étranger dont on débarrasse l'économie.

### 4° Affections des lèvres et des mâchoires.

*a.* Anthrax des lèvres. — *Incision précoce.* — M. Richet est tout à fait ennemi, en pareil cas, de la temporisation, car l'anthrax des lèvres peut, dans un laps de temps assez court, prendre un caractère de malignité bien grave. Il les ouvre de bonne heure, largement et profondément. Il imite en cela la pratique de Nélaton qui voulait qu'à l'aide d'incisions multiples et profondes on convertît la masse en une sorte de *tulipe*.

*b.* Epithelioma de la lèvre inférieure. — *Ablation.* — Le cancroïde procédant de l'extérieur à l'intérieur et n'étant pas, comme le cancer proprement dit, une affection primitivement interne, M. Richet opère même lorsqu'il existe un ganglion. Double incision en V de façon à aller profondément et à enlever le plus de lymphatiques possible. — Ablation du ganglion sous-maxillaire par incision au niveau du bord marginal de l'os.

*c.* Kyste folliculo-dentaire. — (*Mâchoire inférieure.*) — *Excision de la paroi.* — Cette variété de kyste décrite pour la première fois par Dupuytren, qui n'en avait pas toutefois élucidé la cause, a été étudiée depuis quelques années par A. Forget et d'autres observateurs qui lui ont attribué, plus ou moins comme origine, l'évolution dentaire. C'est un kyste (coque osseuse, coque membraneuse, liquide filant, jaunâtre, avec paillettes micacées de cholestérine, souvent liquide muqueux, brun, jaune miel) développé aux dépens d'un bulbe dont le sac au lieu de sécréter de l'osséine, donne lieu à du liquide remplissant une cavité tapissée d'une membrane muqueuse veloutée où l'on trouve souvent, par le toucher, une couronne dentaire. Si on laisse ces kystes à eux-mêmes ils finissent par s'ouvrir à l'extérieur et donnent lieu à des fistules interminables fournissant une suppuration fétide. Opéré par la muqueuse buccale : la *ponction* simple ne réussit pas, non plus que l'*injection* qui ne peut modifier la membrane interne de ce kyste. De plus, la coque osseuse ne peut disparaître ou au moins ses parois ne peuvent revenir sur elles-mêmes qu'avec le temps, c'est-à-dire par une suppuration prolongée, aussi faut-il les traiter soit par le drainage, soit mieux par excision de la paroi; on fait d'abord une ponction, puis à l'aide d'un bistouri en serpette on excise en ovale la paroi antérieure du kyste : on cautérise avec le nitrate d'argent, puis on introduit profondément dans la cavité une mèche de charpie qui y déterminera la suppuration. Si ce kyste siége en arrière, les contractions du masseter peuvent aider à vider la poche de son contenu.

## HOPITAL LARIBOISIÈRE. Service de M. le Dr Tillaux.

### 1° Affections des organes génitaux. (homme et femme).

*a.* Hydrocèle vaginale. — *Ponction et injection iodée.* — *Compression.* — M. Tillaux n'a pas obtenu de guérison persistante, au moins chez l'adulte, en employant la méthode de M. Monod qui modifie le liquide et lui permet de se résorber (soustraction de quelques grammes de liquide et injection d'une même quantité d'alcool avec la seringue de Pravaz). Chez les très-jeunes enfants, au contraire, il serait porté, d'après sa propre expérience, à croire qu'on peut attendre de cette méthode un résultat plus satisfaisant. Pour l'adulte, il opère par la méthode classique (ponction et injection iodée à moitié). Afin d'éviter la piqûre du testicule il pratique toujours la ponction en faisant, en même temps, tenir une lumière sur le côté opposé de la masse liquide dont il choisit, séance tenante, la partie la plus transparente pour enfoncer le trocart.

Immédiatement après l'opération il fait, à l'aide d'une *cuirasse* de petites bandelettes de diachylon, une compression sur le scrotum, afin de diminuer la tendance au gonflement qui, pendant les premiers jours est parfois considérable. Dans le cas d'hydrocèle double, M. Tillaux n'opère pas les deux côtés le même jour, non pas qu'il croie que l'injection d'une tunique soit capable d'agir sur sa congénère et de guérir l'hydrocèle de l'autre côté, mais parce qu'en faisant les deux opérations, on donne lieu souvent à une tuméfaction ultérieure extrêmement prononcée.

*b.* Kyste spermatique de l'épididyme. — *Ponction et injection.* — Il opère comme dans l'hydrocèle simple de la tunique vaginale par la ponction et l'injection iodée. Il a remarqué qu'au moment où est poussée l'injection de teinture d'iode, la douleur qui est, le plus souvent très-vivement ressentie sur le trajet du cordon, comme on le sait, lorsqu'il s'agit de l'hydrocèle vaginale, est au contraire bien moindre quand on opère le kyste spermatique.

*c.* Hématocèle de la tunique vaginale. — *Injection.* — *Incision et suppuration ou castration.* — Si l'hématocèle succède à une hydrocèle simple, et de date récente et ne s'accompagne pas encore d'épaississement des tuniques, on peut encore essayer comme moyen curatif la ponction suivie de l'injection iodée : mais si elle est déjà ancienne et que l'épaississement des parois du scrotum témoigne de dépôts fibrineux à la face interne de la vaginale, l'hématocèle n'est plus alors justiciable de l'injection et ne doit être faite que par l'une des trois méthodes : *incision et suppuration*, *castration*, *décortication* : quelle est celle des trois qui compromet le moins l'existence du malade? C'est là, il faut l'avouer, une grosse question de pratique chirurgicale sur laquelle M. Tillaux n'ose pas se prononcer. Cependant la décortication ne lui semble pas avoir plus de chances pour le malade que les autres procédés. Il serait plutôt porté vers l'incision et la suppuration consécutive qui pourtant est bien loin d'être exempte de tout danger.

*d.* Imperforation de l'hymen avec rétention des menstrues. — *Ponction. Evacuation du liquide. Excision de la membrane. Repos complet.* — M. Tillaux plonge un bistouri dans la partie la plus proéminente de la poche et incise verticalement : après l'écoulement du liquide noir chocolat, sirupeux, il excise les deux lèvres de l'ouverture et prescrit le repos le plus absolu, l'immobilité la plus complète, de peur de provoquer de la péritonite, soit par la compression abdominale qui a été souvent conseillée en pareille circonstance, soit par des injections détersives dont quelques gouttes pourraient pénétrer dans la grande séreuse par les trompes dilatées. M. Tillaux croit prudent, en agissant ainsi, d'abandonner l'expulsion de la petite quantité de liquide qui est dans l'utérus, à la contraction naturelle de cet organe, et d'éviter, en comprimant, de produire un vide aspirateur qui pourrait être très-nuisible. Il se contente de maintenir béante l'ouverture de l'hymen en y introduisant l'extrémité d'un doigt chaque jour.

*e*. Végétations des organes génitaux externes (femme). — *Excision*. — *Cautérisation*. — C'est l'excision avec des ciseaux courbes et la cautérisation immédiate au perchlorure de fer que préfère M. Tillaux, ce dernier liquide agissant à la fois comme caustique, quand il est pur et comme hémostatique, quand il est mélangé avec 2/3 d'eau. Il opère même dans le cas de grossesse, un peu contrairement aux indications posées par les accoucheurs, parce que lors de végétations énormes implantées sur la vulve, les organes génitaux externes et le col utérin lui-même, il peut, se développer certains troubles (insomnie, douleur, inappétence) qui sont capables tout aussi bien et même plus que l'opération elle-même de déterminer l'avortement.

*f*. Kyste pédiculé de la paroi du vagin. — *Excision*. — *Cautérisation*. — Il pratique l'opération de la même façon que pour la grenouillette. Saisissant la partie la plus déclive du kyste avec un tenaculum, il l'attire et excise cette paroi embrochée avec des ciseaux; il laisse écouler le liquide noir sirupeux que renferme le plus souvent cette espèce de tumeur et cautérise profondément la face interne de la poche qui suppure au bout de quelque temps et dont les parois se rapprochent et adhèrent peu à peu.

### 2° Affections de l'appareil urinaire, (homme et femme).

*a*. Rétrécissements de l'urèthre. — *Dilatation extemporanée progressive*. — Comme il n'existe pas de guérison radicale instantanée des rétrécissements de l'urèthre, il faut toujours, sous peine de voir se reproduire la coarctation dans un laps de temps plus ou moins long, recommander aux malades (traités soit par la dilatation permanente ou temporaire, soit par l'uréthrotomie, soit par la divulsion) de ne pas négliger de temps à autre de se faire sonder ou de se passer eux-mêmes une bougie. M. Tillaux emploie souvent comme moyen plus rapide et plus sûr le *massage* de l'urèthre, à l'aide de la dilatation à laquelle il donne le nom de *extemporanée progressive*, et qu'il fait par le passage successif et immédiat de plusieurs cathéters Beniqué depuis le n° 25 (correspondant au n° 12 de la filière) jusqu'au n° 40 ou 50. Deux séances en moyenne par année seraient suffisantes pour rendre à l'urèthre un calibre égal à 7 millim. Cette méthode que nous avons vue cependant être suivie, entre les mains d'autres chirurgiens, d'irritation du canal et même d'abcès prostatique, n'a jusqu'à présent donné que des résultats satisfaisants à M. Tillaux. Il a remarqué en outre qu'après le passage un peu douloureux du n° 30, par exemple, plus on augmente graduellement le volume du cathéter moins le malade souffre.

*b*. Cystite du col vésical avec contracture rebelle. — *Dilatation forcée*. — Rien n'est plus difficile à combattre parfois que ces cystites du col de la vessie s'accompagnant de contracture rebelle et forçant les malades à une miction incessante qui n'a pour effet, le plus souvent, que l'expulsion de quelques gouttes d'urine à chaque fois.

M. Tillaux, rapprochant jusqu'à un certain point cette contracture, qu'il ne serait pas étonné de voir s'accompagner de gerçure, de celle qui s'observe dans la fissure anale, applique dans ce cas chez l'homme et chez la femme, la *dilatation forcée* après avoir, bien entendu, épuisé tous les autres modes de traitement, (cathétérisme, instillation de collyre, cautérisation, glace, frictions belladonées, suppositoires). Ce chirurgien a, dans ce but, fait construire deux dilatateurs dont voici la description succincte :

1° Celui qui est destiné au col vésical de l'homme agit lentement et d'une façon uniforme et graduée ; il se compose d'un instrument ayant la forme d'un cathéter, dont l'extrémité vésicale se termine par 4 petites branches recourbées, mobiles, mais juxtaposées les unes contre les autres à l'état de repos. Quand on veut les écarter, on n'a qu'à tourner une vis correspondant à un gros conducteur métallique cheminant au centre du cathéter et terminé lui-même en bas par une petite boule qui, lorsque les 4 branches sont rapprochées, vient se placer tout à fait au niveau de leurs extrémités. En faisant jouer la vis dans un sens, la boule est entraînée en arrière et écarte les branches : en la tournant en sens opposé, la boule est portée en sens contraire, c'est-à-dire en avant, et aussitôt qu'elle a franchi ces dernières, elles se referment et se remettent en place: c'est toujours à l'état de repos que l'on doit introduire ou retirer l'instrument. On voit que ce dilatateur repose sur le même principe que celui qui a été imaginé par M. le professeur Dolbeau pour la lithotritie périnéale; seulement, dans l'instrument de M. Tillaux, l'écartement des branches se produit par un mouvement rétrograde de la boule terminale :

2° Le dilatateur du col vésical de la femme, beaucoup plus court que le précédent, se compose d'un tube métallique au centre duquel se meut une tige munie, à son bout vésical, de quatre petits leviers qui, s'éloignant ou se rapprochant par un mouvement de bascule, écartent ou rapprochent l'une de l'autre, les deux moitiés d'un cylindre, légèrement arrondies à leurs extrémités. C'est ce petit cylindre, coupé suivant sa longueur, qui est introduit dans l'urèthre, lorsque les deux valves sont exactement appliquées l'une contre l'autre par leur face correspondante.

### 3° Affections de la bouche.

*a*. ABCÈS DE LA VOUTE PALATINE. — *Incision de bonne heure.* — Dans les cas de suppuration enkystée ou diffuse de la voûte palatine, on doit toujours craindre la possibilité d'une nécrose du squelette, parce que les artères palatines sont entièrement contenues dans la fibro-muqueuse de cette région et s'y ramifient avant de pénétrer dans les os. De là indication à fendre ces collections purulentes le plus tôt possible pour éviter cette complication qui entraîne fatalement à sa suite la perforation de la voûte palatine.

*b*. PERFORATION DE LA VOUTE PALATINE. — *Uranoplastie; méthode de M. Baizeau.* — Il préfère pour les restaurations du palais buccal, la méthode en *double pont* de M. Baizeau qui consiste à sculpter dans la muqueuse de la voûte palatine deux lambeaux parallèles au grand axe de la perforation qu'on laisse adhérer par leurs extrémités antérieure et postérieure et dont on détache la face supérieure à l'aide d'un corps mousse, de la partie correspondante du squelette : comme périoste et muqueuse adhèrent intimement dans cette région, on ne peut s'empêcher en quelque sorte de faire malgré soi une ostéoplastie, ce qui est du reste se placer dans les meilleures conditions de succès. Pour écarter toute espèce de chance de sphacèle, M. Tillaux dispose les deux grandes incisions latérales de façon à bien comprendre dans l'aire de chaque lambeau l'artère palatine postérieure : les tissus, alors, loin de se gangrener se gonflent et se boursouflent dans les premières 24 heures qui suivent l'opération, ce qui témoigne de leur grande vitalité. Le temps qui consiste à inciser puis à décoller la muqueuse et son périoste est assez douloureux et fournit parfois une hémorrhagie assez abondante, puisque M. Legouest, dans deux cas, a été obligé de faire une application de glace sur la voûte palatine pendant 24 heures.

*c*. GRENOUILLETTE. — *Excision. — Cautérisation.* — M. Tillaux excise la paroi du kyste après l'avoir attirée en l'embrochant avec un tenaculum. Il cautérise tout l'intérieur de la poche avec le crayon de nitrate d'argent et répète les jours suivants cette cautérisation. Il n'a jamais observé à la suite de cette méthode mixte les accidents de suppuration sus-hyoïdienne que nous avons vus pourtant se reproduire récemment dans le service de M. E. Cruveilhier à St-Louis à la suite de l'emploi du même procédé, chez deux femmes dont la guérison, bien que ralentie, n'en pas été moins radicale.

### 4° Tumeurs érectiles.

*a*. TUMEUR ÉRECTILE DE MOYENNE DIMENSION. — *Emploi du cautère actuel.* — C'est un stylet rougi au feu que M. Tillaux plonge en différents endroits et à plusieurs reprises, dans toute la circonférence de la tumeur : Il convertit de cette manière la masse en tissu fibreux. En effet, les canaux produits par le passage du petit cautère actuel se transforment en autant de trajets fistuleux, autour desquels se fait un travail néoplasique qui a pour but la naissance de bourgeons charnus et en fin de compte celle d'un tissu cicatriciel remplaçant la masse érectile et se rétractant de plus en plus. Un enfant de 17 jours, guéri par cette méthode d'une tumeur érectile de la nuque, vient d'être présenté par lui dernièrement à la Société de chirurgie.

*b.* Tumeur érectile d'un grand volume. *Emploi de l'anse galvano-caustique.* — M. Tillaux vient d'employer chez une jeune fille avec un plein succès l'anse galvano caustique pour enlever une tumeur érectile grosse comme une tête d'enfant, siégeant au niveau du pli inter-fessier. Ce n'est pas en jetant l'anse de platine au niveau de la base de la tumeur qui était beaucoup trop large pour être susceptible d'une pédiculisation, qu'il a agi, mais en transperçant d'abord la masse avec de longues aiguilles puis en la sectionnant peu à peu et lentement, tenant cette anse en forme de cerceau et en coupant le produit morbide de la même manière qu'avec un fil métallique les marchandes tranchent les mottes de beurre. Cette tumeur énorme qui saignait au moindre contact et avait déterminé une anémie profonde chez la malade, a pu être enlevée en totalité sans hémorrhagie, grâce à ce précieux mode de diérèse. Une petite portion qui restait a été facilement détruite par l'application de pâte de Canquoin.

### 5° Affections des os.

*a.* Nécrose du calcanéum — *Evidement.* — C'est dans les cas d'extraction de séquestre et d'évidement des os que le procédé hémostatique d'Esmarch est le plus efficace, car il permet de bien se rendre compte de la lésion osseuse et de la traiter en conséquence, sans être gêné par le sang qui afflue sans cesse dans la plaie quand on ne l'emploie pas. — Incision cruciale, évidement de la face externe du calcanéum. —

*b.* Fractures simples. — *Inamovibilité* — M. Tillaux emploie, tant pour le membre supérieur que pour l'inférieur de longues bandes de tarlatane repliées et trempées dans le plâtre et maintenues appliquées par une bande sèche provisoire sur le membre, sans interposition de ouate, dont elles prennent la conformation en s'opposant au déplacement ultérieur des fragments osseux. Pour la jambe une de ces longues bandes plâtrées se dispose en étrier puis se réapplique de chaque côté en attelle latérale.

*c.* Fracture de la cuisse compliquée de plaie. Partie inférieure. — *Amputation; torsion des artères.* — S'il y a plaie de la région poplitée où les condyles fémoraux font issue, fracture en sac de noix sus-condylienne, déchirure de la veine poplitée et lésion probable de l'artère, insensibilité commençante de la jambe, la conservation n'est plus possible et l'amputation formellement indiquée: si à cette insensibilité vient se joindre le refroidissement et une coloration qui annonce que la gangrène est bien près de se faire, M. Tillaux n'emploie pas comme moyen hémostatique, avant l'opération, la méthode d'Esmarch, de crainte de refouler dans le torrent circulatoire du sang déjà altéré et où se sont peut-être déjà développés des gaz.

C'est le procédé circulaire que choisit M. Tillaux en le pratiquant le plus bas possible. Comme moyen hémostatique, après l'opération il a toujours recours à la *torsion des artères*, grosses ou petites. — Pour pratiquer cette torsion il commence par isoler chaque lumière de section et saisit le vaisseau au-dessus de cette lumière, obliquement avec les mors d'une pince solide à écrou et terminée par une palette formant le T; puis sans fixer le vaisseau avec d'autres pinces à baguettes au-dessus de ce point comme le faisaient Amussat et les autres chirurgiens qui ont préconisé cette méthode hémsotatique, il saisit la pince par la palette et la tourne jusqu'à ce que le tourillon artériel se détache et tombe avec l'instrument. Il faut en moyenne de 25 à 40 tours pour une grosse artère comme la fémorale. Cette torsion, d'après les expériences de M. Tillaux, *est toujours limitée à l'extrémité de l'artère* et ne se prolonge pas plus haut le long du trajet du vaisseau, comme on pourrait le craindre, si on s'en tient au raisonnement et qu'on n'a pas recours à l'expérimentation. Le tourillon qui reste au bout de l'artère est si résistant que des injections poussées avec force dans cette dernière la rompent plutôt dans un des points de sa paroi qu'au niveau de la partie tordue. Au sixième tour, on sent un craquement dû à la rupture de la tunique moyenne; quant à la tunique externe elle se trouve effilée comme un tube de verre à la lampe d'émailleur. Nous avons pu voir, à l'autopsie d'un amputé où cette torsion avait été appliquée sur la fémorale, un caillot formé dans le godet situé au-dessus du tourillon artériel, malgré la présence d'une petite collatérale venant s'ouvrir presque à l'extrémité du vaisseau ligaturé.

---

## HOPITAL BEAUJON

Service de M. le professeur Le Fort.

### Affections oculaires.

*a* Ectropion. — *Hétéroplastie.* — M. Lefort a essayé une fois avec un plein succès la transplantation d'un lambeau comprenant tout le derme pris chez le malade lui-même et complétement détaché, sur une surface cruentée préparée à dessein au niveau de la paupière. Voilà comment il a conduit cette opération *auto-hétéro-plastique* : Il pratique sur la paupière, de façon à réduire l'ectropion, une incision horizontale aux extrémités de laquelle tombent deux autres incisions verticales : il résulte, après la dissection et le retrait du bord libre de la paupière, une surface saignante, sur laquelle il fixe, sans employer de suture, mais seulement à l'aide de bandes collodionnées, un petit lambeau détaché entièrement, comprenant toute l'épaisseur du derme et qu'il a emprunté à la face externe du bras.

*b.* Entropion. — Trichiasis. — *Excision linéaire. Mouvement de bascule de la paupière.* —La physiologie pathologique du trichiasis est facile à saisir et conduit au mode de thérapeutique employé par M. Le Fort. Le début se fait par la *blépharite chronique* qui intéresse les *bulbes pileux*. Ces derniers s'atrophient, se rapetissent et en se rétractant attirent peu à peu les cils en arrière. Le contact des cils sur la face antérieure de la cornée détermine le *blépharoptose* (clignement des paupières) qui, par le fait du retournement des cils, devient lui-même la cause de l'irritation du globe oculaire. De plus il vient s'ajouter encore un *phimosis palpébral* qui exagère le renversement du bord libre en dedans. M. Le Fort enlève une portion linéaire, non pas de ce bord libre, mais de la *face antérieure* de la paupière, et il réunit les deux bords de la solution de continuité par une suture, de façon à faire éprouver un mouvement de bascule antérieur à cette paupière.

*C.* Kérato-conjonctivite chronique à répétition. — (*Tonsure conjonctivale*). — M. Le Fort emploie volontiers, après avoir épuisé tous les autres moyens préconisés contre cette affection rebelle, la tonsure conjonctivale suivie ou non immédiatement du badigeonnage avec la solution au nitrate d'argent dont Furnari ne manquait pas de faire un usage constant. Pour que cette tonsure ait quelque chance d'avoir un résultat un peu efficace, il pense avec juste raison, qu'il est nécessaire de la répéter sur le même œil un certain nombre de fois et de ne point se contenter d'une seule opération.

*d.* Blessure de l'œil.— Plaie de la cornée. — *Compression. Atropine. Cautérisation.* — Dans ce cas, généralement, les lèvres de la solution de continuité sont plus ou moins saillantes en avant, parce que l'orifice tend toujours à s'ouvrir en raison de la tension intra-oculaire. La première indication est donc d'exercer à la surface du globe de l'œil une légère *compression* qui s'oppose à ce que l'ouverture de la plaie cornéenne s'agrandisse. — En pareille circonstance, souvent l'iris perdant sa coloration normale, devient le siége d'une inflammation et va se fixer au fond de la plaie de la cornée; il y a, par conséquent, une seconde indication à remplir: empêcher la hernie de ce diaphragme: on y satisfait par l'emploi de collyre à *l'atropine*. Dans ces kératites traumatiques, la photophobie est en général modérée, et, en tout cas, bien moindre que dans les kératites spontanées : il n'y a donc aucune indication d'urgence à remplir à cet égard. Enfin M. Le Fort ne serait pas éloigné de croire à l'efficacité d'une légère *cautérisation* des lèvres de la plaie cornéenne.

### 2° Affections des organes génito-urinaires.

Exstrophie de la vessie. — *Autoplastie par lambeaux préputial et abdominal.*—Dans un cas, chez un jeune garçon de 15 ans M. Le Fort a essayé de reconstituer du même coup, par l'autoplastie, la paroi antérieure de la vessie et la paroi supérieure du canal de l'urèthre. Ce chirurgien a mis à profit, dans cette circonstance, toute la longue portion du prépuce qui pendait au-dessous de la verge et qui lui a paru pouvoir, en raison de sa grande laxité, lui servir de lambeau inférieur : quant au supérieur, il l'a emprunté, comme d'habitude, à la paroi abdominale. Voici comment il a procédé dans la taille de ces deux lambeaux autoplastiques :

Saisissant toute la partie pendante du prépuce, il la détacha en entier par la dissection, à l'aide du bistouri, de la face inférieure du pénis, la laissant adhérer par ses deux extrémités aux bords de ce dernier organe qu'il respecta de façon à diminuer les chancres consécutifs d'infiltration urineuse; puis il sectionna ce lambeau transversalement en arrière, au point de jonction du fourreau de la verge avec le scrotum. M. Le Fort fit alors basculer ce *pont ou lambeau préputial* par-dessus la verge, dont l'extrémité glandaire passa facilement par le trou qui venait d'être pratiqué, et appliqua sa face saignante sur celle d'un *lambeau abdominal* taillé en demi-cercle et rabattu directement par sa face cutanée sur la demi-gouttière de l'épispadias ; des points de suture nombreux maintiennent les deux lambeaux en place et l'urine peut couler immédiatement par ce nouveau canal dont les parois furent maintenues écartées par une sonde. Cette méthode autoplastique diffère de celle du professeur Nélaton en ce que, au lieu de prendre un lambeau scrotal, M. Le Fort se contente de tailler un lambeau préputial : elle est donc en quelque sorte subordonnée à la longueur du prépuce qui, pour y satisfaire, doit être de toute nécessité assez considérable.

### 3° Résections et amputations.

*a*. RÉSECTION PATHOLOGIQUE DU PREMIER MÉTATARSIEN AVEC OU SANS LA PREMIÈRE PHALANGE DU GROS ORTEIL. — *Conservation des épiphyses*. — 1^er^ *temps*. Il consiste à pratiquer sur le dos du pied et près de son bord interne une longue incision longitudinale commençant en arrière au niveau du premier cunéiforme et arrivant plus ou moins loin en avant suivant la résection à opérer. Une incision tombant obliquement sur l'extrémité postérieure de la première incision et dont la direction varie un peu avec les orifices fistuleux qui peuvent être utilisés, permet de procéder à la dissection. 2^e^ *temps*, dans lequel les manœuvres du chirurgien sont favorisées par la suppuration, quelquefois de longue date, qui a contribué déjà à séparer les parties molles du pourtour du squelette. C'est pour *le 3^e^ et dernier temps*, consistant dans l'extirpation des portions osseuses mortifiées que le procédé opératoire diffère un peu de ce qui se fait d'ordinaire :

1° *Lorsqu'il ne s'agit que du gros métatarsien seul*, au lieu de désarticuler en arrière puis en avant, il sectionne d'une part l'extrémité postérieure de la diaphyse de ce métatarsien près de son épiphyse, laissant par conséquent sa surface articulaire en contact avec celle du gros cunéiforme, puis en avant il le sépare de la calotte articulaire qui soutient le gros orteil. Ce dernier, gardant alors son support, ne se trouve que peu attiré en arrière et reste à peu près en position normale, parce que le ligament transverse du métatarse maintient en place la calotte métatarsienne. De cette façon les mouvements sont conservés au moins en partie, ce qui prouve que cette résection, quand elle est possible, est préférable à l'amputation.

2° *Lorsqu'il enlève à la fois le gros métatarsien et la première phalange*, il se comporte de la même façon pour l'épiphyse postérieure du premier métatarsien et pour l'épiphyse antérieure de la première phalange, c'est-à-dire qu'il sectionne ce dernier os tout près de sa surface articulaire qu'il laisse accolée à celle de la deuxième phalange : une légère torsion suffit pour détacher facilement ces deux os de leur épiphyse correspondante. Au point de vue de la locomotion ultérieure, cette résection faite dans le sens antéro-postérieur, c'est-à-dire parallèle à l'axe du pied, fait perdre à cet organe une bien moins grande portion de sa surface, et par conséquent, porte d'autant moins atteinte à sa solidité.

*b*. AMPUTATION OSTÉO-PLASTIQUE TIBIO-TARSIENNE. — *Section horizontale du calcanéum*. — L'amputation sous-astragalienne exposant souvent, par voisinage, à l'inflammation tibio-tarsienne, M. Le Fort y a presque renoncé, au moins pour le moment, car elle lui semble plus dangereuse pour le malade que les amputations sus-malléolaire ou tibio-tarsienne. Dans le but de laisser, après l'opération, un membre aussi utile que possible pour la locomotion, ce chirurgien a imaginé un procédé d'amputation tibio-tarsienne fort ingénieux dont le principal caractère est de laisser le talon absolument intact en sectionnant le calcanéum non plus verticalement, comme dans le procédé de Pirogoff, mais bien horizontalement au-dessous de ses surfaces articulaires astragaliennes, puis de souder ce plateau calcanéum à cet autre plateau résultant de la section de la mortaise tibio-péronière. Cette opération se compose de cinq temps

1er *temps*. Incision des parties molles, à peu près comme dans la méthode de J. Roux.

2e *temps*. Section du ligament calcanéo-astragalien en enfonçant en dehors la pointe du couteau entre le calcanéum et l'astragale comme pour l'amputation sous-astragalienne.

3e *temps*. Ablation du pied comme dans la méthode de Chopart.

4e *temps*. Enucléation de l'astragale en le saisissant avec un gros davier et en coupant tous les tissus qui le retiennent encore.

5e *temps*. Section d'arrière en avant de tout le plateau articulaire supérieur du calcanéum et section horizontale de toute la mortaise.

M. Le Fort simplifierait encore cette opération en entrant tout d'abord dans l'articulation tibio-tarsienne et en portant tout de suite la scie sur le calcanéum, ce dernier os étant maintenu alors beaucoup plus solidement, parce qu'il tient d'une part à l'astragale et d'autre part à tout le reste du pied, ce qui donne au chirurgien un point d'appui plus considérable que par la première méthode. A l'aide de cette opération, on laisse au malade une base de sustentation bien plus large puisqu'elle est constituée par tout le talon recouvert de ses tissus intacts et par les apophyses calcanéennes qu'il considère, à juste titre, comme le véritable point d'appui : de plus on empêche le lambeau de se déplacer, ce qui a lieu souvent à la suite des autres procédés, par suite du tiraillement exercé sur le tendon d'Achille par la contraction incessante de la masse des gastrocnémiens : enfin on évite plus facilement la lésion de l'artère tibiale postérieure.

Il vient de pratiquer cette opération avec un plein succès, et pourtant dans d'assez mauvaises conditions, sur les deux pieds d'un jeune homme de 20 ans atteint d'un double pied-bot avec ulcérations rebelles. La guérison n'a été un moment entravée que par la formation d'un abcès dans la gaine du muscle tibial postérieur. (Bottine à semelle circulaire comme appareil (prothétique).

c. Amputations. — *Pansement compressif pour la réunion immédiate profonde.* — M. Le Fort, convaincu que c'est principalement à la suppuration osseuse, après les amputations, que l'on doit attribuer le développement de l'infection purulente, cherche à favoriser, comme première indication, *la réunion immédiate des parties molles profondes en contact avec la section osseuse*. Pour y arriver, après avoir eu soin d'enlever de la profondeur de la plaie d'amputation tous les caillots sanguins qui s'y trouvent, il place transversalement en avant et en arrière du moignon plusieurs compresses graduées superposées et correspondant à l'extrémité de l'os, puis une lame de gutta-percha maintient chacun de ces deux groupes de compresses grâce à une bande qui serre le tout modérément. Il panse la plaie comme ci-dessous et ne visite son pansement qu'au bout de 5, 6 ou 8 jours. Il trouve alors, à moins de circonstances imprévues, une réunion profonde des tissus qui ont recouvert la section osseuse sans donner lieu à la suppuration.

### 4° Plaies.

Pansement des plaies. — *Balnéation.* — Au moment de la blessure, ne point chercher à faire un diagnostic anatomique trop approfondi de la lésion, quand la chose n'est pas indispensable. Ce diagnostic scientifique ne doit jamais venir qu'en seconde ligne : repos, immobilisation, hyponarthécie, pansements rares. Il n'emploie presque jamais le cérat, le diachylon, les cataplasmes, les éponges, la charpie : il se contente de laver la solution de continuité au moyen d'un jet d'eau alcoolisée ! camphrée, fourni par un tube de caoutchouc aboutissant à un seau suspendu à une tringle du lit du malade. Il évite de toucher, de sonder la plaie, de faire saigner les bourgeons charnus, et avant de se servir des instruments (pince à anneau, sonde cannelée, sonde de femme) il a soin de les tremper dans l'alcool camphré pour se mettre le plus possible à l'abri de l'érysipèle ou de l'infection purulente. Le pansement rationnel, dit par *balnéation*, consiste simplement dans l'application d'une ou de plusieurs compresses bien fines trempées dans l'eau additionnée ou non d'alcool camphré et maintenues constamment humides et à la même température par un morceau de tissu imperméable (toile gommée, toile de caoutchouc laminé) qui empêche l'évaporation, et permet de renouveler le pansement, si besoin est, sans provoquer aucune souffrance chez le malade. — Bonne hygiène.

### 5° Affections des muscles.

Paralysie réflexe. — Atrophie. — Contractures. — *Courants continus faibles.* — Cette paralysie réflexe peut s'observer du côté des muscles de l'épaule, du bras ou de l'avant-bras, soit à la suite d'une simple contusion, soit à la suite de luxation de l'épaule même sans qu'il y ait lésion directe des nerfs du plexus brachial par la tête de l'humérus. M. Le Fort aurait tendance à l'expliquer par un trouble trophique sous la dépendance d'un phénomène d'ordre réflexe et se caractérisant par une atrophie graduelle des masses musculaires qui peut être portée extrêmement loin. Il emploie, en pareil cas, le traitement par *la faradisation* ou *courants continus faibles* avec un grand nombre d'éléments dont l'effet immédiat ne donne même pas lieu à la moindre contraction musculaire. C'est encore à ce mode de thérapeutique qu'il s'adresse dans certaines variétés de pied-bot qui ne sont pas justiciables de la ténotomie, parce qu'elles sont dues à une altération du tissu musculaire donnant lieu à une paralysie atrophique ou à des contractures.

---

## HOPITAL DE LA PITIÉ. — Service de M. L. Labbé.

### 1° Affections de l'anus et du rectum.

1° Cancer du rectum. — *Rectotomie.* — *Emploi du galvano-cautère.* — M. Labbé dans l'extirpation partielle ou totale de l'extrémité inférieure du rectum fait souvent usage, à l'exemple de M. Verneuil, de la méthode mixte consistant à combiner l'emploi du couteau galvano-cautère, chauffé seulement au rouge sombre avec celui de l'écraseur linéaire.

Pour *l'extirpation partielle*, rectotomie linéaire, c'est-à-dire section ano-coccygienne avec le couteau galvanique, puis dissection des deux moitiés du rectum, passage de la scie à chaîne à l'aide du trocart et de sa canule par-dessus le mal ; après la division de la paroi rectale, il juge de l'étendue du produit morbide qu'il peut attirer en bas et enlever avec une ou plusieurs chaînes d'écraseur. Pour *l'extirpation totale*, rectotomie complète : cathéter maintenu dans l'urèthre comme pour l'opération de la taille, passage du trocart à droite, puis à gauche (de la peau jusque pour la cavité rectale) permettant de faire cheminer la chaîne à travers la canule et de la faire ressortir par l'anus : écrasement de ces ponts rectaux. — Circonscrire l'anus avec le couteau galvanique et remonter aussi haut que possible ; délimiter la hauteur à laquelle s'arrête le produit morbide dont on enlève successivement les segments avec des chaînes d'écraseur, après avoir attiré en bas toute la partie inférieure du rectum ainsi disséquée.

2° Tumeur hémorrhoïdaire végétante. — Tumeur fibreuse pédiculée. — *Écrasement linéaire.* — C'est sur les difficultés qu'on éprouve parfois à bien établir le diagnostic, et par suite les indications thérapeutiques dans le cas de tumeurs intra-rectales, qu'insiste principalement M. Labbé. Il est toujours, selon lui, nécessaire, indispensable même, non-seulement de pratiquer le toucher, mais encore, lorsque ce dernier ne donne pas un résultat satisfaisant, d'engager le malade à faire des efforts de défécation séance tenante. Nous l'avons entendu citer les deux exemples suivants à l'appui de cette assertion :

*a*. Le toucher *n'avait rien dévoilé* chez un homme se plaignant de pesanteur anale, écoulements sanieux et séro-sanguinolents. On lui fait faire des efforts de défécation et on voit sortir une énorme tumeur hémorroïdaire végétante, en forme de crête de coq, qui avait produit chez lui une anémie considérable.

*b*. Un homme venu de Lyon prétend que chaque jour depuis 10 ans, il sort de l'anus pendant la défécation, une tumeur volumineuse. On pratique le toucher qui ne *vous révèle absolument rien* ; on engage le malade à aller à la selle et on voit en effet venir faire issue une énorme tumeur fibreuse piriforme pédiculée, mais à large base. Pour faire rentrer sa tumeur cet homme était obligé de la masser pendant près d'une demi-heure en la pressant en divers sens sur l'angle d'un meuble.

Une fois le diagnostic bien établi, la thérapeutique est des plus simples. C'est la ligature ou l'écrasement linéaire que choisit M. Labbé en produisant une striction lente et gradué. Si le pédicule est trop large il le traverse avec un trocart, ce qui lui permet d'en pratiquer la section à l'aide de deux écraseurs qui agissent simultanément. — On pourrait en ce cas utiliser, selon nous, avec avantage la ligature élastique dont les chirurgiens anglais font actuellement un grand usage.

### 2° Affections des organes génito-urinaires (femme).

*a* Épithélioma du col utérin. — *Emploi de la galvano caustique thermique.* — Il fait usage du *fer rouge,* largement appliqué surtout dans les épithéliomes sessiles en plaque à peine saillants, et le préfère en tout cas à l'emploi *du caustique de Filhos* dont se servait Amussat père. Le cautère actuel est, du reste, un bon moyen complémentaire quand on a opéré soit avec l'écraseur linéaire, soit avec le galvano-caustique. Il est presque toujours indispensable d'y avoir recours aussi, si on a procédé avec *l'instrument tranchant* qui permet une dissection plus minutieuse et plus complète mais qui a l'inconvénient de donner lieu presque toujours à une hémorrhagie plus ou moins abondante. Il est enfin peu enclin à employer la *ligature lentement serrée* de M. Courty de Montpellier, parce qu'elle provoque le plus souvent des douleurs prolongées.

Il préfère de beaucoup l'usage de *l'anse galvano caustique thermique* qui permet d'amputer le col utérin avec la plus grande facilité. Le seul temps délicat de l'opération est de placer le fil de platine, peu volumineux, bien long et bien flexible, au fond du vagin et à la base du col.

Voici comment il procède : il conduit le long de la paroi supérieure du vagin la convexité du fil jusqu'au cul-de-sac antérieur, puis à l'aide des deux index il déprime les deux chefs qui vont se rejoindre au niveau du cul-de-sac postérieur et y demeurent d'autant plus facilement que la masse morbide est plus proéminente. Ce fil seulement chauffé au rouge sombre produit la section en 30 ou 40 secondes tout au plus. A mesure que passe le courant, on a le soin de serrer peu à peu au moyen d'un treuil le fil dont les deux chefs s'engagent dans deux petits cylindres : de cette façon, l'anse diminue puis disparaît quand la section est achevée. Immédiatement après, M. Labbé dirige un courant d'eau froide au fond du vagin, et bien que l'hémorrhagie ne soit guère à craindre, il a le soin de placer sur la surface de section un tampon d'ouate sèche ou imbibée d'une solution très-étendue de perchlorure de fer.

*b* Fistules vésico-vaginales. *Méthode américaine.* — Frappé des grands avantages, reconnus maintenant par tous, du procédé américain (Bozeman, Marion-Sims), il le préfère à tout autre. Respecter la paroi vésicale que l'instrument tranchant ne doit pas intéresser, faire un avivement en surface sur la paroi vaginale et employer les sutures métalliques en nombre considérable, tels sont les principes qui le guident dans cette opération délicate.

Il ne place pas le malade sur les genoux, le *corps reposant sur les coudes,* à cause de la grande fatigue que cette position occasionne chez l'opérée et des difficultés opératoires qu'elle entraîne, car dans cette situation la fistule lui semble être plus profonde que dans le *décubitus latéral* ou *dorsal.* Emploi du spéculum Bozeman ou des écarteurs en bois dont Jobert se servait toujours dans les opérations de ce genre.

Il *avive* toute la circonférence de la fistule dans l'étendue de 1 cent. au moins en soulevant la muqueuse avec le ténaculum et en ne faisant porter l'incision que sur la paroi vaginale seulement. Passage des fils d'argent dont le nombre est considérable pour éviter les tiraillements des bords de la plaie. Il introduit chacun des fils de bas en haut avec l'aiguille tubulée de Simpson à 1 cent. au moins en dehors de la plaie et les place à 5 millim. les uns des autres à peu près; le fil ne doit pas traverser la muqueuse vésicale; torsion des fils de façon à ne la faire porter que sur chacun d'eux et non sur le bord de la solution de continuité; sonde à double courbure de Sims introduite dans la vessie à demeure. Injection d'eau tiède ou de décoction de guimauve et de pavots qui peut être répétée les jours suivants; favoriser la constipation; ablation des fils le huitième jour, en se servant de pinces longues et de longs ciseaux.

c FISTULES RECTO-VAGINALES. — *Avivement de la paroi vaginale seule.* — M. Labbé n'essaie la *cautérisation* avec le fer rouge que dans le cas de fistule extrêmement petite. Il préfère l'avivement et la suture, mais aux dépens de la paroi vaginale seulement et non aux dépens du rectum. Si on intéresse la paroi rectale, la cicatrisation ultérieure se trouve ralentie, gênée et même entravée par la contraction incessante des fibres musculaires du gros intestin. Il emploie aussi parfois, à l'exemple de Jobert, mais seulement lorsqu'elles sont indispensables à l'affrontement des bords cruentés, les incisions sur les côtés de la fistule d'une façon parallèle à la direction de l'orifice.

### 3° Affections des ganglions lymphatiques.

ADÉNITE SUPPURÉE DE L'AINE. — *Incision et excision de la membrane granuleuse.* — Il cherche d'abord à prévenir la suppuration qui est une chose toujours fâcheuse au point de vue des lenteurs qu'elle amène dans la guérison du malade et des cicatrices inévitables qu'elle entraîne à sa suite. A cet effet le traitement antiphlogistique, les émollients et les onctions mercurielles ou iodées sont indiquées : mais une fois que la suppuration n'a pu être conjurée et est évidente, il ne se contente pas de passer un séton filiforme ou d'inciser verticalement le bubon pour éviter le décollement de la peau et il n'a qu'une médiocre confiance dans les cautérisations des bords de la fistule avec le nitrate d'argent et dans l'action modificatrice des injections de teinture d'iode. Tous ces bubons, une fois ouverts, restent fistuleux pendant un temps indéterminé, à cause de la membrane fongueuse qui tapisse leurs parois internes et finissent tôt ou tard par réclamer un traitement plus radical. Aussi M. Labbé agit-il de bonne heure en fendant crucialement la tumeur. Il enlève les quatre angles de cette incision et avec des ciseaux, excise toutes les granulations de mauvaise nature qui tapissent le fond de la plaie et entretiennent une suppuration interminable. La guérison n'en est que plus prompte et les cicatrices ultérieures ne sont même pas extrêmement apparentes.

### 4° Affections kystiques.

a KYSTE HYDATIQUE DU FOIE. — *Canule à demeure. Lavages antiseptiques.* — Il n'emploie la ponction aspiratrice que comme complément de diagnostic, mais il repousse les aspirations successives comme méthode générale curative : elles ne font en effet le plus souvent que tuer l'hydatide mère et laissent par conséquent dans le foie une membrane épaisse qui peut quelquefois se résorber ou s'enkyster mais qui fréquemment joue le rôle de corps étranger et détermine des accidents. Il préfère le procédé dont se sert M. Verneuil, depuis plusieurs années, et qui consiste à ponctionner la partie la plus saillante de la tumeur avec un gros trocart dont la canule est pourvue d'une chemise de baudruche pour empêcher la pénétration de l'air dans la poche au moment de la sortie du liquide et des hydatides. Une grosse sonde en caoutchouc rouge, bien molle et bien malléable est laissée à demeure dans la poche et permet l'issue facile des liquides inflammatoires et les lavages de l'intérieur du kyste avec des solutions antiseptiques ou modificatrices (solution phéniquée, teinture d'iode, etc.).

b KYSTE SUPPURÉ DES GRANDES LÈVRES. — *Large incision. Tampon de charpie.* — Si la poche n'a pas des parois trop épaisses le *drainage* est un mode de traitement en même temps efficace, suffisant et commode, car une fois le tube passé, on n'a plus à se préoccuper que de faire quelques injections détersives, mais il en est autrement quand les parois sont épaisses et indurées : dans ce cas, le meilleur moyen est de pratiquer une *incision très-grande*, car une ouverture étroite aurait tendance à se refermer, avant l'achèvement du travail de la membrane pyogénique, comme lorsqu'il s'agit de kystes situés au voisinage des cavités naturelles (bouche, vagin, anus, etc.). Les bords cette incision sont maintenus écartés par un fort tampon de charpie qui, par sa présence au fond de la cavité, détermine une irritation donnant naissance aux bourgeons charnus. Ce pansement est renouvelé tous les jours.

HOPITAL St-LOUIS. — Service de M. Ed. CRUVEILHIER.

**1° Affections des organes génito-urinaires.**

(homme et femme.)

*a.* CANCER DE LA VERGE. — *Ecrasement linéaire.* — Lorsque la dégénérescence a débuté à la base du gland ou sur l'une des faces de cet organe par des tubercules indurés qui, à mesure qu'ils ont pris du volume se sont ulcérés et sont devenus douloureux (avec écoulement fétide et hémorrhagique), la seule ressource est l'amputation de la verge. A l'emploi de l'instrument tranchant M. Cruveilhier préfère l'écrasement linéaire, en ayant soin, avant l'opération, d'introduire une sonde dans le canal. Il ne juge pas à propos, comme Smyly l'indique, de réunir, une fois la section terminée, la muqueuse extérieure avec celle de l'ouverture de l'urèthre. En maintenant pendant un temps assez long la sonde dans ce canal, on peut presque toujours éviter l'atrésie consécutive de l'orifice. Il vient de pratiquer cette amputation chez deux malades dont l'un était un vieillard de 63 ans, chez lequel le mal remontait à 2 ans, occupant surtout les parties latérales du gland. Il présentait en même temps une masse ganglionnaire légèrement indurée dans chacune des aines, mais que ce chirurgien n'a pas jugée de nature à contre-indiquer formellement une opération, dernière ressource pour le malade qui, du reste, la réclamait instamment.

*b.* RÉTENTION D'URINE. — *Ponction aspiratrice sus-pubienne.* — Lorsque cette rétention s'accompagne de tumeur urineuse et qu'elle a sa cause première dans une coarctation de l'urèthre, il s'attaque tout d'abord au rétrécissement et cherche à cathétériser, en employant, en même temps, dans le but de faire cesser l'état congestif et spasmodique du col vésical et du canal, les bains tièdes, les applications de sangsues au périnée, les frictions avec la pommade belladonée sur l'hypogastrie, les réfrigérants etc. ; s'il n'arrive pas à passer la bougie la plus fine et qu'il y ait urgence à évacuer l'urine accumulée dans la vessie, il rejette le cathétérisme forcé et il donne la préférence à la ponction aspiratrice sus-pubienne pratiquée avec le trocart moyen de l'appareil Potain. (Il vient d'avoir recours à cette méthode chez un malade de 26 ans auquel il a pu faire, à des intervalles très-rapprochés, quatre ponctions successives sans le moindre accident.)

Cette conduite lui permet de ne pas trop se presser pour rétablir la continuité du canal, d'essayer de nouveau plus lentement et sans employer aucune force, le cathétérisme avec des bougies de diverses formes et de diverses dimensions et d'en venir, si cela est indispensable, soit à la boutonnière, soit à l'uréthrotomie interne.

*c.* MÉTRITE CHRONIQUE. — *Application de sangsues sur le col.* — Dans la métrite chronique, principalement celle de la paroi postérieure du corps de l'utérus, qui est souvent la conséquence de la propagation des lésions inflammatoires du col de cet organe au corps, M. Cruveilhier préfère les injections narcotiques aux astringentes et fait à plusieurs reprises l'application de quelques sangsues sur le col, surtout quand cet organe n'est le siége d'aucune ulcération.

**2° Affections des os.**

*a.* ABCÈS DOULOUREUX DES ÉPIPHYSES. — *Trépanation et saignée des os.* — Leur durée est généralement très-longue et M. Cruveilhier insiste beaucoup sur l'antagonisme qui existe en pareil cas entre l'intensité des symptômes locaux et le peu de développement des phénomènes généraux. La douleur est extrêmement aiguë; mais il y a toujours intégrité de la jointure. — M. Cruveilhier admet l'opinion de Gerdy, qui croit que la résorption des séquestres est très-problématique; aussi préconise-t-il la *trépanation* que Brodie avait déjà conseillée comme moyen curatif. La saignée des os (Laugier) et la cautérisation ponctuée du tissu osseux avec les pointes de platine (Richet) ne sont en réalité que des moyens palliatifs; cependant il ne rejette pas les révulsifs et il admet en partie l'incision du périoste qui est susceptible de faire disparaître les douleurs si violentes pendant un temps plus ou moins long.

*b.* LUXATION DE L'ÉPAULE. (sous caracoïdienne complète). — *Appareil de Jarvis.* — Si la luxation, méconnue tout d'abord, date de trois mois, comme nous venons d'en voir une dans son service, chez une jeune fille de 25 ans, les *méthodes de douceur*, telles que la rotation en dehors (procédé de Lacour) ou l'élévation du bras (procédés de Mothe et de Malgaigne) sont presque toujours insuffisantes à amener un résultat; il faut de toute nécessité avoir recours aux *méthodes de force* : c'est à l'appareil de Jarvis modifié qu'il donne la préférence. — Pour empêcher le malade de gêner la manœuvre et de prendre malgré lui un point d'appui sur un plan résistant, il le fait coucher et met, par une anesthésie complète, les muscles dans la résolution la plus complète. Avec cet appareil qui fait de lui-même *l'extension* du bras et la *contre-extension* au niveau de l'aisselle, on peut exercer les tractions d'une façon lente mais surtout régulière et continue : quand le chirurgien juge, par le nombre de kilog. accusés par le dynamomètre et aussi par le degré de tension de la peau du bras et de l'épaule, qu'il peut être dangereux de dépasser ces limites, il fait cesser subitement l'extension grâce au mécanisme ingénieux du crochet annexé à cet appareil et en même temps il ordonne de porter brusquement le bras dans la *rotation en dedans* pendant qu'il cherche lui-même à procéder à la coaptation. M. Cruveilhier ne croit pas prudent, en m[illegible]nne, de dépasser 110 kilogrammes.

### 3° Affections de l'anus et du rectum.

*a.* Végétations anales — *Cautérisation avec l'acide chromique.* — Il pense, comme la plupart des chirurgiens, que ces végétations sessiles ou pédiculées, aplaties ou mamelonnées, ne sont pas sous la dépendance du virus syphilitique; aussi ne les croit-il pas justiciables d'un traitement interne approprié. — Il faut les détruire localement, mais d'une façon radicale, car s'il en reste une, quelque petite qu'elle soit, elle devient le point de départ de nouvelles végétations qui repullulent sans cesse. Il n'a pas recours d'emblée à l'excision, à l'aide de ciseaux courbes, suivie ou non de cautérisation avec le perchlorure de fer toujours mêlé à l'eau. — Il préfère employer un moyen plus doux et bien souvent efficace, tel que la cautérisation avec *l'acide chromique* pur, qui, appliqué sur les petites masses, en ayant soin de protéger les parties saines, les momifie et en détermine la chute. — Ce caustique est bien moins douloureux que l'acide nitrique, le nitrate acide de mercure et est moins susceptible d'occasionner une inflammation de voisinage. — Si on échoue par ce moyen on est toujours à même de recourir à l'opération sanglante.

*b.* Epithélioma du rectum. — *Rectotomie linéaire.* — M. Cruveilhier emploie le galvano-cautère chauffé au rouge sombre et combiné avec un ou deux écraseurs linéaires, comme nous l'avons déjà indiqué pour les services de M. Verneuil et de M. L. Labbé.

### 4° Affections des vaisseaux.

*a.* Tumeur érectile veineuse du cou. — *Cautère actuel.* — Dans les cas de tumeurs érectiles sous-cutanées ou veineuses étendues, M. Cruveilhier n'attaque que successivement les divers départements du produit morbide. Il commence par les points où la vascularisation est la plus prononcée, et, comme en pareil cas il n'est pas facile de limiter l'action d'un caustique comme le perchlorure de fer dont l'injection au cou peut être suivie d'accidents graves (gangrène, embolie, etc) il préfère se servir des cautères en bec d'oiseau chauffés au rouge qui, enfoncés profondément dans la masse, coagulent le sang par place et déterminent une inflammation, adhésive dans certains endroits, suppurative dans d'autres, qui est le point de départ d'une guérison radicale. Le jet de sang qui s'écoule parfois par l'ouverture du cautère, s'arrête facilement par une compresse soutenue jusqu'à la formation d'un caillot sanguin.

*b.* Plaie de la radiale. — Section complète. — *Ligature des deux bouts.* — Le mieux sans contredit, est de lier, si l'on peut, les deux bouts du vaisseau sectionné au niveau même de la plaie. Si l'un des bouts échappe aux recherches minutieuses en raison du sang infiltré dans les parties molles qui en sont teintes et toutes de la même couleur, il faut essuyer vivement la plaie et saisir avec une *pince hémostatique* tous les tissus d'où l'on voit sortir le liquide. Si l'écoulement ne se reproduit pas, on laisse la pince en place pendant un temps suffisant à la formation du caillot. Si au moment où on l'enlève, l'hémorrhagie se reproduit, il faut débrider au point même d'où émerge le sang, et si on échoue dans cette nouvelle tentative, on fera une incision au-dessus ou au-dessous de la blessure, suivant le bout auquel on a affaire, et on ira à la recherche du vaisseau en se laissant guider par les notions anatomiques.

### 5° Affections des lèvres.

ÉPITHÉLIOMA DE LA COMMISSURE. — *Ablation Autoplastie par glissement*. — M. Cruveilhier préfère l'emploi de l'instrument tranchant. Il enlève toute la partie malade puis il se contente de faire une incision profonde dirigée en bas et en dehors, depuis la lèvre jusqu'au bord inférieur du maxillaire ce qui lui permet d'obtenir une autoplastie par glissement; il réunit avec des épingles. — Du côté du menton, les lèvres de la plaie ne se réunissent pas d'une façon complète; mais ce n'est pas un grave inconvénient. S'il survient un commencement d'hémorrhagie, il est facile de s'en rendre maître en appliquant une éponge sèche au niveau de la commissure saignante. — L'opération pratiquée de cette façon ne donne lieu, en raison de l'incision unique qui a été pratiquée, ni à des délabrements ni à des difformités considérables.

---

## HOPITAL St LOUIS. — Service de M. PÉAN.

### 1° Organes génito-urinaires.

*a*. CARCINOME DU COL UTÉRIN. — *Emploi du cautère actuel*. — L'excision du col en creusant dans l'intérieur de l'organe un cône à sommet supérieur, comme le faisait Lisfranc, est une opération donnant trop de chance aux hémorrhagies foudroyantes pour qu'on puisse se hasarder à la préconiser comme méthode générale. M. Péan aurait tendance aussi à rejeter, au moins dans la plupart des cas, l'emploi du galvano-cautère, comme exposant également les malades, en raison des escharres profondes qu'il détermine, à des hémorrhagies fréquentes tant primitives que consécutives. Pour lui le *cautère actuel* est bien préférable et plus sûr, mais ce n'est pas le cautère à boule simple qu'il emploie, car ce dernier s'éteint trop vite sur les tissus et ne porte son action que beaucoup trop superficiellement, sans détruire le mal dans sa profondeur. Il donne la préférence aux *cautères coupants* rougis au feu, et principalement à ceux qui sont en *forme de petites pelles* tranchantes et légèrement creuses avec lesquelles il lui est facile d'entamer le col utérin, et d'agir profondément pour enlever la totalité du produit morbide.

*b*. POLYPE UTÉRIN. — *Forceps scie*. — *Ligature, porte-nœuds*. — Le manuel opératoire est différent selon le volume et la disposition du polype. S'il est de moyenne dimension, inséré assez bas et bien pédiculé, il est saisi à l'aide de fortes pinces de Museux, comme le veut Dupuytren, et attiré à la vulve : son pédicule est alors sectionné, soit avec de gros ciseaux courbes, soit par le bistouri. Si la tumeur est volumineuse, il emploie aussi le *morcellement* à l'exemple de Velpeau. Il a fait construire également, pour sectionner la masse fibreuse aussi haut que possible au niveau de sa partie la plus étroite, un instrument nommé *forceps-scie*, composé de deux longues tiges légèrement concaves : dans l'une des branches se trouve cachée une scie longue et à dents très-fines que l'on fait saillir au dehors à l'aide d'un mécanisme particulier; une fois que l'instrument est placé dans la position voulue, on peut scier le corps fibreux en imprimant des mouvements de va-et-vient à un manche glissant dans l'une des branches du forceps.

Cette opération pourrait prendre le nom de *serre-cision* (étymologie-*serra*, scie) qui viendrait se ranger à côté des mots de excision, incision.

Lorsque le polype a son pédicule situé à une hauteur telle qu'il est difficile de l'atteindre et d'y glisser aisément la chaîne de l'écraseur, M. Péan se sert, pour en faire la *ligature*, de deux sondes en gomme largement ouvertes à leurs deux extrémités et par lesquelles passent les deux longs chefs d'un gros fil dont on conduit l'anse libre tout autour du pédicule en faisant cheminer sur la masse l'une des sondes qui revient croiser l'autre, pour compléter la boule. Ce moyen bien simple, puisqu'il ne nécessite pas l'emploi d'instruments compliqués, est l'analogue de celui qui a été décrit par

Alexis Favrot (*Abeille médic.* 1848), mais dans lequel l'agencement du fil destiné à entourer le pédicule se trouve un peu plus compliqué : dans ce dernier procédé, deux sondes en gomme élastique, de dimension variable, sont également substituées aux autres porte-nœuds : on coupe leurs extrémités au-dessous des yeux, puis prenant un gros fil de soie bien fort et d'une longueur de deux mètres environ, on le dispose en double et on fait passer ce fil replié dans les deux sondes, de façon à ce que la boucle formée par le milieu de toute sa longueur, dépasse l'extrémité inférieure de l'une des algalies, tandis que les deux chefs libres dépassent la même extrémité de l'autre sonde. Ceci fait, on dédouble la portion du fil comprise entre les deux extrémités supérieures des sondes, et on l'attire en bas. Le fil simple qui reste alors entre les deux bouts supérieurs de ces sondes est porté en arrière du pédicule de la tumeur ; on n'a ensuite qu'à rapprocher les deuxalgalies l'une de l'autre, en avant de la masse et à tirer sur les deux chefs libres à la fois, jusqu'à ce qu'il y ait arrêt, pour que le polype soit enserré : l'algalie où se trouvait la boucle devient libre et un mandrin introduit dans l'autre sonde suffit à serrer les fils au degré que l'on juge convenable. — Dans les procédésquenous venons d'esquisser et qui, en raison de leur simplicité doivent être certainement appréciés par ceux des praticiens qui exercent loin des grands centres, on pourrait se servir à la rigueur, si on n'avait pas de sondeà sa disposition, de deux branches de sureau creusées à leur intérieur.

*c*. Kyste de la grande lèvre. — *Drainage*. — L'incision étant la plupart du temps insuffisante par suite de la grande facilité avec laquelle se referme l'ouverture pratiquée, M. Péan préfère passer à l'aide du trocart courbe, un gros tube à drainage à travers le kyste qui est soumis à des lavages, et devient bientôt le siége d'une suppuration abondante. C'est par cette méthode que nous lui avons vu opérer un kyste énorme à contenu sirupeux analogue au *méconium*, chez une femme de 42 ans.

*d*. Kyste de l'ovaire, multiloculaire. — *Ovariotomie*. — Cette opération ne saurait avoir de règles complétement immuables. Attacher la plus grande importance aux détails les plus minutieux en apparence, soit avant, soit pendant, soit après l'opération.

I. *Traitement préparatoire*. — Combattre la pneumatose, si elle existe, par les purgatifs ; — n'opérer que 3 ou 4 jours après la cessation des menstrues ; — éviter les *ajournements* qui exercent une mauvaise impression sur le moral de la malade ; — laisser la malade *s'acclimater* dans la chambre où doit être faite l'opération, et qui est spacieuse, aérée, en bon air et dans les *meilleures conditions hygiéniques* possibles.

Les *instruments* dont se sert M. Péan sont extrêmement nombreux ; nous ne ferons que mentionner les principaux : (40 à 50 petites pinces hémostatiques à arrêt et à extrémités en T couché ; serre-nœuds ordinaires, 7 à 8 serre-nœuds Cintrat; pince ligature et ligature serre-nœud Cintrat ; longues pinces à mors plats et à pointes; aiguilles courbes; longue aiguille courbe à manche et à chas brisé ; rétracteurs larges pour maintenir les parois : clamp de Baker-Brown et clamp en pince pour isoler les parties que l'on veut cautériser; trocarts d'ovariotomie gros et de diverses dimensions; grattoir recourbé sur le plat et à bords mousses pour détacher les adhérences ; tiges droites rigides pointues pour fixer le pédicule ; éponges, serviettes chaudes.)

*Lit* séparé en deux : la partie corespondante aux pieds est enlevée, et on lui substitue deux larges gouttières articulées en fil de fer destinées à recevoir les jambes enveloppées de couvertures et d'alèses.

*Aides*. N'entrent que lorsque *l'anesthésie* est complète : (deux, assis, maintiennent les cuisses : deux écartent les lèvres de la plaie : deux compriment le ventre et empêchent l'issue des instestins : un autre fait les sutures : trois pour passer les instruments, éponges, serviettes.) La *vessie* est vidée.

II. *Opération*. — 1er *temps*. — *Section de la paroi abdominale* dont la longueur varie selon le volume de la masse du kyste. — Jeu des pinces hémostatiques qui sont laissées en place — attendre la cessation de toute hémorrhagie pour sectionner le péritoine sur la sonde cannelée ou l'index gauche.

2e *temps*. — *Diminuer la masse de la tumeur*. — Si les parois du kyste sont minces, les ponctions avec le gros trocart suffisent; si les parois sont épaisses, *méthode de mor-*

*cellement* (anses métalliques — serre-nœuds). M. L. Labbé n'emploie pas la ponction avec le trocart, mais bien l'incision de ou des poches avec le bistouri. Eviter par-dessus tout l'introduction des liquides dans le péritoine — jeu des éponges et des serviettes; attirer la poche au-dehors à l'aide des longues et grosses pinces plates à arrêt.

3e *temps.* — *Rupture des adhérences.* — *Extraction de la tumeur.* — Temps difficile et exigeant beaucoup plus de patience que de rapidité d'exécution, car c'est évidemment de la rupture des adhérences que vient tout le danger; s'assurer des rapports avec les divers organes abdominaux; — jeu des doigts, des éponges, des pinces, de la spatule, du grattoir sus-indiqué, des ligatures métalliques ou avec fil d'Ecosse, de la pince ligateur, du clamp qui permet les cautérisations inoffensives pour les tissus environnants. — Si la rupture de ces adhérences est impossible pour un segment du kyste, M. Péan le dispose en forme de sac, dont il fixe l'ouverture aux lèvres de la paroi abdominale. Ce dernier suppure extérieurement ou se mortifie. Nouvelles tractions faites avec ménagement, pour empêcher l'issue des intestins. — Grande attention, adresse de l'aide qui suit tous les mouvements de la masse que l'on a soin de soutenir.

4e *temps.* — *Fixation et ligature du pédicule.* — *Excision de la tumeur.* — Passage au travers du pédicule de deux grosses aiguilles droites, rigides, disposées en croix et au-dessous desquelles on place un double fil métallique serré par un serre-nœuds. — Excision de la masse après avoir pris soin d'entourer le pédicule d'éponges ou de serviettes, pour empêcher la pénétration des liquides provenant de cette section, dans la cavité péritonéale.

5e *temps.* — *Toilette du péritoine, suture de la plaie.* — Jeu des petites éponges montées et des serviettes modérément chaudes pour absorber les liquides. — Au moment de commencer la suture, appliquer sur les intestins pour les préserver, et entre les lèvres de la plaie une serviette à la température du corps. — Sutures (alternativement une profonde et une superficielle) de haut en bas. — Fil d'argent fin pour les profondes : — jeu du chasse-fil à roue dentée, épingles très-fines pour les superficielles, jeu du propulseur chasse-épingle Cintrat. On retire peu à peu la serviette et on met en avant et en arrière du pédicule une grosse épingle à tête de verre forte.

III. *Soins consécutifs.* — La malade doit rester sur le dos. Cuisses fléchies et maintenues par des coussins, — éviter les secousses. — M. Péan applique parfois sur le ventre une couche de collodion et il l'entoure surtout de ouate, — réchauffer le plus possible. Les soins consécutifs sont d'une importance capitale, — garde intelligente et habituée à ce genre d'opérations, — boissons excitantes, thé au rhum. Cathétérisme toutes les 3 heures, au lieu de laisser une sonde à demeure, — opium. S'il y a douleurs, petits sacs remplis de glace sur le ventre, boissons gazeuses, vin de Champagne. — Dès le 2e jour, bouillon froid, vin généreux, quelques cuillerées, — dès le 3e, usage des aliments solides.

Pédicule touché tous les jours avec le perchlorure de fer pour prévenir la suppuration, — vers le 5e jour on enlève les premières épingles remplacées par une suture sèche collodionnée, — le pédicule tombe du 12 au 25e jour.

*e.* CALCUL VÉSICAL (femme). — *Broiement et extraction de la pierre.* — L'urèthre de la femme, comme on le sait, se prête très-aisément à une dilatation considérable : de 20 à 35 millimètres de diamètre au moins : (P. Hybord, *Thèse* 1872; des calculs de la vessie chez la femme et la petite fille : — Longuet, de la dilatation de l'urèthre chez la femme : *Annales de Gynécol.*, mars et avril 1874); aussi M. Péan met-il à profit cette propriété pour pratiquer par le canal le broiement de la pierre vésicale chez la femme. C'est principalement à la dilatation brusque faite avec un instrument composé de deux moitiés de cylindre ou avec le petit doigt, qu'il a recours en pareille circonstance. Il ne nous a pas semblé redouter cet inconvénient sérieux, *l'incontinence d'urine* que M. Dolbeau (*Traité de la pierre*, 1866) invoque énergiquement contre l'usage de cette méthode. M. Longuet, dans son mémoire, dit que sur 15 opérées (P. Hybord, A. Cooper), deux fois seulement l'incontinence a succédé à la dilatation et encore d'une façon passagère. — A la suite de cette manœuvre pratiquée après anesthésie préalable, car elle est très-douloureuse, la pierre une fois broyée est extraite, du reste, avec la plus grande facilité.

*f.* Rétrécissement de l'urèthre. — *Divulsion.* — Dans les cas de rétrécissements uréthraux rebelles à la dilatation, M. Péan préfère à l'uréthrotomie interne, à moins d'indications spéciales, l'emploi du divulseur de M. Voillemier.

**2o Affections des os et des articulations.**

*a.* Luxation coxo fémorale (variété ovalaire ou en dedans). — *Adduction et rotation en dedans.* — Le pronostic de cette variété, l'analogue de la luxation sous-coracoïdienne de l'humérus, est très-sérieux même après la réduction opérée, puisque A. Richard (pratique journalière 1868) dit qu'un de ses malades était encore couché, au bout de 8 mois, après avoir présenté plusieurs abcès articulaires : le même chirurgien ajoute que sur 11 cas observés par lui de luxation du fémur, trois malades étaient restés estropiés.

Si la réduction ne peut être obtenue, le malade, comme Hippocrate l'a bien indiqué, chemine comme une moitié de cul-de-jatte, la cuisse et la jambe fortement éloignées du tronc : aussi le chirurgien doit-il faire tous ses efforts pour éviter une semblable difformité. — Chez les bateleurs, sur lesquels se produit souvent ce déplacement, la tête se replace d'elle-même dans la cavité cotyloïde lors de la contraction musculaire ; mais il n'en est pas de même chez les autres sujets. — La première indication est de chercher à faire éprouver au membre luxé un double mouvement en sens inverse de celui qui a présidé au déplacement : ainsi, comme généralement le mécanisme qui l'a produit est un mouvement d'abduction forcée auquel fait suite immédiatement celui de la rotation en dehors, on doit s'attacher à faire suivre à la tête la même voie parcourue, mais à l'aide d'un double mouvement d'adduction et de rotation en dedans. — M. Péan, après avoir chloroformisé, fait *fixer* le bassin par une alèse en cravate dont les deux extrémités sont solidement maintenues sur le côté opposé à la lésion : pour opérer la *contre-extension*, une seconde alèse pliée également en cravate fait l'office d'une croupière embrassant l'aine du côté sain et dont les deux chefs sont tirés par des aides verticalement, c'est-à-dire parallèlement au tronc, mais avec modération de peur de fracturer le fémur. — Pendant que des aides opèrent *l'extension* et la *rotation en dedans* en agissant sur l'extrémité du membre, le chirurgien exerce des pressions sur la tête de dedans en dehors et de bas en haut, et pratique la *coaptation*. — Après la réduction, une précaution excellente pour empêcher la luxation de se reproduire est, comme le conseille M. Chassaignac, d'unir les deux jambes l'une à l'autre et de les maintenir dans l'immobilité à l'aide d'une bande roulée.

*b.* Ankylose scapulo-humérale fibreuse. — *Rupture des adhérences.* — C'est une des moins commodes à traiter, en raison de la grande difficulté qu'il y a à fixer le scapulum, jointe aussi aux craintes que l'on a d'appuyer sur le thorax, quand on soumet le malade au sommeil anesthésique. — Immobiliser le plus possible l'omoplate par les mains d'un aide, M. Péan fait exécuter à la tête humérale des mouvements en divers sens, d'abord modérés et de plus en plus étendus à mesure que l'on sent et même que l'on entend les adhérences se rompre.

*c.* Élimination spontanée de la jambe suite de la gangrène. — Saillie des os. — *Évidement.* — Dans un cas de ce genre que nous avons observé dans son service à la suite de gangrène sénile de la jambe droite, la cicatrisation s'était achevée en laissant les deux os faire une saillie qui était la cause d'ulcérations fort douloureuses. — M. Péan est d'avis que moins l'on touche à ces extrémités osseuses, mieux cela vaut; cependant pour rendre la cicatrice plus complète et plus régulière, et mettre un terme aux ulcérations, il croit parfois utile de pratiquer l'évidement des os.

**3o Affections kystiques.**

*a.* Spina-bifida. — *Ponction.* — *Badigeonnage au collodion.* — *Compression légère.* — Le procédé qui expose le moins à l'entrée de l'air dans la cavité rachidienne et auquel M. Péan a recours de préférence est la ponction simple avec un trocart fin, suivie immédiatement après de l'application d'une couche épaisse de collodion élastique; une légère compression est également exercée sur la poche. Si le liquide se reproduit, comme cela est d'ordinaire, quelques jours après il renouvelle la ponction. Si la tumeur s'affaisse, il réapplique du collodion à mesure qu'elle diminue. — Il est clair que ce procédé ne peut réussir que dans les cas les plus simples et qu'il échoue, comme tous les autres, quand le kyste renferme une partie du centre nerveux confondue avec ses parois.

*b.* KYSTE SYNOVIAL, GANGLION DU POIGNET ET DE LA FACE DORSALE DU PIED. — *Ponction sous-cutanée, compression.* — M. Péan n'a qu'une médiocre confiance dans l'application des *topiques* résolutifs et dans l'emploi des *vésicatoires* répétés ou de la *compression* et de l'écrasement. Comme ces kystes contiennent le plus souvent une sorte de gelée de coing ou de groseille, cette masse ne sort pas aisément par la canule d'un trocart, aussi la *ponction* suivie de l'injection iodée n'est guère applicable, à moins de volume considérable de la tumeur. — Après avoir fixé et tendu le plus possible le kyste en faisant prendre à la partie une position forcée qui varie selon la région à laquelle on a affaire, il pratique dans son intérieur une *ponction sous-cutanée* avec un bistouri étroit et en déplaçant la peau qui recouvre la tumeur: par des pressions exercées sur cette dernière il en fait sortir l'intérieur et immédiatement après il exerce une compression (rondelles d'amadou — ouate) qu'il laisse à demeure un temps illimité, à moins qu'il ne survienne des accidents inflammatoires. Nous l'avons vu également opérer de cette façon un kyste synovial *ou ganglion de la face dorsale du pied gauche* datant de 6 semaines chez un jeune homme de 30 ans qui en rejetait la cause sur son métier de frotteur. — Il est à craindre si on ouvre ou si on excise ces tumeurs sans précaution, de les voir végéter par leur surface interne au lieu de s'atrophier et de donner lieu à ces tumeurs rouges, bosselées, fongueuses, dont le pronostic est beaucoup plus fâcheux.

Dans un cas de kyste synovial de la gaine de *cubital postérieur* (homme de 30 ans, date 7 mois) qui se présentait sous forme d'une tumeur volumineuse et allongée située sur le rebord interne et postérieur de l'avant-bras, M. Péan crut devoir faire, pour permettre aux grains riziformes de sortir plus facilement, *deux ponctions* sous-cutanées, chacune à l'une des extrémités de la masse.

**4° Epithelioma de la face-autoplastie.**

CANCROIDE SUPERFICIEL DU NEZ — *Chlorate de potasse.* — Si le cancroide est en plaque et étalé superficiellement, il essaie, avant de recourir au bistouri, le procédé du Dʳ Vidal qui consiste à recouvrir toute l'ulcération de *poudre de chlorate de potasse* qu'il maintient appliquée pendant quelques minutes à l'aide d'un godet de diachylon circonscrivant le pourtour de la plaie.

ÉPITHÉLIOMA DU FRONT, DES LEVRES. — *Ablation, incisions libératrices.*—*Autoplastie par glissement* — Voici les règles générales suivies par ce chirurgien : ablation de la tumeur par l'instrument tranchant, rapidité d'exécution en rapport avec la grande quantité de sang fournie par ces tissus très-vasculaires : jeu des pinces hémostatiques, incisions libératrices multiples, mais dont le nombre et la direction varient suivant les besoins du moment, dissection variable, autoplastie par glissement, rapprochement immédiat des lèvres saignantes des lambeaux, sutures entortillées qui arrêtent l'hémorrhagie sans qu'on soit obligé de pratiquer la moindre ligature.

---

## HOPITAL LARIBOISIÈRE, — SERVICE DE M. PANAS.

**1° Affections des organes génito-urinaires et syphilis.**

*a.* CYSTITE DU COL VÉSICAL.— *Pilules composées.* — Dans le cas de cystite se caractérisant par des douleurs assez vives au niveau de l'hypogastre, se propageant parfois jusqu'à l'extrémité de la verge et s'accompagnant de ténesme rectal et vésical avec recrudescences assez marquées, M. Panas emploie parfois, s'il n'existe surtout aucun phénomène inflammatoire aigu, les *injections balsamiques* et narcotiques : les injections ou irrigations d'*eau froide* ou plutôt d'*eau tiède* lui ont donné aussi de bons résultats, mais il s'est particulièrement bien trouvé de l'emploi de pilules mixtes, composées de *bromure de potassium*, de *sulfate de quinine* et d'*opium*, formulées de façon à faire prendre au malade 2 gr. du premier de ces médicaments par jour.

*b.* PHIMOSIS. — *Pince spéciale.* — La pince que ce chirurgien a imaginée pour l'opération du phimosis et qu'il a présentée à la Société de chirurgie se compose de deux mors : l'un peut être aisément glissé dans le canal prépulial jusqu'au niveau de sa base, le second est muni d'une pointe destinée à traverser la peau et la muqueuse et qu'il est facile de serrer à l'aide d'une vis de pression. — La peau et la muqueuse se trouvent excisées au même niveau. — Réunion au moyen de serres-fines, après avoir eu soin d'arrêter tout écoulement sanguin, pour avoir une réunion par première intention se traduisant par une cicatrice linéaire dans les 24 h. qui suivent l'opération. Il ne faut pas laisser les serres-fines plus de quelques heures afin d'éviter la formation de petites eschares correspondant à chacun des points touchés par la serre-fine et par suite la suppuration qui en est la conséquence inévitable.

*c.* SYPHILIS. — *Frictions mercurielles.* — Selon M. Panas les frictions mercurielles constituent une des meilleures manières d'administrer le mercure. — Ce moyen est actif puisqu'il est un de ceux qui provoquent le plus rapidement la salivation : pour prévenir cette dernière il s'attache surtout, dès le commencement du traitement, à l'état de la bouche du malade en faisant usage d'une façon préventive de gargarismes astringents : un de ceux qui lui ont plus particulièrement réussi est le suivant :

| | | |
|---|---|---|
| Poudre de quinquina<br>Extrait de cachou | } ãã.... | 15 gr. |
| Tannin.......................... | | 2 — |
| Alun............................ | | 1 — |
| Essence de menthe ou d'anis. . | | Q. S. |

M. Panas pense que l'emploi des frictions mercurielles abrége singulièrement le traitement de la syphilis dont les accidents résistent moins à leur usage qu'aux autres modes d'application. — Ce moyen a le grand avantage de ne point fatiguer l'estomac, et si l'on veut employer le bi-iodure, c'est par l'administration de l'iode à l'intérieur et du mercure à l'extérieur qu'on obtiendra le résultat désiré sans accidents fâcheux pour le malade. — De plus il est bien plus facile que par toute autre préparation de doser le mercure en frictions (de 4 à 6 gr. par jour d'onguent mercuriel double). — Elles agissent contre les syphilis rebelles aux autres moyens connus; enfin elles trouvent surtout leur application dans la syphilis infantile ; car, en ce cas, elles ne déterminent aucune salivation.

## 2° Affections du tube digestif.

*a.* RÉTRÉCISSEMENT DU RECTUM. — *Rectotomie par incision.* — M. Panas n'emploie pas la dilatation qui est en général supportée difficilement par les malades et qui est le plus souvent inefficace, même lorsqu'elle a le bonheur d'être tolérée. — Il ne fait pas non plus usage de la cautérisation ou de l'écrasement linéaire. — Il donne la préférence à l'*incision* du rétrécissement et de la paroi rectale postérieure qui a fourni des succès entre les mains de Nélaton. — Il se sert d'un bistouri boutonné conduit à plat sur le doigt indicateur. — Il est rare qu'il pratique des débridements multiples.

*b.* FISTULE STERCORALE. — *Entérotome modifié.* — Ce n'est qu'après avoir essayé, à diverses reprises et sans succès, l'entérotome de Dupuytren que M. Panas lui a fait subir certaines modifications par lesquelles cet instrument *plus épais* et *moins long* est manié avec beaucoup plus de facilité : chacune des branches peut être introduite isolément dans l'intérieur de la fistule et toutes les deux se réunissent aisément, grâce à une articulation qui a quelque analogie avec celle du forceps anglais. — M. Panas insiste beaucoup sur la différence qui existe entre la fistule stercorale et l'anus contre nature proprement dit : selon lui, la fistule ne diffère pas seulement de ce dernier par l'étroitesse de son orifice, comme on le répète dans les livres classiques; mais bien par sa constitution anatomique : tandis que dans l'anus contre nature il existe une *véritable muqueuse* de nouvelle formation qui se continue avec la peau environnante comme le bord des lèvres, ce qui ne laisse presque aucune chance de guérison spontanée, dans la fistule stercorale, au contraire, il n'existe qu'une *pseudo-muqueuse* tapissant toutes les parois du trajet anormal, conditions anatomo-pathologiques qui ont leur importance au point de vue du choix des méthodes thérapeutiques.

### 3° Affections des os et des articulations.

*a.* Fracture de la rotule.—*Plan incliné.* —Il laisse à découvert l'endroit fracturé et surveille le rapprochement des deux fragments. Il se contente en général de placer le membre sur un plan incliné dans l'extension la plus complète sans chercher à affronter ces fragments, à l'aide de bandages ou de courroies qui sont souvent mal supportés par les malades et n'empêchent pas toujours la formation d'un cal fibreux. Ce dernier, du reste, n'est pas un obstacle bien nuisible à la locomotion ultérieure. Ce qu'il faut surtout éviter, c'est la roideur articulaire qui est souvent consécutive à l'immobilité trop longtemps prolongée.

*b.* Luxation scapulo-humérale (intra-coracoïdienne).—*Procédés de douceur, fixation de l'omoplate.* — Dans cette variété, la tête humérale est portée très-haut dans l'aisselle et ne peut être sentie, comme l'a bien dit Malgaigne, que si, au moment de l'exploration axillaire on exagère de l'autre main l'abduction du bras : il est alors possible, dans cette situation, de toucher la tête; mais on ne peut pas introduire les doigts entre elle et la paroi thoracique : *on ne rencontre*, en un mot, *qu'un angle rentrant.*

M. Panas insiste particulièrement sur l'examen de la contractilité musculaire afin de porter un pronostic exact sur les fonctions ultérieures du membre et de dégager la responsabilité du chirurgien aux manœuvres duquel on pourrait imputer les troubles consécutifs à la réduction. Il commence par examiner la *contractilité physiologique* de chacun des muscles de l'épaule (y a-t-il ou non paralysie du nerf circonflexe?), du bras, de l'avant-bras : dans ce dernier cas il faut se méfier et bien distinguer la supination véritable qui est due à l'action des muscles de l'avant-bras lui-même, de celle qui peut être imprimée par le muscle biceps : vient ensuite l'exploration de la *contractilité électro-musculaire.*

Si avant la réduction, les muscles se contractent à l'aide de l'électricité, on en déduit que cette contractilité n'est pas complétement abolie, ce qui vous permet de porter un pronostic plus favorable ; sinon le pronostic est grave, car il y a tout lieu de croire que la paralysie persistera après la réduction. Sans établir, comme plusieurs ont voulu le faire, une différence bien tranchée de contractilité musculaire, suivant qu'on a affaire à la cause rhumatismale ou au traumatisme, M. Panas pense dans ce dernier cas que le plus ou moins de résistance des phénomènes de cette contractilité indique le degré de compression des nerfs. Les dissections pratiquées par ce chirurgien l'ont amené à bien établir que ce n'est que dans cette *variété intra-coroïdienne* qu'il y a paralysie et que cette dernière est due non pas à une compression du plexus entre la clavicule et la première côte, mais à celle du plexus par la tête humérale.

M. Panas commence toujours par essayer la *réduction* par des procédés de douceur, sans employer le chloroforme et en faisant la traction sur le coude et la contre-extension ordinaire. Un temps sur lequel il insiste tout spécialement est la *fixation de l'omoplate* au moment de la coaptation : on y parvient soit en faisant appuyer par un aide de haut en bas sur l'acromion, soit en appuyant soi-même avec la main gauche : on pourra trouver dans Hippocrate de curieux détails relatifs aux divers procédés mis en usage pour fixer le scapulum et le repousser en bas, tels que : appuyer l'épaule du patient sur le barreau d'une chaise, ou bien, au moment de la coaptation, donner avec son front un coup sur l'acromion pour permettre à la tête de reprendre définitivement sa place.

Nous avons vu, il y a cinq ans dans son service, une femme de 59 ans chez laquelle des tractions modérées suffirent à amener la réduction de la tête humérale : la malade fut envoyée au Vésinet et revint au bout de quelques jours avec un épanchement de sang énorme partant de l'aisselle, envahissant le bras et s'étendant même jusqu'au bassin : il y avait eu anévrysme diffus par rupture de l'artère axillaire ; *la ligature de l'artère* fut pratiquée en dehors des scalènes, une eschare se forma, se détacha et laissa sortir une quantité énorme de caillots et la malade était alors en bonne voie de guérison. Nélaton a pratiqué aussi la même opération, mais avec insuccès. A cette époque M. Panas relatait 9 cas de ce genre dans la science dont deux guérisons.

#### 4° Affections du système nerveux.

*a.* Tétanos. — *Traitement mixte.* — M. Panas a employé souvent le chloral par la voie digestive et à haute dose ; mais il est loin de considérer ce médicament comme un spécifique; il aurait plutôt tendance à faire usage d'un traitement mixte composé de *bains de vapeur*, *d'injections hypodermiques, de chlorhydrate de morphine* (10 à 15 cent. par jour) et *de bromure de potassium* (8 gram. par jour).

*b.* Délire alcoolique. — *Chloral et morphine.* — Il emploie, au contraire, beaucoup de chloral dans le délire alcoolique, à la suite de traumatisme (de 3 à 6 gram. par jour). Le calme lui paraît se rétablir avec d'autant plus de rapidité qu'on joint à l'usage de ce médicament l'usage des injections sous-cutanées de morphine à une dose bien plus modérée que dans le cas précédent (1 à 2 centigr. de chlorhydrate.)

#### 5° Affections de la face.

Epithélioma de la face. — *Caustiques.* — M. Panas serait porté à penser, d'après les nombreux faits de récidive qu'il a observés après l'ablation par le bistouri, que l'emploi de l'instrument tranchant, dans le traitement du cancroïde de la face et même des sarcomes des autres régions, favoriserait la repullulation du mal, soit sur place, soit dans les ganglions; aussi lorsque le produit morbide n'a pas une marche rapide, il ne se hâte pas d'opérer. Il préfère en tous cas le *caustique*, qui lui semblerait prédisposer bien moins à la récidive que le bistouri. — Si l'épithélioma est surtout étendu en surface, il se sert de la pâte de Vienne. S'il s'agit d'un cancroïde volumineux, il fait usage de la pâte de Canquoin plus apte à détruire la tumeur jusque dans sa profondeur. — Dans le cas où il emploie le couteau, il ne manque pas de cautériser immédiatement la surface cruentée avec l'un des deux caustiques que nous venons d'indiquer.

---

## HOPITAL DE LA CHARITÉ.

Service de M. le professeur Trélat.

#### 1° Affections des os.

*a.* Ostéite suppurée du tibia. — *Évidement.* — Lorsque cette affection est passée à la période sub-aiguë ou chronique, qu'il existe une cavité tapissée par de la carie et des fongosités ou bien des fistules plus ou moins nombreuses, il faut soumettre le malade à un *traitement général* qui variera suivant la cause qui a donné naissance à l'affection ou qui contribue à l'entretenir, et en même temps à un *traitement local* qui a pour but d'obtenir une modification dans la vitalité de la substance osseuse enflammée et cariée.

Ce dernier consistera dans l'essai de topiques, d'exutoires, de cautérisations chimiques ou ignées, d'injections stimulantes, teinture d'iode, etc., ou dans une intervention chirurgicale directe plus active.

La thérapeutique de cette affection longue et parfois bien décourageante doit être, il faut le dire, un peu subordonnée à la position de fortune que les personnes atteintes occupent dans la société.

A-t-on affaire à un homme aisé, on ne doit pas recourir immédiatement à une opération chirurgicale : on envoie le malade aux eaux thermales (Baréges, Salins, Luxeuil) et en prescrivant une hygiène aussi bonne que possible, des promenades fréquentes dans une petite voiture appropriée, et au point de vue local quelques injections alcooliques, de teinture de Villatte, etc., on peut espérer à la longue voir le foyer se cicatriser et la guérison complète s'établir.

Dans la classe pauvre, il est malheureusement difficile de s'adresser à de semblables moyens qui sont si précieux, et en raison de la position sociale du malade, on doit avoir recours beaucoup plus tôt à une intervention chirurgicale directe : c'est l'*évidement* des os que préfère M. Trélat.

*b.* Nécrose phosphorée. — *Temporisation : extraction du séquestre dès qu'il est mobile.* — Cette affection, *sui generis*, qui présente une gravité toute particulière par les accidents immédiats qu'elle détermine et par les conséquences fâcheuses qu'elle entraîne à sa suite, est remarquable par sa propagation incessante et son peu de tendance à se limiter. Sa durée est beaucoup plus considérable que celles des autres variétés de nécrose et elle expose souvent les malades aux dangers d'une suppuration prolongée et d'une lente élimination des parties mortifiées.

Les *indications thérapeutiques* sont ici

différentes de celles que comportent les autres nécroses; mais n'en sont pas moins très-difficiles à établir d'une façon rigoureuse et elles varient suivant les cas qui se présentent dans la pratique.

A quel moment le chirurgien doit-il intervenir?

*Les uns*, en vue d'empêcher cette propagation incessante qui est le propre de cette terrible affection, croient pouvoir enrayer sa marche en réséquant de bonne heure la partie mortifiée, ils se hâtent d'opérer; malheureusement cette méthode n'a pas fourni tout ce qu'on pouvait en espérer, car, malgré l'opération, la maladie n'en a pas moins marché, dans presque tous les cas, avec autant sinon avec plus de rapidité.

*Les autres*, et M. Trélat est du nombre, sont plus temporisateurs : ils se contentent de prescrire l'emploi fréquent de collutoires pour éviter le séjour du pus dans la cavité buccale, attendant que l'affection se soit limitée d'elle-même et s'assurent par intervalles très-rapprochés si l'os nécrosé jouit d'une certaine mobilité pour pouvoir, sans tarder, aider à son élimination par une ou plusieurs incisions et surtout par l'ébranlement communiqué au séquestre avec les mors de la pince.

*c*. Fracture malléolaire du péroné. — *Appareil inamovible au silicate de potasse.* — Dans la fracture malléolaire simple, linéaire, sans phénomènes extérieurs bien tranchés, M. Trélat attache, pour le diagnostic, une très-grande importance à la douleur (par pression) vive, constante et toujours située en un point identique, même quand il n'y a, en même temps, ni crépitation, ni mobilité anormale, ni déformation, symptômes dont l'un des trois au moins est nécessaire, suivant d'autres chirurgiens, pour établir rigoureusement le diagnostic de la fracture. Il vaudrait mieux, selon lui, rester dans le doute que de faire éprouver trop tôt des mouvements nuisibles à l'articulation et déterminer ainsi un déplacement qui n'existait pas tout d'abord.

Après avoir laissé appliquées pendant quelques jours des compresses résolutives, si cette douleur malléolaire persiste avec son double caractère de fixité et d'intensité, il faut immobiliser le membre inférieur en laissant bien le pied dans sa direction normale et même en exagérant peut-être son mouvement d'adduction pour prévenir tout déplacement consécutif en dehors, et il faut comprendre dans l'appareil inamovible le pied et la jambe tout à la fois. C'est à l'appareil au *silicate de potasse* (bande trempée dans une solution aqueuse de silicate jusqu'à consistance de sirop) qu'il donne la préférence en raison surtout de la solidité qu'on obtient et de la rapidité avec laquelle il se dessèche. Les parties molles sont protégées sous ces tours de bande, par de la *ouate* accumulée surtout au niveau du traumatisme et permettent, à notre avis, de se dispenser de l'application directe d'une bande sèche, ce qui n'est point toujours sans inconvénient dans le traitement des fractures.

### 2° Affections de l'abdomen.

(Parois. — Viscères.)

*a*. Névralgie abdominale. — *Injections hypodermiques — Un de leurs inconvénients.* — Une femme opérée et guérie d'une fistule anale que nous avons vue dans le service de M. Trélat, présenta une névralgie abdominale rebelle pour laquelle il lui fut pratiqué des injections répétées de *sulfate de morphine*, à différents endroits de la paroi de l'abdomen : les douleurs se calmèrent, mais, au bout de quelques jours, on vit apparaître sur le ventre deux petites tumeurs dures de la grosseur d'une noix allongée — M. Trélat a vu se reproduire les mêmes accidents sur une dame atteinte de névralgie sciatique chez laquelle les injections répétées de sulfate de morphine furent suivies de l'apparition sur la fesse et la cuisse d'une foule de petites tumeurs qui percèrent en donnant lieu à la sortie d'un pus séreux : toutes ces parties du corps, après cicatrisation, ressemblaient à la peau d'un convalescent de variole confluente. Tout d'abord, on ne sut pas à quoi attribuer ces phénomènes : mais ayant marqué chaque piqûre d'injection hypodermique avec le crayon de nitrate d'argent, on vit qu'on avait affaire, comme dans le cas précédent, à de petits abcès ou indurations phlegmoneuses sous-cutanées qui avaient pour cause l'impureté du liquide employé dont les matériaux solides constituaient autant d'épines donnant naissance à de petits phlegmons chroniques isolés.

*b*. Fistule anale. — *Incision du trajet et excision des bords. — Opération simultanée de l'abcès et de la fistule.* — M. Trélat opère même les phthisiques, parcequ'il ne croit pas que chez eux cette fistule joue réellement, comme on s'est plu à le répéter, le rôle d'un cautère dont la suppression pourrait faire craindre le développement plus rapide de la maladie des poumons. Il fait, à l'aide de la sonde cannelée et du bistouri, l'incision des trajets, et il excise avec des ciseaux courbes, les bords de la solution de continuité. Si l'abcès n'est pas encore percé, il en pratique l'ouverture et opère simultanément la fistule. Nous l'avons vu se comporter de cette façon, chez un homme qu'il avait guéri, il y a sept ans, d'un abcès de cette région et qui avait présenté plus récemment, à la suite d'une chute sur le périnée, un nouvel abcès moins volumineux mais situé à la même place que le premier.

*c*. Hernie crurale étranglée. — *Kélotomie prompte.* — *Epiploon non réduit.* — Si la hernie n'est pas de date très-ancienne, a été d'abord maintenue par un bandage qui à un moment, a fait défaut et si elle s'est étranglée subitement, il ne faut pas temporiser longtemps (2 jours, 3 jours tout au plus), mais pratiquer la kélotomie si les bains et le taxis non forcé et répété plusieurs fois ont échoué. En effet on voit parfois en ce cas les *adhérences* s'établir rapidement, en quelques heures même, entre la face interne du sac et les parties qui y sont contenues. Plus ces adhérences sont récentes, plus il est facile, sans manœuvres inquiétantes, de les détruire en glissant l'extrémité du doigt ou celle d'un corps mousse, et moins elles sont dangereuses pour le péritoine lors de la réduction de la hernie. Or, moins on attend longtemps pour opérer, moins les adhérences ont chance de se former. Chez une malade de 49 ans du service de M. Trélat, dont l'étranglement ne datait à peine que de 48 heures et que nous avons observée nous-mêmes, les adhérences du sac étaient déjà constituées, mais elles étaient encore molles et résultaient seulement de la congestion de la masse. N'étaient-elles pour rien dans le développement des phénomènes locaux et généraux, qu'a présentés la malade ? Nous avons entendu dire à M. Trélat qu'il avait à sa connaissance deux cas semblables d'adhérences récentes dues à une simple congestion.

Quant à *l'épiploon*, s'il est d'un volume assez notable, il le *laisse à l'extérieur*, même s'il est sain et non adhérent mais simplement congestionné. Il condamne la pratique qui veut qu'après avoir réséqué la plus grande portion de ce repli, on réduise après avoir appliqué sur les artères épiploïques des fils dont on laisse les bouts au dehors. Il est du reste un fait d'observation aujourd'hui bien connu, que la masse d'épiploon abandonnée à l'extérieur, subit un mouvement de retrait par lequel s'effectue, au moins en partie, la réduction spontanée, tandis que le reste s'enflammant et devenant même le siége d'abcès, s'atrophie peu à peu et finit par disparaître.

### 3° Affections génito-urinaires.

*a*. Phimosis. — *Incision.* — *Excision des lambeaux.* — *Serres-fines.*

1° *Dans le jeune âge*, où il s'agit du phimosis proprement dit, c'est-à-dire de l'étroitesse de l'orifice préputial, voici comment se comporte M. Trélat :

Si le phimosis *est très-prononcé*, s'il gêne la miction, si par suite de la difficulté des soins de propreté et par la stagnation de l'urine, il y a de temps à autre des poussées de balanite, si les démangeaisons, qui en sont la conséquence, sont la cause de masturbation, il y a nécessité d'intervenir et l'opération sera effectuée de 3 à 7 ans.

*S'il est peu prononcé*, on peut la rejeter pour plus tard et n'opérer qu'entre 18 et 25 ans. Il est très-rare, à moins de circonstances toutes spéciales, que M. Trélat opère de jeunes garçons de 12 à 15 ans.

Rarement dans ces cas il pratique la circoncision proprement dite ; mais il conseille d'agir aussi radicalement que possible et voici le procédé qu'il emploie d'une façon générale : il fait sur le dos du prépuce une incision qui comprend la peau et la muqueuse et va aboutir à la racine du gland : l'écartement des parties donne à l'incision la forme d'un V : il immobilise ensuite les lèvres de l'incision en passant deux fils à la base du V, et pratique soit avec le bistouri, soit mieux avec des ciseaux, l'ablation des deux oreilles préputiales d'une façon circulaire et le plus largement possible. Il passe alors à l'application des serres-fines, qu'il fait avec un soin minutieux et qu'il ne laisse en place que 24 heures à peine, temps au bout duquel elles doivent être toutes enlevées pour éviter la formation des petites eschares déterminées par la pression de chacune d'elles. — Ce procédé donne d'excellents résultats et évite d'avoir recours à une nouvelle opération exigée par la récidive du phimosis : cependant, d'après son propre aveu, il n'obtient que très-difficilement la réunion par première intention.

Dans bien des cas, il a de plus rencontré chez les enfants une disposition particulière sur laquelle il a appelé l'attention des membres de la Société de chirurgie (27 oct. 1869.) : Ce sont des adhérences assez solides existant entre le gland et le prépuce. Presque toujours il est facile de les détruire avec une sonde cannelée ou la tête d'une longue épingle, mais la séparation amène assez souvent un petit suintement de sang qui indique que l'adhérence n'était pas un simple accolement. Il reste une surface avivée, ayant l'aspect d'une muqueuse dépouillée de son épithélium et en effet, ce qui existe, c'est une sorte de fusion de l'épithélium du gland avec celui du prépuce.

2° *Chez le vieillard*, le phimosis n'est plus seulement représenté par un prépuce étroit : le fourreau allongé démesurément est devenu bien souvent dur, calleux, à parois épaissies et éléphantiasiques par suite de balanites qui se sont répétées à divers intervalles pendant 20 ou 30 années. Dans ces cas, l'incision préputiale serait loin de suffire; il faut de toute nécessité pratiquer la résection de ce prépuce hypertrophié.

C'est à la *circoncision* proprement dite que l'on doit s'adresser cette fois et même dans la plupart des circonstances. Les tissus sont tellement indurés qu'il est difficile d'obtenir tout d'abord une réunion complète comme dans les cas précédents et il faut plusieurs mois pour que la cicatrisation s'achève entièrement.

*b.* RÉTRÉCISSEMENT DE L'URÈTHRE. — ***Dilatation, uréthrotomie interne. Traitement général.*** — M. Trélat soumet les malades atteints de rétrécissement de l'urèthre non-seulement à un *traitement local* (chirurgical) mais encore à une *thérapeutique générale* (hygiénique).

*Traitement local.* — Exploration à bougies à boule de différentes dimensions. — Constatation du siége de la coarctation (région bulbo-membraneuse le plus ordinairement). — Ce chirurgien emploie la dilatation temporaire et graduelle : pour les rétrécissements fibreux cicatriciels et pour ceux qui sont rebelles à la dilatation ou dans lesquels l'urèthre ne peut jamais franchir certaines limites, il pratique l'uréthrotomie interne suivie de la dilatation. — Il ne croit pas à la guérison instantanée ni même radicale au bout d'un certain temps des rétrécissements et il conseille, pour maintenir l'urèthre à un calibre convenable, de passer de temps à autre (deux ou trois fois l'an) une sonde en gomme élastique : le malade peut lui-même, du reste, pratiquer ce cathétérisme obligatoire.

*Traitement général.* — Il croit, de plus, que le traitement hygiénique a une certaine influence sur la durée du temps que met l'urèthre à revenir à un calibre raisonnable. — Eviter les aliments trop succulents et trop abondants. — Eviter les boissons en excès et surtout les alcools, la bière, le café, etc. — Eviter la station verticale trop prolongée, les marches forcées, les excès de coït, etc.

### 4° Plaies en général.

PANSEMENT DES PLAIES. — *Balnéation phéniquée.* — M. Trélat préfère de beaucoup, comme pansement, un *gâteau de charpie* bien pure, imbibé d'une *solution phénico-alcoolisée* (1 p. % ac. phénique, 30 p. % alcool) et recouvert d'un tissu imperméable, comme une pièce de toile gommée ou plutôt de *caoutchouc laminé* dont tout récemment il défendait encore les propriétés à la Société de chirurgie. — Ce pansement qui ne présente aucune odeur si on a le soin d'employer l'acide phénique des Anglais, est remarquable par sa simplicité et par sa propreté, chose bien indispensable dans toute espèce de solution de continuité, enfin, par son caractère désinfectant et antiputrescible. De plus, sans être irritant, il possède cependant par lui-même un léger degré d'excitation qui est favorable au développement des bourgeons charnus. — Ce pansement doit être répété une ou deux fois dans les vingt-quatre heures tout au plus.

M. Trélat qui fait très-peu usage du *cérat* dans son service, professe à l'égard de ce corps gras les mêmes principes que nous avons exposés à l'article CÉRAT (emploi thérapeutique) du *Dict. encyclop. des sciences médicales.* — Ce corps gras, en effet, ne possède par lui-même aucune propriété spéciale : il serait plutôt nuisible, dans le pansement des solutions de continuité, par la difficulté qu'on a à en avoir toujours de pur, par l'épaisseur de la couche qu'on emploie, par son incompatibilité avec les liquides d'exsudation inflammatoire, par sa dessiccation en croûte malpropre, qui, irritant et tiraillant la pellicule cicatricielle de nouvelle formation, fait saigner la plaie et l'expose au développement de tous les accidents ou complications que l'on rencontre souvent en pareille circonstance. Mieux vaut s'en abstenir, et c'est ce que fait M. Trélat. Le lavage des plaies est effectué aussi, s'il est besoin, avec un courant de la solution sus-indiquée.

**5° Affections des yeux et des lèvres.**

*a.* IRIDECTOMIE. — *Ses indications.* — Quatre indications peuvent présider, d'une façon générale, à l'accomplissement de cette opération, à savoir :

1° *But mécanique.* — Le seul pour lequel on faisait autrefois l'iridectomie et qui consiste à chercher à rétablir les fonctions visuelles en pratiquant un trou, une porte pour laisser pénétrer les rayons lumineux sur l'écran rétinien : (affections anciennes de la cornée, leucoma, synéchies, déformation et obstruction de la pupille.)

2° *But thérapeutique.* — Préconisée par de Græfe comme opération curative de certaines affections oculaires, telles que le glaucôme confirmé à marche lente ou à marche foudroyante.

3° *But prophylactique* ou *préventif.* — Dans ce cas, on se propose de préserver le malade d'accidents redoutables : ainsi, dans le glaucôme au début, sans souffrance bien marquée, on fait l'iridectomie préventive. Nous avons vu également chez un homme qui avait perdu un œil par ophthalmie blennorrhagique, M. Trélat pratiquer, dans un but préventif, une iridectomie sur l'autre œil atteint d'iritis syphilitique et guéri avec synéchie médiane affectant la forme d'un haricot bilobé, et cela afin d'éviter les bouffées d'iritis qui revenaient de temps en temps.

4° *Comme opération préliminaire.* — Avant l'opération de la cataracte, par exemple. Dans ce cas on fait pour l'œil ce que Manne et Nélaton font pour l'os maxillaire supérieur et la voûte palatine, afin d'agir plus commodément sur les polypes naso-pharyngiens.

*b.* ENTROPION et TRICHIASIS. — *Procédés d'Anagnostakis, de Gaillard.* — Si l'affection est simplement bornée à quelques cils isolés, M. Trélat se contente de pratiquer à diverses reprises l'arrachement des cils. Si elle porte au contraire sur une étendue assez considérable, il choisit l'un des trois procédés suivants et surtout le dernier imaginé par Gaillard.

1er *procédé.* — *Ablation simple d'une portion de la peau de la paupière.* — M. Trélat considère cette méthode comme mauvaise et l'a depuis longtemps abandonnée, parce que derrière la peau sur laquelle on agit seulement, se trouve le cartilage tarse, qui, s'il est dévié, donne lieu dans la plupart des cas à une récidive.

2e *procédé* (Anagnostakis). — Incision semi-circulaire à 3 millimètres au-dessus du bord libre, dissection traversant le muscle orbiculaire et allant jusqu'au cartilage tarse, fixation de la lèvre inférieure cutanée en haut, c'est-à-dire à l'aponévrose palpébrale. On laisse tomber les fils sans s'en préoccuper.

3e *procédé* (Gaillard). — Consiste à embrocher la paupière jusqu'au cartilage avec une série d'anses de fils placées à 4 mill. de distance les unes des autres. On obtient immédiatement un froncement, une rétraction qui devient permanente à la chute des fils — dans un cas M. Trélat a réussi complétement.

*c.* STAPHYLÔME CORNÉEN. — *Trépanation.* — M. Trélat emploie, dans certains cas, le petit trépan oculaire de M. Wecker (pédale pressée permettant à une lamelle coupante de sectionner circulairement un point de la cornée, par un mouvement de rotation rapide). La solution de continuité, en se comblant, rétrécit la cornée dont la surface s'aplatit peu à peu.

*d.* KÉRATITE ULCÉREUSE (Hypopion). — *Atropine.* — *Paracentèse.* — *Traitemen local.* — Collyre atropiné excepté lorsque l'ulcération est marginale. Collyre au laudanum de Rousseau pour combattre la douleur et injections hypodermiques morphinées.

*Hypopion.* — S'il est peu étendu ; si la tension intra-oculaire n'est pas trop considérable et si la perforation cornéenne n'est pas pas imminente, on peut espérer la résorption. — Dans le cas contraire, convaincu que l'hypopion suffit à entretenir par lui-même l'irritation et l'inflammation des parties limitantes de la chambre antérieure et n'a aucune chance de disparaître spontanément, M. Trélat croit dangereux de temporiser davantage et il y a, selon lui, indication à intervenir pour prévenir des accidents cornéens plus graves que ceux qui existent déjà, et pour faire cesser les douleurs parfois intolérables. — Il fait alors la *paracentèse*, en se servant du couteau lancéolaire, de largeur moyenne, qui pénètre dans la chambre antérieure à *travers l'abcès*. Il s'occupe moins de donner issue au pus presque solide, qui ne s'écoule ordinairement qu'avec la plus grande difficulté, que de favoriser l'issue du liquide aqueux à travers l'épanchement. Ce dernier se trouve alors, sinon entraîné, du moins délayé et mis dans des conditions meilleures pour se résorber ultérieurement. Cette évacuation aqueuse, que l'on peut du reste répéter à divers intervalles, suffit à produire l'affaissement de la cornée, ou à faire disparaître la tension intra-oculaire et à éviter les chances d'une perforation.

En pratiquant cette paracentèse, pour ne pas blesser la cristalloïde antérieure, il faut avoir soin de diriger la pointe du couteau lancéolaire un peu en haut, c'est-à-dire parallèlement à la face postérieure de la cornée.

*c.* BEC-DE-LIÈVRE. — *Opportunité de l'opération.* — Nous avons entendu M. Trélat, au commencement de l'année dernière, 29 janvier 1873 (à propos d'un insuccès qu'il venait d'avoir chez un enfant de six jours opéré par lui par la méthode de Giraldès), formuler quelques principes relatifs à l'opportunité de l'opération du bec-de-lièvre chez les enfants. Il se refuse à suivre les errements de certains chirurgiens qui jugent ainsi la question :

1° *Bec-de-lièvre non compliqué*, comporte l'opération de bonne heure : cette dernière ne donnant pas lieu à une hémorrhagie assez inquiétante pour compromettre la vie du petit malade et plaçant ce dernier dans une situation bien meilleure.

2° *Bec-de-lièvre compliqué* (Gueule-de-loup), grave d'opérer de bonne heure, reculer l'opération de la voûte jusqu'à l'âge de 4 ans. reculer celle du voile jusqu'à 7, mais commencer toujours par l'opération du bec-de-lièvre pour rétablir une conformation qui empêche alors l'écartement des os maxillaires de progresser.

Ce raisonnement paraît vicieux à M. Trélat : pour lui, la gravité de la situation ne tient pas à l'opération elle-même, mais à la difficulté de l'allaitement : l'enfant ne peut sucer, il déglutit non à plein gosier (puisqu'il y a communication avec les fosses nasales) mais en *sablant*, c'est-à-dire en faisant passer dans ses voies digestives une couche de liquide suivant la couche d'air. Si, d'autre part, on consulte le relevé des maternités, on voit qu'il n'y a guère que 4 p. 100 d'enfants portant gueule-de-loup qui survit, en raison de la grande difficulté qu'on a pour les allaiter suffisamment.

*Quel bénéfice peut-on donc donner en opérant le bec-de-lièvre* (en supposant que l'on réussisse) ? on reconstitue la forme, mais la succion et l'action de teter *restent aussi imparfaites qu'auparavant.*

A cette époque, M. Trélat disait que pour lui, d'après son expérience personnelle, la question était jugée et qu'il ne tenterait plus d'opération de bec-de-lièvre au moins pendant les six premiers mois, même sur la lèvre seule : ce qu'il faut avant de corriger la difformité, c'est de s'attacher à instituer l'allaitement, le reste viendra plus tard.

---

## HOPITAL DES CLINIQUES.

Service de M. le professeur BROCA.

### 1° Affections osseuses et articulaires.

*a.* ENTORSE. — *Massage.* — M. Broca ne croit pas à l'efficacité du repos seul et il attache une grande importance :

1° Au *massage primitif*, qui consiste à pétrir avec les doigts les tissus engorgés, puis à fléchir et à étendre alternativement et d'une façon graduelle puis exagérée les articulations de la région qui est le siége du traumatisme. Par cette pression et ces mouvements la sérosité épanchée se disperse dans le tissu cellulaire sous-jacent. Après la première séance, la douleur et le gonflement reparaissent bien mais le second jour, quand on a répété cette même manœuvre, ses effets durent plus longtemps, la douleur est moindre, et, au bout de quelques jours, pendant lesquels on la renouvelle régulièrement, les souffrances et l'œdème finissent par disparaître d'une façon absolue.

2° Il s'adresse encore et avec avantage au *massage consécutif* chez les personnes non traitées tout d'abord ou tout au moins d'une manière insuffisante, et chez lesquelles l'entorse s'est terminée par des douleurs articulaires persistantes, de la gêne des mouvements et même une impossibilité complète de la marche. Dans ce cas les frictions, douces d'abord, sont peu à peu appliquées plus énergiquement et d'une façon plus prolongée et sont surtout réservées aux points les plus douloureux.

*b.* Fracture de la clavicule. — *Echarpe.* — *Bande silicatée.* — *Avant-bras derrière le thorax.* — La difficulté qu'on éprouve à maintenir les fragments au contact exerce une grande influence non-seulement sur la conformation ultérieure de l'os, mais encore sur la rapidité de sa consolidation : aussi l'absence de tout traitement, qu'en raison de cette difficulté du maintien de la réduction certains chirurgiens ont pris pour règle de conduite, semble-t-elle exagérée à M. Broca; car elle cause parfois de conséquences bien fâcheuses: l'exemple suivant qu'il a observé confirme cette manière de voir :

Un homme chez lequel avait été appliqué un appareil, s'impatienta de le porter et au bout de six jours le retira et abandonna la jointure à elle-même, de sorte que les fragments chevauchèrent, l'interne sur l'externe, et qu'au bout d'un mois il existait une *pseudarthrose* dont les mouvements étaient très-sensibles (nous venons d'en voir encore un exemple sur la clavicule droite d'un jeune homme du service de M. Tillaux, à Lariboisière). Le fragment interne produisait sous la peau une bosselure longitudinale, tandis que l'externe s'étant enfoncé dans le creux axillaire et ayant comprimé le plexus brachial, avait donné lieu aux trois phénomènes : impossibilité de l'abduction du bras, impossibilité de la flexion de l'avant-bras sur le bras, fourmillement dans l'extrémité supérieure du membre. Dans la fracture de la clavicule, l'emploi ou le rejet d'un traitement approprié n'est donc pas toujours chose indifférente.

M. Broca n'adopte pas tel ou tel bandage à l'exclusion de tous les autres : il varie selon le cas présent. A l'appareil de Desault il préférerait cependant volontiers soit l'écharpe de *Mayor*, soit l'appareil de *Velpeau* (avec la bande silicatée) consistant en doloires qui coupent d'une manière oblique la clavicule blessée, la partie supérieure de la poitrine et la partie moyenne du bras, soit l'appareil de *Middeldorpf, double plan incliné* placé dans l'aisselle et dont le côté externe fait un angle obtus à convexité, répondant à la flexion du coude, et à concavité regardant en dedans.

Sur un malade, M. Broca pour maintenir la réduction, a employé le procédé de M. Mitchel (Soc. chirurgie, 1872) qui consiste à fléchir l'avant-bras sur le bras et à porter ce membre supérieur *derrière le dos*. Toutefois ce procédé ne peut évidemment s'appliquer à tous les cas de fracture de la clavicule.

*c.* Scapulalgie aigue. *Immobilisation*, puis *mouvements imprimés*.

*Première période*. Dérivation antiphlogistique et badigeonnage avec la teinture d'iode. — Comme la tête humérale tend à se porter en avant, le traitement doit consister à porter le coude fortement en avant et en dedans, de façon à ce que la tête de l'humérus se reporte d'elle-même en haut et en arrière : puis, on immobilise le membre supérieur dans cette situation, avec l'écharpe de Mayor, par exemple.

D'autres fois, surtout s'il existe un épanchement considérable dans la séreuse, on trouve que c'est en écartant légèrement le bras du tronc que la tête peut seulement se remettre en place : on sait en effet que telle est la position indiquée par Bonnet comme étant pour l'épaule, celle qui relâche le mieux les parties et augmente le plus la capacité de la cavité synoviale. C'est, en effet, dans ces cas, la situation à donner au membre supérieur en l'immobilisant : on peut employer encore à cet effet le double plan incliné de Middeldorpf indiqué plus haut pour la fracture de la clavicule. Au bout de quelques jours, l'épanchement articulaire s'étant résorbé, on retire l'appareil que l'on remplace de nouveau par l'écharpe de Mayor, si la tête se maintient dans sa situation normale, et si la douleur au niveau de l'apophyse coracoïde (point d'élection de Malgaigne dans cette affection) a considérablement diminué.

*Deuxième période*. Lorsque les symptômes

aigus ont disparu ou se sont au moins bien atténués, il y aurait du danger à prolonger trop longtemps cette immobilisation. Aussi doit-on engager le malade à faire des mouvements et le chirurgien sera-t-il tenu de pratiquer lui-même un massage gradué sur l'articulation scapulo-humérale pour empêcher la formation d'adhérences entre les surfaces articulaires et par suite une ankylose fibreuse plus ou moins complète.

*d.* Luxation de l'épaule (intra-coracoïdienne). — *Procédés de douceur puis appareil Jarvis.* — Si les procédés de douceur échouent et surtout celui de Malgaigne (extension oblique puis horizontale combinée avec mouvement de bas de haut),il a recours à l'extension forcée combinée avec la coaptation ou à l'emploi de l'appareil Jarvis qui n'est autre chose que l'appareil de I.-L. Petit modifié. L'épanchement de sang parfois considérable qui envahit la région deltoïdienne peut donner le change au moment des tentatives de réduction et faire croire à la rentrée de la tête quand elle reste encore déplacée : l'erreur est facilement reconnue, mais trop tard, quand, après la résorption de l'épanchement, la déformation apparaît avec ses traits caractéristiques. Dans certains cas M. Broca serait assez porté à attribuer la difficulté de réduction à l'interposition d'un lambeau triangulaire de capsule entre la tête et la cavité glénoïde.

On doit faire tout son possible pour obtenir la réduction dans les premiers moments qui suivent le traumatisme; car si cette lésion existe chez des personnes âgées et qu'on ne puisse arriver à la vaincre au bout de quelques jours, le pronostic à porter est très-fâcheux, et on devra presque sûrement s'attendre à ne pouvoir jamais obtenir la réduction. De plus, un fait capital dont le chirurgien consulté doit bien se pénétrer pour dégager sa responsabilité, est que, s'il existe avant la manœuvre opératoire, des *accidents de paralysie* du membre supérieur, souvent ils ne disparaissent pas, une fois la réduction opérée. Cette paralysie persistante, selon M. Broca, est due à ce que les nerfs, sans avoir été déchirés, sont tiraillés et perdent leur structure et par là leurs propriétés. C'est là une complication grave que ce chirurgien a observée chez un écrivain qui, malgré la réduction d'une *luxation simple* du bras, vit continuer les symptômes de paralysie après que la réduction eut été accomplie.

*e.* Fracture de la jambe. — *Appareil silicaté.* — Ce chirurgien est d'avis de redresser les difformités causées par la fracture, quelque temps avant d'appliquer tout appareil.

Il choisit de préférence l'appareil silicaté; mais il évite toujours de faire tenir le membre dans une position forcée qui corrige trop fortement son attitude vicieuse; car, si on agit de cette dernière manière, on risque de produire des déformations consécutives permanentes après la consolidation.

*f.* Gangrène traumatique de la jambe. — *Amputation de la cuisse.* — Dans certains cas de cette nature, quand bien même, en raison de l'apparence saine des parties, l'amputation est jugée praticable à la jambe et au lieu d'élection par suite de la conservation de la chaleur et de la circulation surperficielle du membre, il ne faut pas s'en laisser imposer par ces phénomènes et on doit pratiquer l'opération beaucoup plus haut. En effet, en pareille circonstance, lorsque la gangrène existe dans l'intérieur de la jambe, le sang ne pouvant circuler dans les vaisseaux profonds, reflue vers la superficie et donne ainsi une sensation trompeuse de chaleur. Si on ne tente pas, dans ces cas, la conservation (coaltar ; — acide phénique ; — injections détersives), il vaut mieux amputer la cuisse (méthode circulaire de préférence à la méthode à lambeaux ;— immobilisation du moignon avec une gouttière de carton ; — pansement désinfectant).

### 2° Affections des yeux.

*a.* Granulations palpébrales. — *Compression oculaire.* — Outre le traitement général, M. Broca applique d'abord une thérapeutique locale consistant surtout dans les modificateurs. La *compression* des paupières sur le globe oculaire, avec la ouate, est une méthode qui lui a donné quelques résultats satisfaisants, mais pour qu'elle soit employée il faut que les malades puissent la supporter sans aucune douleur. Elle n'a, bien entendu, aucune action sur le pannus qui est souvent la conséquence des granulations, mais elle peut aider à la résorption de ces dernières.

*b.* Staphylôme irid'en. — *Compression*

*oculaire*. — Il essaie aussi la même compression pour le staphylôme de l'iris : si elle n'a pas grande action sur la hernie elle-même, du moins elle ne peut que contribuer à l'empêcher d'augmenter de volume, et surtout elle fait cesser presque toujours les douleurs parfois si vives qui accompagnent cette affection.

*c*. DANGERS DE L'APPLICATION TROP PROMPTE D'UN ŒIL ARTIFICIEL. — Les yeux artificiels d'émail, trop tôt appliqués et surtout trop volumineux, peuvent être la cause, non-seulement d'une hypersécrétion muqueuse ou purulente par l'irritation qu'ils produisent, mais encore de migraines ou même de douleurs extrêmement vives, du côté correspondant de la face, qui prennent tout à fait les caractères de la *névralgie de la 5e paire*. Aussi M. Broca se guide-t-il sur les principes suivants dans l'application de ce moyen prothétique (à la suite de la perte du globe oculaire ou de son extirpation) : un œil artificiel ne doit être appliqué que six mois au moins après la perte de l'œil véritable et, en outre, doit être d'abord beaucoup moins volumineux que n'était ce dernier. Peu à peu on en augmente la dimension jusqu'à ce qu'il ait atteint la grosseur convenable.

### 3° Affections des gencives et de la mâchoire inférieure.

EPULIS (fibreuse, fibro-plastique ou myeloplaxique). *Excision*. — *Cautérisation*. — *Conservation des dents et du maxillaire suivant les cas*. — L'ablation de la tumeur est le traitement le plus rationnel, car, dans ce cas, les caustiques ne sont pas aussi faciles dans leur application et sont extrêmement douloureux. — Après en avoir pratiqué l'excision à l'aide de l'instrument tranchant, on examine la surface d'implantation de la tumeur, et, si c'est sur une ou plusieurs dents que s'est greffé le produit morbide on en fait en même temps l'extirpation.

Si la tumeur s'implante sur le bord supérieur de la mâchoire, il est probable qu'elle l'envahit dans une certaine étendue, surtout si les dents ne sont pas seulement repoussées en avant, mais mobiles : il faut alors, de toute nécessité, sacrifier une partie de cet os (en laissant un pont subsister entre les deux moitiés), sinon la totalité de sa hauteur. — On sectionne d'abord la muqueuse et le périoste en circonscrivant la tumeur par une incision transversale et deux autres verticales (en avant et en arrière), puis on se sert de la pince de Liston et si l'os résiste, de la gouge et du maillet. La *triquoise*, pour faire ces résections partielles, rend de grands services à cause de son énorme puissance : M. Broca rugine alors la surface de section osseuse afin d'éviter ultérieurement l'excoriation de la pointe de la langue.

Ce néoplasme est un des moins graves, mais il y a toujours à craindre la récidive ; aussi vaut-il mieux, après la résection, employer la cautérisation profonde et périphérique avec le fer rouge en ayant soin de protéger les régions muqueuses périphériques avec une plaque de bois.

Il y a une différence bien grande de gravité entre cette résection *marginale* et la résection partielle de toute la hauteur que peut exiger l'implantation profonde du produit morbide.

### 4° Affections du pied et de la main.

*a*. PIED-BOT ÉQUIN ACCIDENTEL. — *Ténotomie*. — *Appareil silicaté à fenêtre*. — Il peut être dû à une rétraction du triceps sural consécutive à une suppuration du mollet, profonde et longtemps prolongée. Gerdy l'attribue plutôt à la rétraction des fibres tandineuses qu'à celle des fibres musculaires. Il diffère du pied-bot équin congénital en ce que, dans ce dernier, le pied tend presque toujours à se renverser en dehors (le malade s'appuie alors sur les orteils externes) et que la voûte plantaire augmente de plus en plus, tandis que dans le pied-bot accidentel cette dernière reste toujours la même : on observe seulement l'élévation du talon : il n'y a, en un mot, qu'un vice de longueur du tendon d'Achille.

La ténotomie est indiquée dans l'un et l'autre cas, mais surtout pour la forme accidentelle. Appareil prothétique pour maintenir le pied fléchi après l'opération : on peut le remplacer par l'appareil plâtré sur lequel il est plus sage de ménager une fenêtre au niveau de la section, bien que la méthode sous-cutanée, employée toujours en pareil cas, ne donne guère de chance à la suppuration.

*b*. ONGLE INCARNÉ. — *Anesthésie locale*. — *Méthode de Gerdy*. — Au point de vue de la physiologie pathologique, l'ongle incarné présente deux formes : une première qui est due *à une trop grande dureté* de l'ongle qui coupe comme un instrument tranchant ; une seconde due à *la trop grande mollesse* de l'ongle n'ayant pas assez de force pour maintenir les chairs qui se boursoufflent par-dessus lui, s'irritent par le contact de la production cornée et finissent par se couper encore sous sa pression : dans ce cas la forme de l'ongle est exactement celle du singe.

*Anesthésie locale* avec le mélange de glace pilée et de sel marin : arrachement de l'ongle avec la spatule ordinaire, excision d'un lambeau de parties molles de chaque côté de l'ongle, ce qui constitue le procédé de Gerdy. Quelques jours après, au moment où commence la cicatrisation, on assure le succès de l'opération en adaptant, de chaque côté de la matrice unguéale, un *petit rouleau* de diachylon fait avec une bandelette de la largeur du doigt et fortement serré afin de combattre par cette pression latérale la tendance du bourrelet à produire une nouvelle saillie et à englober l'ongle. Si les ganglions inguinaux se prennent, on doit se hâter de supprimer la compression.

*c.* Mal perforant. — *Abrasion épidermique répétée. — Repos. — Amputation.* — La thérapeutique varie suivant le degré auquel on a affaire.

1er *degré.* (Hypersécrétion épidermique seule.)

Précautions que le malade doit prendre en matelassant sa chaussure sur la partie du pied (talon, tête des métatarsiens) qui commence à être malade.

2e *degré.* (Hypersécrétion épidermique considérable. Légère exulcération du derme, hypertrophie des papilles dermiques.)

Repos au lit; abrasion complète et répétée souvent de toute l'induration épidermique.

3e *degré.* (Ulcère profond et large ; papilles dermiques converties en fongosités épaisses et saignantes; dénudation des surfaces osseuses; pénétration dans les articulations.)

L'amputation est la seule ressource et la récidive arrive souvent avec la plus grande rapidité.

### 5° Affections du sein.

Mamelle irritable. — *Compression.* — La mamelle irritable (sans aucune lésion locale appréciable, ce qui est très-rare selon M. Broca), donne lieu à des douleurs tantôt siégeant près de la glande (névralgie idiopathique des nerfs intercostaux), tantôt occupant la glande elle-même qui, souvent, est un peu plus lourde que celle de l'autre côté. La douleur irradie au bras, à l'épaule ou ailleurs : dans certains cas, elle est fulgurante comme dans les névrômes et est cause d'insomnie. Ce chirurgien emploie toujours dans ces cas la *compression* : chez une de ses malades, les douleurs étaient si intenses que pour appliquer ce mode de traitement, on fut contraint de l'anesthésier.

Voici comment il fait cette compression : il dispose sur la mamelle un coussin d'amadou retenu en place par deux bandelettes passant sur les épaules et sous les aisselles, et fortement appliquées contre le sein par un bandage roulé autour du tronc et modérément serré de façon à ne pas gêner la respiration. Au bout de quelques jours cette compression est enlevée puis réappliquée, s'il y a lieu. M. Broca a vu souvent ce moyen calmer l'élément douleur dans le cas d'adénome mammaire accompagné de névralgie rebelle : il peut également contribuer à la diminution sinon à la disparition complète de la tumeur.

### 6° Affections de l'anus.

Hémorrhoïdes. — *Emploi du galvanocautère.* — M. Broca préfère, en ce cas, le galvano-cautère à l'écraseur linéaire dont l'usage a été suivi assez souvent d'hémorrhagies et qui donne un peu moins de sécurité contre la phlébite. Le premier moyen n'a jamais donné d'accident à ce chirurgien. Le grand avantage de la galvanocaustie, c'est de pouvoir ne chauffer le fil qu'au rouge cerise qui laisse sur le point touché une couche protectrice feutrée et natée, parfaitement analogue à celle que produit l'écrasement linéaire. Le rouge blanc, au contraire, coupe comme un instrument tranchant et ne laisse aucune couche défensive. Il a vu la cicatrisation se produire du reste rapidement, après l'opération, même malgré la persistance des selles.

---

## MAISON MUNICIPALE DE SANTÉ.

Service de M. le Dr Demarquay.

### 1° Affections osseuses et articulaires.

*a.* Fracture de la clavicule. — *Opportunité de l'appareil.* — M. Demarquay ne pense pas, dans le traitement de ces fractures, que le chirurgien soit toujours libre d'employer ou de ne pas employer d'appareil. — En effet, s'il est des cas qui puissent être laissés à la discrétion du chirurgien (fracture sans déplacement considérable, sans complication), il en existe d'autres où l'intervention est utile jeunes femmes chez lesquelles on doit éviter la difformité, d'autres enfin où elle est indispensable ; ce dernier cas se présente :

1° Quand on a affaire à des fractures s'accompagnant de douleurs parfois intolérables, qui sont dues à la disposition vicieuse des fragments et qui ne cèdent qu'à une réduction opérée puis maintenue et à l'immobilisation complète du bras.

2° Lorsqu'il est à craindre de voir un des fragments percer la peau par une extrémité acérée.

La variété d'appareil à appliquer, varie selon le cas présent. On doit faire un choix en rapport avec le plus ou moins de facilité du maintien de la réduction. On peut également essayer, pour obtenir une bonne coaptation et surtout pour la fracture de l'extremité externe avec déplacement (ce qui est rare), l'appareil que ce chirurgien a imaginé pour les luxations de la clavicule.

*b.* LUXATION SOUS-ASTRAGALIENNE AVEC PLAIE. — *Extirpation de l'astragale.* — Si la tête astragalienne est expulsée de l'articulation et fait saillie à travers les tégumen's déchirés, et que la totalité du corps de l'os ait perdu ses connexions avec les autres surfaces articulaires environnantes, M. Demarquay pense qu'il est plus opportun d'avoir recours à l'ablation de l'astragale en entier qu'à la résection simple, par la raison que si on en conservait une partie, cet os jouerait évidemment le rôle d'un corps étranger. La manœuvre opératoire est du reste des plus simples : il suffit d'agrandir la plaie avec le bistouri, de saisir l'astragale avec un fort davier, de le dégager des attaches ligamenteuses qui le retiennent encore au squelette et de l'enlever de la plaie. Si on a le soin de ménager les tendons et l'artère pédieuse l'opération se fait aisément et presque sans hémorrhagie.

*c.* COXALGIE A LA 3e PÉRIODE. — *Débridements multiples.* — Si les lésions articulaires (carie, nécrose, etc.) sont très-prononcées, M. Demarquay pense que le malade ne peut tirer bénéfice d'une résection qui est par elle-même une opération très-grave. Il se contente de pratiquer tout autour de l'articulation malade des *contre-ouvertures multiples*, de faire des injections détersives et de condamner le malade au repos le plus absolu.

### 2° Affections génito-urinaires. (Homme et femme.)

*a* VARICOCÈLE. — *Méthode de Ricord.* — M. Demarquay emploie d'une façon presque exclusive la méthode de M. Ricord, qui produit une section lente des veines du cordon et leur oblitération consécutive. Ce procédé met le malade à l'abri de la phlébite qui est un des accidents les plus à craindre après cette opération. — Elle ne devient dangereuse que si, dans le passage des fils, on a transpercé une veine ; elle est, au contraire, à peu près inoffensive si, dans chacune des anses on a le soin de comprendre avec le paquet veineux, le tissu conjonctif ambiant.

*b.* PHIMOSIS. — *Fixation du prépuce. — Excision. — Serres-fines.* — M. Demarquay pense, à l'exemple de M. Chassaignac, qu'afin de sectionner en même temps et au même niveau la peau ainsi que la muqueuse et de se mettre à l'abri du glissement de deux feuillets l'un sur l'autre, il faut toujours commencer par fixer et tendre le prépuce : à cet effet, il a l'habitude de se servir de deux pinces à torsion qu'il introduit entre le gland et le prépuce et avec lesquelles il saisit ce dernier dans deux points opposés.

Une fois ce premier temps effectué, il traverse la peau et la muqueuse de deux fils qui servent à les fixer, il excise à l'aide du bistouri, puis il termine en fendant avec des ciseaux le restant de la muqueuse jusqu'à la rainure glando-préputiale. — Serres-fines.

Pour qu'on puisse espérer obtenir la réunion par première intention, il faut de toute nécessité arrêter complétement l'écoulement sanguin. Lorsque la section porte trop près du filet, cet écoulement peut même devenir une véritable hémorrhagie. Ce chirurgien a cité (Soc. de chirurgie, 1869) un exemple de cette nature, qu'il a observé à l'hôpital du Midi et dans lequel une hémorrhagie, dont la cause avait été la section du frein, fut assez inquiétante pour menacer la vie du malade.

*c.* Polype fibreux utérin. — *Ecrasement linéaire du pédicule.* — Si le pédicule est très-étroit, il emploie la torsion ; s'il est plus large mais accessible aux doigts, il préfère l'écraseur linéaire. Dans un cas que nous avons observé dans son service l'année dernière (1873), le polype s'étant gangréné sur place et faisant saillie dans le vagin, M. Demarquay n'attendit pas l'expulsion spontanée de crainte d'infection putride. Il en pratiqua l'extirpation. A la suite de l'opération, la malade eut une pelvi-péritonite suppurée dont le foyer se vida soit par le vagin, soit par le rectum et elle finit par guérir.

*d.* Cancer du col utérin. — *Flèches de pâte de Canquoin.* — Lorsque la maladie n'est pas justiciable d'une opération chirurgicale, il s'attache à combattre les symptômes auxquels elle donne lieu. Outre les injections désinfectantes et astringentes destinées à prévenir les accidents putrides, il a souvent recours à l'emploi de *flèches au chlorure de zinc* qu'il enfonce dans le produit morbide et qui, loin de donner un coup de fouet à l'affection, comme on serait tenté de le supposer, produisent une amélioration qui, bien que passagère, n'en est pas moins surprenante dans certains cas. Ce moyen palliatif a pour effet, non-seulement de tranquilliser l'esprit de la malade, mais d'arrêter jusqu'à un certain point la marche du néoplasme, de prévenir les congestions dont il est le siége, de combattre les hémorrhagies et de diminuer les douleurs.

*e.* Vaginite. — *Glycérine et tannin.* — Lorsque la période aiguë (réclamant les antiphlogistiques et les émollients) est terminée et que la vaginite prend un caractère de chronicité bien prononcée, il soumet la malade à un traitement général en rapport avec son état constitutionnel et a recours aux injections astringentes (alun, sulfate de zinc, etc.) et principalement à celles de *glycérine et de tannin.* — (*De la glycérine et de ses applications en médecine et en chirurgie*, 1862.)

*f.* Hystéralgie. — *Acide carbonique.* — Qu'elles soient essentielles ou symptomatiques, ces douleurs sont parfois très-violentes, ne se limitent pas toujours à l'utérus et se propagent à la vessie et aux autres organes du petit bassin, aux flancs, aux lombes, aux aines. Elles se présentent souvent sous forme lancinante et périodique. L'emploi de l'*acide carbonique*, dans ces cas de douleurs utérines rebelles, a paru donner de meilleurs résultats que les narcotiques et les antispasmodiques, soit à l'intérieur, soit en injections intra-vaginales.

### 3° Affections des téguments et du tissu sous-cutané.

*a.* Anthrax. — *Incisions multiples.* — A l'exemple de Velpeau, M. Demarquay arrête la marche de cette affection en faisant de grandes incisions multiples : jamais il n'a observé, à la suite de leur emploi, la phlébite de voisinage, comme l'ont avancé les chirurgiens temporisateurs qui se refusent à porter le bistouri dans la masse morbide et qui se contentent d'appliquer les émollients. L'induration des tissus au milieu desquels plongent les vaisseaux veineux incisés, lui paraîtrait plutôt une raison pour que cette phlébite ne se développât pas. — De plus, sur toutes les surfaces mises à nu et encore selon le précepte de Velpeau, il verse aussi parfois de la teinture d'iode caustique afin de prévenir les absorptions purulente et putride en oblitérant les orifices vasculaires.

Au contraire, l'excision qu'on a également conseillée lui semblerait porter beaucoup plus que les incisions à la section de vaisseaux de volume variable.

*b.* Lipôme. — *Ablation.* — *Conservation de l'enveloppe limitante.* — L'extirpation du lipôme, même lorsqu'il est profond et sous-musculaire, ne présente généralement, au point de vue de la manœuvre opératoire, aucune difficulté sérieuse. — Incision unique ou multiple, longitudinale ou cruciale, séparation des adhérences et isolement de la tumeur, traction exercée sur elle à l'aide d'érignes, ablation de la masse; — mais il reste toujours après cette extirpation, une cavité plus ou moins vaste où s'accumulent les liquides inflammatoires qui peuvent être le point de départ d'une décomposition et par suite de phénomènes d'infection putride. M. Demarquay cherche à éviter ces accidents en mettant à profit un fait d'anatomie pathologique bien connu pour le lipôme, c'est-à-dire en *conservant*, pendant la dissection, *la membrane limitante* qui enveloppe la masse graisseuse et l'isole des autres tissus, au milieu desquels elle se trouve logée. Cette paroi protectrice empêche l'infiltration ultérieure des liquides de décomposition, prévient les inflammations diffuses et circonscrit, par conséquent, à la cavité elle-même, les phénomènes pathologiques. On peut, comme pansement, suturer une partie des lèvres de l'incision et laisser dans la poche quelques boulettes de charpie que la suppuration à venir se chargera d'éliminer de la cavité : le drainage est aussi un excellent mode de pansement en ce cas.

Nous irons même plus loin, en disant, que non-seulement la conservation de cette membrane conjonctive isolante, restreint le processus inflammatoire consécutif, mais encore qu'elle favorise singulièrement, dans bien des exemples la manœuvre opératoire elle-même, car elle adhère moins au lipôme qu'aux tissus périphériques : une fois que cette membrane est incisée, la masse adipeuse s'énuclée souvent avec la plus grande facilité, pourvu que les doigts se chargent de déchirer les prolongements celluleux assez minces qui rayonnent de la face interne de cette enveloppe dans les sillons interlobulaires de la tumeur.

c. Kéloïde. — *Temporisation.* — *Si on opère, ablation large.* — Deux espèces de kéloïdes peuvent se présenter :

1° Les *hypertrophies partielles du derme, fausses kéloïdes*, observées surtout à la suite de brûlures, qui diminuent et peuvent même disparaître complétement avec le temps. Ce sont celles que Nélaton refusait d'opérer.

Nous en avons vu cette année (1874), un très-bel exemple dans le service de M. Tillaux à Lariboisière : il s'agissait d'une jeune fille sur l'avant-bras de laquelle un médecin avait appliqué *plus de 40 vésicatoires* pour conjurer les menaces d'un phlegmon diffus, il en était résulté une multitude de cicatrices kéloïdiennes de forme et de grosseur différentes qui ne furent pas opérées et qui disparurent par le repos et la simple application de cataplasmes.

2° Les *véritables kéloïdes* (hypertrophie du derme avec prolifération du tissu cicatriciel) dans la composition desquelles on ne retrouve pas du tout les éléments constitutifs du derme, et qui dans leur nature intime, selon M. Demarquay, semblent présenter quelque chose de spécifique, car elles récidivent très-fréquemment quand on les a enlevées. Dans ces cas encore, ce chirurgien est assez d'avis de temporiser, et s'il est forcé d'intervenir, ayant toujours en vue le danger de la répullulation de la masse morbide, il conseille d'opérer largement et de ne pas craindre, dans l'ablation, de dépasser les limites apparentes du mal.

### 4° Anesthésie, plaies et gangrène.

a. Administration du chloroforme. — *Masque en fil de fer et flanelle.* — *Chloroforme goutte à goutte.* — Dans l'administration de cet agent anesthésique, M. Demarquay se base sur les préceptes suivants :

1° Ne pas laisser à l'appareil le soin de *mesurer la dose* de chloroforme nécessaire pour amener le sommeil. C'est la personne chargée de l'anesthésie qui règle, modifie la quantité, et supprime ou continue son administration.

2° Afin d'éviter la suffocation et l'asphyxie, il faut une libre circulation de l'air dans le conduit laryngo-trachéal; et, par conséquent, on doit éliminer tout appareil qui s'applique trop hermétiquement sur la bouche ou sur les fosses nasales.

3° Ne pas faire inspirer une *trop grande quantité de chloroforme* à la fois; cet agent doit être donné d'une façon lente, continue, non brusque, tombant goutte à goutte, et mélangé à l'air.

4° Eviter, par cette dernière précaution, l'action irritante du chloroforme sur les muqueuses des cavités de la face et sur celles du larynx et de la trachée, cette action étant très-probablement la cause de la *période d'excitation.* — Afin de satisfaire à ces indications, il a adopté un appareil très-simple composé d'un *masque en fil de fer* recouvert d'une flanelle et placé à une certaine distance de la bouche, et d'un *flacon à double tubulure* qui projette le chloroforme goutte à goutte sur la flanelle; grâce à cet appareil, l'inhalation se fait lentement, mélangée à l'air et n'est pas excitante sur les muqueuses.

b. Pansement des plaies. — *Emploi des désinfectants.* — Les principaux moyens dont ce chirurgien fait usage dans ses pansements sont : la charpie sèche ou humide selon les cas, les compresses froides, l'*alcool*, la *glycérine*, le *permanganate de potasse*, (du Permanganate de Potasse comme désinfectant. (Thèse inaug. de Le Dreux, 1862, sous les auspices de M. Demarquay), — l'*iodoforme* (ulcères atoniques), la *teinture d'eucalyptus*. Ce dernier pansement, dont il fait un emploi fréquent, n'est pas seulement agréable par son odeur, et utile par ses propriétés désinfectantes, il est aussi tonique et légèrement excitant, car il favorise le développement des bourgeons charnus. Quant à la *méthode de Lister* (pansement phéniqué), elle ne lui paraît pas avoir de grands avantages sur les autres procédés mis habituellement en usage, et elle offre au contraire certains inconvénients qu'il a signalés dans une note adressée à l'Académie des sciences (1874). Ainsi, dans 8 opérations où il a employé cette méthode, (4 tumeurs de la mamelle : 2 castrations, 1 tumeur parotidienne, 1 tumeur fibroplastique de la paroi abdominale); 4 eurent une hémorrhagie veineuse le jour même, 1 eut une hémorrhagie artérielle, 1 mourut d'infection purulente : les plaies étaient atoniques, pâles et indolentes, et le pus était de nature séreuse; l'acide phénique semble rendre le sang plus fluide, empêcher la coagulation, favoriser les hémorrhagies primitives à la surface des plaies. De plus, d'après les examens microscopiques qu'il a faits, il a trouvé constamment dans le pus des microzoaires, ce qui n'est pas du reste particulier à ce genre de pansement, car il a constaté le même phénomène dans les pansements à l'alcool, à la glycérine, à la teinture d'eucalyptus, etc., ce qui n'empêche pas du tout la bonne réunion des plaies. — Il fait usage aussi de l'*acide carbonique* dans la cicatrisation des plaies et de l'*oxygène* pour arrêter et limiter la mortification dans les gangrènes des extrémités des membres.

### 5° Affections kystiques.

*a.* — Kystes hydatiques du foie. — *Cautérisations larges*. — M. Demarquay repousse presque complétement la méthode des ponctions multiples aspiratrices comme méthode curative, parce qu'elle tue l'hydatide mère, et laisse persister au milieu du foie une membrane épaisse se plissant et constituant un corps étranger qui peut être ultérieurement la cause d'inflammation et d'abcès. Il a vu une seule ponction dans un kyste hydatique du foie produire la suppuration. Il préfère de beaucoup les *cautérisations successives* appliquées sur l'hypochondre, mais faites bien plus largement que ne le prescrivait Récamier; une fois le kyste ouvert, l'orifice est large et permet facilement l'introduction d'une grosse sonde molle et flexible par où sortent les hydatides et par où on peut répéter des lavages désinfectants, et en particulier les injections iodées.

*b.* Kyste sanguin du corps thyroïde. — *Ponction*. — *Drainage*. — *Teinture d'iode*. — Si la tumeur est volumineuse, si elle détermine de la gêne, si elle n'est pas adhérente, si elle s'accroît lentement, mais si elle augmente toujours peu à peu de volume, et surtout si l'opération est réclamée du malade, M. Demarquay pratique une ponction avec le trocart, puis une contre-ponction et passe un drain. Il ne fait pas d'injection immédiate, et ce n'est ultérieurement que lorsque la tumeur, par une compression exercée simplement avec une bande, (mais sans faire obstacle à la respiration), a diminué de volume et est en voie de suppuration, que ce chirurgien pousse dans le trajet qui persiste une injection de teinture d'iode au 1/3 qu'il renouvelle les jours suivants. — C'est là un moyen qui lui a réussi plusieurs fois, mais qui, en raison des accidents (suppuration diffuse du cou) très-graves, sinon mortels que nous lui avons vu déterminer chez certains malades, ne nous paraît pas devoir être préconisé comme méthode générale.

*c.* Kyste hordéiforme du poignet et de la main. — *Même traitement* — Compression du kyste après l'avoir ponctionné et contre-ponctionné. Il le laisse suppurer pendant dix ou douze jours, et au bout de ce temps il fait une injection de teinture d'iode, à parties égales de teinture et d'eau, tous les 3 ou 4 jours.

### 6° Affections des intestins.

Etranglement interne. — *Ponction de l'intestin sans débridement, réduction*. — *Opium à doses fractionnées*. — Il n'est pas en général très-partisan du taxis forcé, et après un taxis modéré, s'il ne réduit pas il pratique la kélotomie. — Il anesthésie les malades. — Après avoir ouvert le sac, s'il trouve l'intestin assez fortement distendu par du liquide et d'une coloration violette il ne débride pas : il ponctionne l'intestin avec le petit trocart de l'appareil Potain et aspire une certaine quantité du liquide sanguinolent et de gaz — l'anse intestinale revient alors sur elle-même (cet affaissement a même lieu quand il y a épaississement des parois intestinales), et la réduction peut alors s'effectuer. Si après la ponction, on ne peut réduire parce que l'étranglement est trop serré, il fait le débridement et se sert le plus souvent du bistouri falciforme. S'il existe de l'épiploon il est fortement ligaturé puis sectionné : on se contente d'appliquer un bandage compressif sans faire de point de suture. Il croit, dans ces cas, les ponctions capillaires innocentes, et, comme d'autre part le fait du débridement lui-même n'est pas si inoffensif qu'on veut bien le dire, il y aurait grand avantage à réduire sans y avoir recours.

Ce chirurgien, dans ces cas, a presque abandonné l'usage des purgatifs qui contribuent à fatiguer l'estomac déjà si épuisé par les vomissements réitérés et qui provoquent du côté du tube digestif des contractions qui ne lui paraissent pas salutaires, comme l'ont avancé certains auteurs.

Depuis de longues années, à l'exemple de Letenneur de Nantes, il adopte une pratique qui consiste à *substituer l'opium aux purgatifs* après l'opération de la kélotomie. Purger n'est pas indispensable du reste, à son avis, pour s'assurer du rétablissement du cours des matières. Si l'étranglement n'est pas levé, les accidents généraux auxquels il donne lieu ne manqueront pas de persister malgré l'administration de l'opium, et si l'on ne veut du reste que provoquer une simple évacuation intestinale, il donne la préférence au lavement laxatif.

Dans le cas de péritonite accompagnée de météorisme, l'opium est encore préférable aux purgatifs, parce que si les vomissements continuent après ces derniers, on ne sait guère si on doit les mettre sur le compte de la purgation ou sur celui des phénomènes d'étranglement. L'opium à doses fractionnées favorise le repos des parois intestinales, ce qui est là d'un précieux effet, puisqu'on sait aujourd'hui que l'étranglement agit presque autant par suite de l'excitation sur les nerfs intestinaux que par le fait d'un obstacle mécanique.

### 7° Affections de la face.

(Yeux, bouche, langue, lèvres.)

*a.* Cataracte. — *Méthode de Daviel.* — Il est peu partisan de la méthode de Notta (centrale), car il craint en l'employant de voir persister une cicatrice qui aurait pour effet de gêner ultérieurement la vision. Il préfère le lambeau supérieur périphérique (de Daviel) qui laisse une large porte par où peut sortir facilement le cristallin. Il ne pratique presque jamais l'excision de l'iris, à moins d'indications spéciales, et n'emploie pas le procédé de Graefe.

*b.* Grenouillette. — *Ponction.* — *Evacuation.* — *Injection iodée.* — M. Demarquay perfore, à l'aide d'un trocart volumineux, la poche de part en part, et quand le liquide s'est écoulé en totalité, il passe un drain et fait une injection d'eau tiède suivie d'une autre iodée (teinture d'iode 1/2); il malaxe la poche pendant quelques minutes et répète les matins suivants l'injection de teinture d'iode. Il fait aussi usage d'une légère compression sur la poche. Au bout de quelques jours il retire le drain quand il voit la suppuration diminuer, et la cavité finit par s'oblitérer entièrement.

*c.* Carcinome de la langue. — *Ligature des deux artères linguales.* — Lorsque la tumeur, inopérable, apporte une gêne notable à la phonation, à la mastication, à la déglutition et même aux phénomènes respiratoires, ou bien si elle est le point de départ d'hémorrhagies répétées, il pratique immédiatement la ligature de l'artère linguale des deux côtés. Cette double opération a pour résultat non-seulement de faire cesser l'écoulement sanguin, mais aussi d'arrêter la marche de l'affection, sinon d'en déterminer une atrophie, et produit par conséquent une amélioration passagère. Si les phénomènes de dyspnée ne se trouvent pas amoindris à la suite de cette ligature, il a recours, mais en cas d'urgence seulement, à la trachéotomie.

*d.* Bec-de-lièvre unilatéral. — *Procédé de Giraldès.* — M. Demarquay préfère dans bien des cas le procédé en Z de M. Giraldès ; il débride de chaque côté et applique aussi parfois l'aiguille de Guersent traversant la partie la plus reculée de la base du nez.

## HOPITAL COCHIN.

### Service de M. le Dr Després.

**1° Affections osseuses et articulaires.**

*a.* Fracture du sternum. — *Immobilisation.* — Lorsqu'elle est transversale, sans déplacement et sans aucune complication soit du côté des poumons, soit du côté du cœur, le traitement est des plus simples : compresses résolutives pendant les premiers jours s'il y a un peu de gonflement et d'ecchymose, puis *immobilisation* de la poitrine au moyen d'un bandage de corps ordinaire. Comme il est impossible ici, pour percevoir la crépitation caractéristique de la solution de continuité, de saisir les fragments et de les mouvoir l'un sur l'autre, M. Després fait bomber en avant le sternum en mettant sous la région dorso-lombaire un coussin un peu dur : alors, deux doigts appliqués au-dessus et deux autres au-dessous du point fracturé, figurant le mouvement que l'on exécute pour chercher la fluctuation dans une poche liquide, font basculer les deux fragments en sens opposé, ce qui donne lieu à la crépitation.

*b.* Luxation complète (par énucléation) de l'astragale sans plaie — *Temporisation puis extirpation consécutive de l'astragale.* — L'absence de solution de continuité des téguments engage M. Després à tenter la réduction, puis à placer le pied dans l'immobilité la plus absolue en le recouvrant de cataplasmes. S'il survient ultérieurement, par suite de la compression des téguments, une plaque noire de gangrène sèche, il attend que cette mortification, qui, à sa chute doit déterminer une plaie pénétrante de l'articulation tibio-tarsienne, se soit entièrement éliminée : et, si l'état général est bon, il croit nécessaire alors d'avoir recours à une opération radicale : il ne pratique, en ce cas, ni la désarticulation tibio-tarsienne secondaire qui ne lui semble guère aujourd'hui préconisée que par M. J. Roux et quelques autres chirurgiens militaires, ni l'amputation sus-malléolaire. Il préfère plutôt l'extirpation consécutive de l'astragale qui paraît avoir été faite jusqu'à présent avec assez de succès, puisque M. Broca en 1861 annonçait à la Société de chirurgie que sur 26 cas il avait eu 24 guérisons et que M. Dubrueil, dans sa thèse inaugurale en a réuni 30 (les précédents compris) sur lesquels 29 ont eu une terminaison heureuse.

*c.* Mal de Pott. — *Corset lacé au silicate de potasse.* — M. Després emploie assez souvent pour maintenir la poitrine et la colonne vertébrale un nouveau genre de corset bien facile à fabriquer : il est obtenu à l'aide de linges enduits de *silicate de potasse* et disposés en forme d'une cuirasse dont l'ouverture longitudinale antérieure a les deux bords percés d'œillets ; un lacet passant par ces orifices permet, comme dans le corset ordinaire, de serrer les deux côtés à volonté ; cet appareil bien simple dans sa confection présente trois grands avantages : la facilité d'exécution, la solidité, l'économie.

*d.* Entorse terminée par suppuration. — *Incisions multiples, compression.* Lorsque l'entorse se complique de phlegmon de la la jambe (gaînes des péroniers et des extenseurs), comme nous en avons vu un cas dans son service chez un jeune homme de 17 ans, M. Després traite d'abord par le repos et les cataplasmes : au bout de quelques jours, quand au gonflement et à la rougeur viennent s'ajouter l'œdème puis la fluctuation, il fait des *ouvertures multiples* sur le trajet des gaînes des tendons, en même temps une *compression méthodique* exercée sur les tissus œdématiés et indurés contribue à diminuer le volume du membre.

*e.* Fracture de la jambe au tiers moyen — écrasement. — *Amputation de la cuisse au tiers inférieur.* — M. Després croit que la désarticulation du genou n'est pas, comme l'ont avancé plusieurs auteurs, moins grave que l'amputation de cuisse au tiers inférieur et cela à cause des complications sérieuses immédiates ou consécutives qui peuvent en résulter, telles que suppuration profonde et étendue, gangrène, inflammation suraiguë de ce qui reste de l'articulation dans la plaie. — La désarticulation du genou, pour le moins, ne pourrait être acceptée que dans les cas où le traumatisme de la jambe, avec fracas des os et délabrement des parties molles ne siége qu'à la partie inférieure de ce membre, et n'a aucun retentissement sur le genou : encore, dans ce cas, faut-il que le sujet soit jeune et vigoureux.

Il admet assez volontiers l'indication de la

désarticulation du genou dans le cas de tumeur néoplasique du tibia : c'est la méthode de Smith (deux lambeaux, un antérieur long et un postérieur court) qu'il choisit. Nous donnerions plutôt la préférence à la méthode elliptique qui permet de recouvrir bien plus facilement les condyles fémoraux au niveau de chaque extrémité du diamètre transversal et qui comprend également à la partie postérieure un petit lambeau musculaire ayant pour effet de combler l'espace inter-condylien. M. Després croit qu'au point de vue de la prothèse, la désarticulation du genou est loin d'offrir plus d'avantages que l'amputation de la cuisse au tiers inférieur.

Quant aux désarticulations accompagnées de résection des condyles, à la suite de blessures par armes à feu du genou, elles sont fréquemment pratiquées par les chirurgiens américains, mais elles n'offrent pas de grande différence avec *les amputations de cuisse sus-condyliennes* et, au point de vue du résultat, elles ne semblent pas être bien supérieures à l'amputation de la cuisse en bas.

## 2° Affections génito-urinaires. — Syphilis.

### *a*. AFFECTIONS DE L'URÈTHRE ET DE LA VESSIE. *Uréthroscope.*

M. Després a fait construire pour examiner l'urèthre et la vessie de la femme un uréthroscope (sonde-spéculum) qui a des rapports avec le spéculum auris plein de Toynbee, mais qui est seulement plus volumineux et plus long. Il se compose d'une simple sonde en argent longue de 9 centimètres environ, ayant un diamètre de 6 millimètres (n° 21, filière Charrière), terminée par une extrémité évasée et munie d'un embout mobile. Cet uréthroscope, fort simple et d'un emploi facile, diffère de l'instrument de M. Désormeaux en ce qu'on n'a pas besoin, pour en faire usage, d'appareil d'éclairage; il suffit de la lumière naturelle devant laquelle on a le soin de placer la malade. Veut-on explorer l'urèthre, on n'enfonce le tube qu'à une profondeur de 2 à 4 centimètres et en le retirant lentement on examine toute la face muqueuse du canal. Il est enfoncé plus profondément (de 6 à 8 cent.), si on a l'intention d'explorer la cavité vésicale, et on abaisse le pavillon de l'uréthroscope. Ce chirurgien a pu, grâce à cet instrument, reconnaître que les chancres de l'urèthre sont souvent représentés par des ulcérations linéaires et que dans l'inflammation de l'urèthre, la muqueuse, moins lisse qu'à l'état sain, est rouge et villeuse; dans la cystite, la muqueuse vésicale se présente avec une rougeur analogue à celle de l'urèthre enflammée.

### *b*. SYPHILIS. — *Traitement tonique. — Cautérisations.*

M. Després professe, à l'égard de la syphilis, des idées tout à fait en désaccord avec celles qui ont cours aujourd'hui dans la science et dans la pratique : nous lui laissons, par conséquent, sans émettre aucune critique, l'entière responsabilité de son opinion. — Selon ce chirurgien, la syphilis étant une maladie infectieuse, analogue à la morve, la variole et *l'infection purulente*, se gagnant comme elles par une inoculation, n'a pas plus que ces autres maladies, de contre-poison spécifique. Ce n'est pas un accident local unique qui lui donne naissance : tantôt c'est un chancre, tantôt une érosion chancreuse, une érosion non suivie d'inflammation locale, une lymphangite vulvaire autour d'une écorchure inoculée. *L'histoire* du traitement de la syphilis; qu'il a longuement exposée dans son *Traité théorique et pratique de la syphilis* (1873), démontre que cette maladie guérit à l'aide de bien des moyens différents par ce fait *qu'elle guérit seule* : aussi la thérapeutique qu'adopte M. Després est-elle fort simple :

1° *Thérapeutique générale*, consiste à entretenir les fonctions de la peau, organe habituel de l'élimination du sang contaminé et à soutenir la nutrition par un traitement approprié; hygiène parfaite, bains, alimentation réparatrice, toniques (quinquina, fer, etc.), repos, tranquillité.

2° *Traitement local*, cautérisations (surtout à l'aide du chlorure de zinc liquide). Si M. Després emploie l'iodure de potassium, ce qu'il fait du reste rarement, c'est à titre de *médicament-aliment* et surtout comme agissant contre le scorbut et la pourriture d'hôpital.

*Chancre induré*. — Cautérisations et cataplasmes.

*Plaques muqueuses.* — Repos et cautérisations. Éviter de détériorer la santé des malades par les médications altérantes.

*Syphilides cutanées, miliaires précoces, papuleuses et tuberculo-ulcéreuses.* — Bon régime, bains, applications de teinture d'iode, de pommade à l'huile de cade ou badigeonnage avec l'huile de cade pure.

Il a remarqué que la syphilis qui atteint les adolescents est moins grave que celle qui frappe les individus âgés.

### 3° Affections des vaisseaux. — Ganglions.

*a.* PLAIES DES ARTÈRES DE L'AVANT-BRAS OU DE LA MAIN. — *Ligature des deux bouts du vaisseau lésé dans la plaie.* — Malgré les assertions de plusieurs auteurs modernes qui ont cherché à établir que la ligature de l'artère brachiale ou la compression dans la plaie est préférable à la ligature des deux bouts du vaisseau lésé dans la plaie, M. Després croit, avec beaucoup de raison, que ce dernier moyen est encore le meilleur et qu'on doit toujours l'essayer, que la plaie soit récente ou ancienne : il l'a employé 4 fois pour des blessures de l'avant-bras et il a toujours obtenu la guérison sans aucun accident.

Nous ne saurions trop applaudir à cette sage pratique qui nous rappelle un fait que nous avons observé pendant notre internat chez Nélaton, en 1862 : il s'agissait d'un homme vigoureux dans la main duquel éclata un fusil : au bout de quelques jours, à la suite d'un simple effort de défécation une hémorrhagie se déclara ; on put arrêter le sang par la compression : mais dans l'espace de 25 jours l'hémorrhagie se reproduisit 14 fois, malgré le tamponnement avec le perchlorure de fer, la compression de la brachiale et les cautérisations avec le chlorure de zinc au niveau des points qui fournissaient le sang. Ce blessé se trouvant dans une anémie fort inquiétante, Nélaton fit la ligature des deux bouts du vaisseau dans la plaie et arrêta définitivement l'écoulement de sang. Nous avons vu M. Després lui-même arrêter une hémorrhagie provenant d'une plaie de l'artère radiale par la *compression* exercée *au niveau du bout inférieur*, chez un homme qui, rentrant chez lui et ne pouvant ouvrir sa porte dont il avait perdu la clef, enfonça un carreau d'un coup de poing et se fit une petite plaie transversale au-devant de l'artère radiale : nous croyons cependant que, chez cet homme, il se forma un petit anévrisme consécutif qui obligea à la ligature ultérieure des deux bouts du vaisseau.

*b.* ADÉNITE SUPPURÉE DE LA FOSSE ILIAQUE. — *Incision, drainage.* — La marche de certains abcès de la fosse iliaque, la nature de leur pus (bien lié, verdâtre, fortement albumineux et avec viscosité fortement marquée), l'existence des ganglions iliaques qui peuvent être mécaniquement irrités par l'entremise de vaisseaux lymphatiques partant d'une lésion quelconque, ulcère ou autre affection du membre inférieur, toutes ces considérations permettent à M. Després d'établir une analogie entre l'origine de certains abcès iliaques (adénite suppurée) et celle de l'aine, de l'aisselle, du cou.

Dans cet abcès, on n'observe aucun des signes antérieurs spéciaux aux psoïtis et il n'est pas non plus accompagné du frisson si caractéristique de l'abcès iliaque puerpuéral : il a au contraire une marche inflammatoire franche (douleur, sueur, fièvre rémittente).

M. Després traite cette variété de collection purulente par l'*incision* successive des couches, comme on le fait dans la ligature de l'artère iliaque externe. Il vide le foyer et y plonge un *drain*. Comme l'orifice a grande tendance à s'oblitérer, il faut laisser ce drain ou une mèche quelconque assez longtemps ; si l'ouverture s'est trop rétrécie et ne permet pas l'issue facile du pus, il emploie, pour obvier à la stagnation de ce liquide dans la poche, soit l'éponge préparée, soit un morceau de *laminaria digitata*.

### 4 Gangrène.

GANGRÈNE TRAUMATIQUE PAR BRÛLURE. — *Expectation.* — Lorsqu'une portion de membre ou même un membre tout entier est mortifié, ce chirurgien ne croit pas devoir recourir à une opération anticipée comme le font encore aujourd'hui un grand nombre de praticiens. Il s'en remet aux chances de l'élimination spontanée et recouvre la partie carbonisée d'un cataplasme après l'avoir saupoudrée du mélange de poudre de quinquina et de charbon, si l'odeur est trop prononcée. Dans le cas où un membre est mortifié dans sa totalité, comme nous en avons vu un cas dans son service( carbonisation de l'avant-bras), si la chute des parties escharifiées tarde trop, et s'il craint de voir l'os ou les deux os faire saillie au niveau de la plaie du moignon, il creuse dans les chairs un petit cône autour du squelette et sectionne ce dernier au-dessus du point mortifié. Il donne en même temps un traitement général fortifiant.

### 5° Affections des intestins.

HERNIE ÉTRANGLÉE. — *Kélotomie.* — M. Després n'a pas grande confiance dans les ponctions évacuatrices dans le cas de hernie étranglée parce qu'elles conduisent à temporiser dans des exemples où on devrait avoir recours à la kélotomie le plus promptement possible. Si ces ponctions sont inoffensives par elles-mêmes, elles peuvent devenir nuisibles parce qu'elles ont pour effet de retarder une opération urgente.

---

## HOPITAL DE LOURCINE.

Service de M. le Dr DUBRUEIL.

### 1° Affections de l'anus et du rectum.

*a.* FISSURE ANALE. — *Dilatation au moyen du spéculum.* — M. Dubrueil a observé très-fréquemment dans son service les deux variétés *sous* et *sus-sphinctérienne*. Cette fréquence ne tient pas évidemment, comme le croyait Blandin, à ce que la fissure est une manifestation locale de la syphilis : elle résulte de ce que l'écoulement leucorrhéique dont la plupart de ces femmes sont affectées, vient contaminer la région anale ainsi que l'a indiqué M. le professeur Gosselin, et agit comme un simple irritant, en enflammant la muqueuse qu'il altère dans son tissu et sur laquelle il entretient un état congestif prolongé. Il a remarqué aussi l'étroite liaison qui existe entre cette affection et la constipation. Très-souvent au niveau de la gerçure se trouve un condylome.

C'est à la méthode de la *dilatation forcée* qu'il donne la préférence, dans le cas de fissure franche, le traitement par la cautérisation au nitrate d'argent et celui de Bretonneau et de Trousseau par la ratanhia lui paraissant au moins insuffisants la plupart du temps ; il ne pratique pas cette dilatation à l'aide des doigts introduits dans l'anus, et écartés brusquement en sens opposés : il fait pénétrer successivement dans la cavité rectale, trois spéculums de plus en plus volumineux qu'il retire au moment où les valves sont écartées. Le dernier qu'il emploie est celui de M. Cusco, dont l'écartement valvaire maximum est, comme on sait, considérable. Cette dilatation agit à la fois et sur la contracture sphinctérienne, et sur la fissure qu'elle déchire en la transformant, en une plaie simple qui se cicatrisera ultérieurement.

*b.* VÉGÉTATIONS ANALES. — *Cautérisation avec l'acide nitrique mono-hydraté.* — Si elles sont volumineuses et plus ou moins pédiculées il les enlève, soit avec l'écraseur linéaire, soit avec les ciseaux courbes et badigeonne la surface cruentée avec la teinture d'iode pure. Si elles sont petites et surtout sessiles, il n'a pas recours à l'ablation directe, mais bien aux cautérisations. Après avoir essayé à différentes reprises, soit l'alun calciné, soit l'acide acétique, il s'est arrêté aujourd'hui à l'*acide nitrique mono-hydraté* dont il touche chaque végétation à l'aide d'un pinceau. L'emploi de ce liquide lui paraît être suivi d'une moindre tendance de ces végétations à la récidive, de leur destruction plus rapide et plus radicale. Il répète ces cautérisations autant de fois qu'il est nécessaire pour la mortification de la tumeur. Nous avons remarqué qu'elles étaient accompagnées de douleurs assez vives et nous donnerions plutôt la préférence à l'acide chromique qui agit peut-être plus lentement, mais qui finit toujours après plusieurs applications successives par momifier ces végétations.

*c.* RÉTRÉCISSEMENT FIBREUX DU RECTUM. — *Rectotomie.* — Si le rétrécissement n'est pas situé à une grande hauteur, et s'il est léger, il essaie la dilatation, bien que cette méthode ne soit pas toujours aussi inoffensive qu'ont bien voulu le dire plusieurs chirurgiens. S'il est valvulaire, il ne se sert ni du scarificateur et kiotome d'Amussat père, ni du rectotome à trois branches (dans l'une desquelles se trouve une lame) d'Amussat, ni de l'instrument de M. Tillaux qui ne peut être efficace que pour les coarctations de peu de résistance; il emploierait plutôt, en pareil cas, l'écraseur emporte-pièce de M. Richet que nous avons déjà décrit dans le nº 11 de la *Revue de thérap. médico-chirurg.* de 1874, et qu'il fait suivre de la dilatation.

C'est surtout la *rectotomie linéaire* qu'il applique dans ce genre d'affections (voir nº 4, Répertoire de la *Revue de thérap. méd. chir.* de 1874). Il considère ce moyen sinon comme facile, du moins comme plus efficace, pourvu que la coarctation ne soit pas située à plus de 5 centimètres de l'orifice anal. Dans la section verticale de la paroi rectale de haut en bas, faite avec une chaîne d'écraseur, il comprend même une petite partie de la paroi saine au-dessus du rétrécissement. A la suite de cette opération, la dilatation n'est pas indispensable comme après l'incision.

*d.* ÉTRANGLEMENT HERNIAIRE. — *Ponction capillaire de l'intestin.* — *Aspiration.* — M. Dubrueil ne rejette pas l'application aux hernies étranglées, de la méthode aspiratrice de M. Dieulafoy; on sait qu'elle consiste à ponctionner l'anse intestinale étranglée avec une aiguille de 1 millim. de diamètre et à mettre cette dernière en rapport avec l'appareil où le vide a été produit.

Dans la grande majorité des cas l'innocuité de la piqûre de l'anse intestinale avec un trocart d'aussi petite dimension, est prouvée, et M. Dubrueil croit qu'il est indiqué d'avoir recours à cette méthode thérapeutique dans les cas d'entérocèle étranglée, sauf dans ceux où on doit craindre, soit une mortification de l'anse, soit une ulcération. Mais le traitement, en pareille circonstance, doit-il toujours débuter par l'aspiration? Et doit-on ne tenter le taxis qu'après, comme M. Dieulafoy l'a exposé dans son mémoire? C'est une conclusion que M. Dubrueil ne peut accepter.

Ce chirurgien n'aurait pas autant de tendance à approuver la méthode de M. Demarquay (ponction de l'intestin mis à nu, sans débridement, puis réduction) que nous avons exposée dans notre Répertoire du nº 21, 1874 : il ne voit pas, dans ce cas, quel avantage il y a à ne pas débrider immédiatement.

**2º Affections des organes génitaux.**

*a.* VAGINITE ET LEUCORRHÉE. — *Glycérolé d'amidon et de tannin.* — La vaginite granuleuse, caractérisée par cet état inflammatoire de la muqueuse vaginale dans lequel cette dernière se couvre de granulations rougeâtres de volume variable, ne serait pas pour M. Dubrueil, une forme tout à fait spéciale telle que M. Ricord l'a caractérisée par le mot *Psorélytrie* : elle serait pour lui tout au plus une variété, ou plutôt une période de cette maladie inflammatoire, car presque toutes les vaginites passent par un état granuleux plus ou moins accusé.

Rien n'est rebelle et plus sujet à de fréquentes récidives que cette affection du vagin : il a essayé contre elle en effet une foule de traitements : les injections à l'acétate de plomb, au sulfate de zinc, au sulfate de fer, les injections d'alun (10 pour 1000) mêlé ou non au sous-acétate de plomb, celles d'alun et de sous-nitrate de bismuth, la teinture d'iode, la poudre de tan, etc. Il a réussi dans certains cas, il a échoué dans bien d'autres; il s'est arrêté actuellement au *glycérolé d'amidon et de tannin* qui lui semble présenter un peu plus d'avantage comme abortif que les autres médications : 3 gr. tannin pour 30 gr. de glycérolé d'amidon, telle est la formule qu'il emploie: il trempe plusieurs tampons de ouate dans ce mélange, les imprègne fortement et les porte profondément dans le vagin où la substance, à cause de sa viscosité, a plus de tendance à rester en place et à agir par son contact prolongé sur la muqueuse enflammée. — Ce topique modifie la surface et provoque une desquamation épithéliale nécessaire à la guérison.

Si la leucorrhée s'accompagne d'anorexie, de troubles dyspeptiques et de phénomènes d'anémie, il a recours, après avoir purgé plusieurs fois la malade, au traitement tonique, aux amers, aux bains sulfureux, aux eaux minérales et au sirop d'arséniate de soude. — Les injections caustiques et les cautérisations sont plutôt nuisibles, si l'écoulement est sous la dépendance d'une mauvaise constitution, et ne réussissent à la rigueur que s'il est symptomatique d'une altération du col de l'utérus : s'il emploie, ce qui est rare, dans ces formes chroniques d'écoulement vaginal, les cautérisations, c'est la solution de nitrate d'argent dont il se sert, parce que sur les parties génitales de la femme on peut rationnellement en opérer et en régler l'application.

*b.* MÉTRITE DU COL. LEUCORRHÉE UTÉRINE. — *Teinture d'iode sur le col et dans sa cavité* — M. Dubrueil se sert surtout, pour l'examen des parties génitales profondes de la femme, du spéculum de M. Ricord, au maillechort, à deux valves, de grosseur et de longueur variées ; avec un bout en ébène et avec un manche à charnière à point d'arrêt : il emploie également le spéculum de M. Cusco à deux valves larges à l'extrémité libre qui forme en quelque sorte embout et dans lequel l'écartement des valves peut être porté très-loin et permettre un examen plus facile et plus approfondi du col de l'utérus. — Dans le cas de folliculite du col et d'exulcération de cet organe, M. Dubrueil commence par nettoyer la partie malade avec un tampon de coton saisi à l'aide d'une longue pince, puis il préfère toucher la partie malade avec un long pinceau de charpie trempé dans la *teinture d'iode* plutôt que d'employer le perchlorure de fer, le tannin, le nitrate d'argent ou le nitrate de mercure. Comme la présence de ces érosions, de ces ulcérations granuleuses du col est due non-seulement a un état congestif de l'organe, mais encore à une inflammation de la muqueuse intérieure du col qui verse au dehors un liquide corrosif agissant à l'extérieur, M. Dubrueil porte son pinceau imbibé de teinture d'iode dans la cavité du col dont il badigeonne largement l'intérieur et ne craint pas d'aller jusque dans le corps de l'utérus. Ces accidents donnant lieu parfois à des troubles névralgiques et pouvant dépendre eux-mêmes d'une mauvaise constitution, il soumet la malade à un traitement général approprié. La congestion du col augmentant et les ulcérations qui se trouvent à sa surface devenant plus turgescentes au moment de la fluxion cataméniale, il faut redoubler de précautions à ce moment, éviter les fatigues et les excès.

*c.* PLAQUES MUQUEUSES DES GRANDES LÈVRES. — *Cautérisation avec la solution de nitrate d'argent.* — Ces plaques muqueuses, surtout si elles s'accompagnent des mêmes désordres du côté de l'anus, ce qui est fréquent, se compliquent assez souvent de fissures sous-sphinctériennes très-peu douloureuses et ne nécessitant aucun des traitements qui s'appliquent à la même affection siégeant plus haut. Il n'est pas rare de voir les plaques muqueuses donner lieu à l'hypertrophie, l'induration, le sclérème des grandes lèvres. — M. Dubrueil cautérise avec la solution de nitrate d'argent à parties égales; il emploie aussi, comme dans les affections qui suivent, les *bains de sublimé* (2 gr. pour un bain ordinaire): c'est là un moyen très-fidèle et un des mieux tolérés ; rarement il détermine le gonflement des gencives et les autres accidents dits mercuriels, s'il est administré avec contrôle et prudence. Les bains de sublimé qui ont été employés depuis longtemps avec succès par MM. Verneuil et Depaul sont aussi mis en usage par M. Dubrueil chez la plupart des malades de son service atteintes de lésions secondaires à forme ulcéreuse, et aussi dans les exemples de dermatose où la couche épidermique plus ou moins désagrégée permet une absorption que l'on ne peut plus nier aujourd'hui.

*d.* ESTHIOMÈNE RONGEANT DE LA VULVE. — *Traitement interne. — Iodoforme. — Traitement chirurgical.* — Ce chirurgien croit qu'avant d'avoir recours à une des opérations chirurgicales sur lesquelles ont insisté, dans leurs travaux, Huguier (esthiomène ou dartre rongeante de la région vulvo-anale, *Mém. Acad. méd.*, t. XIV, 1849) et M. A. Guérin (*Maladies des organes génitaux de la femme*, p. 410, 1864), il vaut mieux tenter tout d'abord une thérapeutique générale comme dans le bel exemple, suivi de succès, qui a été communiqué par M. Polaillon à la Société de chirurgie, 1872. Cette affection n'étant souvent qu'une manifestation de la diathèse scrofuleuse, il est d'avis de s'adresser à la constitution (huile de foie de morue, amers, teinture d'iode et surtout iodure de potassium, vins généreux, bains sulfureux). Ce traitement anti-scrofuleux devra être même continué quelque temps après la cicatrisation de l'ulcère rongeant. Comme applications locales, soins de propreté minutieux, bains répétés, injections ordinaires ou astringentes, badigeonnage avec la teinture d'iode ou pansement à *l'iodoforme.* Si l'affection résiste à cette thérapeutique longtemps prolongée et si l'on voit que la dartre rongeante a une grande tendance à envahir les parties voisines, et à produire des décollements considérables, il a recours aux caustiques (pâte de Vienne, fer rouge) pour arrêter la marche de l'ulcération et n'emploie l'instrument tranchant que dans la variété hypertrophique où il est indiqué de retrancher largement tous les tissus dégénérés qui ne sont pas susceptibles de donner lieu à une cicatrisation de bon aloi. Après avoir opéré, il soumet encore les malades à une thérapeutique générale.

### 8° Affections du nez, de la bouche, de la gorge.

*a.* Restauration de la sous-cloison. — *Procédé de Blandin.* — Le *procédé de Dupuytren*, qui consiste à tailler, sur la partie médiane de la lèvre et sans aller jusqu'au bord libre, un lambeau cutané appliqué par torsion sur la surface avivée, donne lieu à une saillie difforme et à une largeur trop considérable de cette nouvelle sous-cloison. M. Dubrueil préfère de beaucoup le *procédé de Blandin* qui taille sur la lèvre supérieure un lambeau dont l'extrémité antérieure ne dépasse pas le bord libre : au lieu de faire éprouver une torsion au pédicule on avive la face cutanée que l'on met en rapport immédiat avec la partie restante de la sous-cloison préalablement avivée. Ce chirurgien a présenté cette année à la Société de chirurgie, 25 mars 1874, une malade à laquelle il avait pratiqué, avec succès, une restauration de la sous-cloison par la méthode précédente. Il ne rejette pas non plus le procédé imaginé par M. Serres, qu'il rapproche jusqu'à un certain point de la méthode de Blandin : il consiste à détacher le lambeau, pris toujours sur la lèvre, par sa partie supérieure, et à lui laisser, au niveau de son extrémité antéro-inférieure, des adhérences qu'il serait facile de sectionner, quand la réunion des deux surfaces cruentées aurait été obtenue.

*b.* Plaques muqueuses des lèvres. — *Nitrate d'argent.* — Prescrivant en même temps les bains de sublimé dont nous avons donné la formule, M. Dubrueil, au lieu de saupoudrer ces ulcérations avec la poudre de sucre et de calomel (à parties égales) comme on le pratique souvent, se contente de les toucher à plusieurs reprises différentes avec la *solution de nitrate d'argent* (parties égales) : il n'emploie pas non plus, à cet effet, la solution saturée de chlorure de zinc.

*c.* Plaques muqueuses de la gorge. — *Gargarisme au sublimé.* — *Sirop de sublimé.* — Ces plaques ne sont pas cautérisées par lui, comme les précédentes. Il emploie simultanément le *gargarisme au sublimé* (10 cent. pour un décoction de 300 gr.) et le *sirop de sublimé* qui n'est du reste que la liqueur de Van-Swieten dans laquelle l'eau a été remplacée par du sirop (25 milligr. par cueillerée).

*d.* Pemphigus. — *Iodure d'ammonium.* — Lorsque cette maladie est arrivée à sa dernière période (per. foliacée) dans laquelle elle se caractérise par des croûtes minces ou plutôt des lamelles situées sur un fond érythémateux, M. Dubrueil emploie soit le badigeonnage avec la teinture d'iode, soit l'iodure d'ammonium.

L'*iodure de potassium* ainsi que le *sirop de Gibert* sont aussi employés par lui, dans les accidents précédents, suivant la période de la syphilis.

---

## HOPITAL DU MIDI.

Service de M. le Dr Horteloup.

### 1° Affections des organes génito-urinaires.

A. maladies du pénis.

*a.* Phimosis. — *Circoncision de la peau, incision et excision de la muqueuse.* — M. Horteloup a cherché à se prémunir contre les récidives qui arrivent trop souvent à la suite de la circoncision, en modifiant et en simplifiant quelques-uns des temps de l'opération du phimosis. J'avoue que la méthode qu'il emploie me paraît bien se rapprocher de celle (la première) que Ricord a adoptée dans son *Traité pratique des maladies vénériennes* de 1838 et qui n'est, du reste, autre chose que la circoncision des Hébreux mise au courant de la chirurgie moderne; seulement la serre-fine leur était inconnue, voilà tout.

Voici comment ces temps sont réglés par lui :

1er *temps*.—Il ne s'occupe pas, tout d'abord, de la muqueuse et ne cherche pas à l'attirer en avant dans le but de la sectionner au même niveau que la peau, comme le font la plupart des opérateurs de nos jours. — Il n'a qu'un but, faire la *circoncision de la peau du prépuce* seule et il s'attache au contraire, dans ce premier temps, à refouler le plus possible en arrière le gland et la muqueuse préputiale. — Pour faire l'excision de la peau, toujours suivant la direction oblique de la base du gland, il l'attire fortement en avant, ce qui est facilité par sa grande extensibilité, la fixe à l'aide de deux pinces à mors plats et la coupe entre ces deux pinces. — Il se sert aussi volontiers de la deuxième pince à branches fenêtrées de M. Panas qui maintient facilement le gland en arrière et permet de sectionner les téguments en glissant un bistouri dans les fenêtres.

2e *temps*. — Consiste dans la *circoncision de la muqueuse*, qui, en raison de sa disposition anatomique, n'a pas suivi la peau et a continué à recouvrir le gland. Il incise cette muqueuse à l'aide des ciseaux jusqu'au niveau de la couronne puis en excise largement chacun des lambeaux latéraux en se rapprochant autant que possible de la base : d'un dernier coup de ciseaux il achève l'excision de cette muqueuse au niveau du frein.

3e *temps*. — Ce chirurgien se contente d'appliquer trois serres-fines réunissant peau et muqueuse, deux latéralement et une troisième au niveau du frein : il ne les laisse en place que vingt-quatre heures à peine de crainte de mortification.

*b*. Balano-posthite. — *Bains*. — *Eau blanche*. — Si l'inflammation est peu intense, il prescrit des bains généraux et locaux et fait faire des lotions avec l'eau blanche (lotions détersives, astringentes). Si l'inflammation est plus intense, la première indication à remplir est *d'isoler les surfaces suppurantes* pour empêcher les adhérences entre les muqueuses préputiale et glandaire : à cet effet il interpose soit un peu de ouate, soit de la charpie fine et sèche ou saupoudrée de calomel, qu'il a le soin de pousser jusqu'à la rainure préputio-glandaire, car c'est à ce niveau principalement que les adhérences ultérieures sont à craindre, surtout si la balano posthite prend un caractère de chronicité bien marqué. Emploie-t-il un traitement antiphlogistique, il se garde bien d'appliquer les sangsues sur le prépuce, ce qui pourrait être la cause d'accidents fort graves ; il les fait placer soit dans les aines, soit au périnée. Si les douleurs sont vives, il enveloppe la verge avec des compresses trempées dans une décoction émolliente additionnée de laudanum.

Les cautérisations au nitrate d'argent lui semblent aussi une bonne méthode ; mais il se garde de les employer tant que l'inflammation est suraiguë : il préfère les injections au 1/200 qu'il répète plusieurs fois dans la journée, aux cautérisations directes avec le crayon d'azotate d'argent qui ne s'étendent pas aussi facilement que la solution à toute la surface enflammée, et sont bien plus douloureuses. Il prescrit en même temps un ou deux purgatifs et, à moins d'indications spéciales et formelles, il n'opère jamais le phimosis avant que la période suraiguë se soit calmée.

Ce traitement, comme on le voit, est presque exclusivement local, et suivi rapidement de la cessation de l'œdème et de la diminution de la sécrétion purulente. La teinture d'iode lui rend aussi service dans les cas d'inflammation chronique, d'induration du prépuce, etc.

*c*. Végétations. — *Ablation*. — *Teinture d'iode*. — Si elles sont de petite dimension, il se contente de les traiter par un mélange de poudre d'alun et de sous-nitrate de bismuth : si elles sont volumineuses, l'*excision* lui paraît le meilleur procédé. Il la pratique avec les ciseaux courbes et le bistouri et badigeonne ensuite la surface cruentée avec la *teinture d'iode* pure.

*d*. Carcinome de la verge. — *Isolement de l'urèthre*. — *Amputation par écrasement linéaire*. — Si le produit morbide a envahi la totalité du pénis, il adopte le procédé de M. Chassaignac (amputation par l'écrasement linéaire), fait attirer le plus possible en arrière du côté de la région pubienne la peau saine du prépuce, et, après avoir introduit dans l'urèthre une sonde molle, traverse cette dernière par une longue aiguille et sectionne le tout en avant avec l'écraseur. Sur un malade de son service, chez lequel le néoplasme avait respecté une partie de l'urèthre, il a pu disséquer ce canal et l'*isoler* à la partie inféro-postérieure en lui conservant une enveloppe fibreuse assez résistante. Ce premier temps effectué, il a divisé la partie antérieure des corps caverneux avec l'écraseur linéaire, puis transperçant de part en part l'urèthre avec une aiguille armée d'un fil d'argent, il a attiré l'anse au dehors, l'a coupée et à l'aide de chacune de ses moitiés secondaires obtenues, il a pu réunir à droite et à gauche l'urèthre à la peau du prépuce restant ou plutôt au scrotum. Par ce procédé qui nous semble fort ingénieux, il a su obvier au rétrécissement du méat nouveau qu'avait créé l'opération et a évité d'avoir recours, comme le font certains opérateurs, à la section médiane pratiquée sur le scrotum.

### B. Affections du testicule.

*a.* Epididymite et orchite. — *Ponctions répétées de la vaginale.* — Il n'emploie ni les sangsues, même lorsqu'il existe de la funiculite, ni les frictions mercurielles, ni les diverses compressions préconisées par certains auteurs; le traitement doit être aussi simple que possible de peur de donner à l'affection un caractère de gravité qu'elle n'a pas tout d'abord. Le repos, avec quelques onctions belladonées, les bourses étant relevées et recouvertes soit de compresses tièdes, soit de cataplasmes laudanisés légers, est suffisant pour la résolution de la glande la plupart du temps. Si le malade accuse des douleurs trop intenses, il n'hésite pas à avoir recours au moyen préconisé par Velpeau, qui consiste dans la ponction de la tunique vaginale avec une lancette et la répète même à diverses reprises. Il ne fait pas plusieurs piqûres à la fois : les malades sont presque immédiatement soulagés et demandent eux-mêmes à se soumettre à cette petite opération. Ces mouchetures, du reste, n'occasionnent jamais d'accident. Il a remarqué que la fluctuation donnée par la présence du liquide est le plus souvent très-circonscrite et constamment située, à moins d'inversion épididymaire, dans un point qui est toujours le même, *en avant et un peu en dehors :* le liquide n'existe que là et non ailleurs, ce qui donne à cet épanchement extrêmement limité une forme qui ne ressemble en rien à celle de l'hydrocèle. Il n'a jamais observé, du reste, la transformation de cette vaginalite en hydrocèle ordinaire.

*b.* Cancer du testicule. — *Castration. — Ligature en masse.* — M. Horteloup emploie l'instrument tranchant pour diviser les enveloppes du testicule et il subordonne la forme, la place et la direction de cette incision à la variété de tumeur à laquelle il a affaire. Par ce procédé classique ordinaire la dissection ou plutôt l'énucléation de la masse testiculaire est généralement assez facile si on a le soin d'attirer en arrière les parties molles enveloppantes, en les saisissant entre le pouce et l'index gauches. — Ne croyant pas que la méthode par l'écrasement linéaire du cordon mette plus sûrement à l'abri des hémorrhagies consécutives, l'une des complications les plus à craindre après la castration, ce chirurgien après avoir pratiqué *la ligature* de toutes les artères un peu volumineuses qui se présentent au niveau du cordon et avoir isolé les filets nerveux qu'il rencontre, embrasse le reste des éléments de ce cordon par une seule anse de fil triple ou quadruple très-fort et en fait la ligature en masse. Il ne croit pas devoir tenter par de nombreuses sutures la réunion par première intention qui lui paraît exposer à des dangers : il laisse au contraire la surface de section suppurer et verser ses liquides inflammatoires librement au dehors.

### C. Affections de l'urèthre.

*a.* Blennorrhagie chronique. — *Bi-carbonate de soude — hygiène, — balsamiques, bougies.* — Il recherche avec soin, en observant le malade, à quelle cause on peut attribuer le passage de l'écoulement à l'état chronique et s'abstient, sans se presser, de soumettre le malade aux divers médicaments qui, pris à l'intérieur ne font que fatiguer l'estomac et qui, introduits dans l'urèthre sont plutôt nuisibles qu'utiles. Il se contente tout d'abord, à l'exemple de M. Fournier, de prescrire les tisanes délayantes et surtout le *bi-carbonate de soude* (4 gr. pour un litre d'eau) que le malade boit dans l'intervalle des repas et qui a pour effet immédiat de rendre l'urine moins irritante pour le canal de l'urèthre; il a recours ensuite au passage quotidien de bougies de calibre moyen, rejette les injections de nitrate d'argent à haute dose, et s'adresse plus volontiers aux *balsamiques* (térébenthine, goudron, etc.) pris à dose continue mais modérée; il donne en même temps un traitement tonique reconstituant.

*b.* Rétrécissement de l'urèthre. — *Uréthrotomie interne.* — *Instrument spécial à lame mousse.* — L'uréthrotomie interne lui paraît indiquée dans les cas de rétrécissement organique de l'urèthre, se compliquant d'expansion plus ou moins considérable derrière la coarctation, dans ceux très-étroits, difficiles à franchir, qui sont incomplétement dilatables ou qui, par suite d'une espèce d'élasticité reviennent rapidement sur eux-mêmes une fois qu'ils ont été soumis à la dilatation, enfin dans ceux où la dilatation est suivie d'accident, tel que la fièvre uréthrale. — L'uréthrotome de M. Maisonneuve, qui est aujourd'hui celui que les chirurgiens emploient le plus volontiers, est, sans contredit, très-facile à manier, mais c'est justement en raison de cette facilité que l'on voit encore des praticiens ne doutant de rien et peu habitués à ce genre d'opération, ne pas hésiter à s'en servir et produire parfois des accidents terribles.

M. Horteloup a fait construire un *uréthrotome à lame mousse* qui n'est encore décrit nulle part et qui a pour but d'agir sur la coarctation uréthrale par pression d'une façon graduée et de produire sur la muqueuse le moins de délabrement possible.

Il représente une sonde métallique ordinaire, percée en avant et au point où le cathéter se recourbe, d'un orifice par où peut sortir une *lame mousse* mobile (analogue à celle d'un canif) en buttant et glissant par sa convexité antérieure sur une petite plaque métallique placée de champ et un peu obliquement. — Cette lame sort par son ouverture ou rentre dans l'intérieur du cathéter par le mouvement de propulsion ou de retrait qui lui est imprimé grâce à une tige cheminant dans le tube de l'algalie, tenant à la lame en avant et terminée en arrière par une virole que meuvent les doigts du chirurgien; à l'extrémité terminale de la sonde se trouve vissée la bougie conductrice annexée à tous les uréthrotomes, et derrière la lame mousse mobile est disposée une *boule métallique* qui embrasse le cathéter de la même façon que la prostate embrasse le pourtour de l'urèthre. — C'est l'arrêt de cette boule par la coarctation qui indique au chirurgien qu'il est arrivé au niveau du rétrécissement.

*Quatre* de ces instruments dont il fait successivement usage dans la même séance ou dans plusieurs séances différentes, si le malade est trop impressionnable, ont été construits avec des dimensions graduellement de plus en plus volumineuses. Il commence par le n° du plus petit calibre qui a, pour le cathéter, la grosseur du n° 7 environ et pour la boule celle du n° 8 : les trois autres ont pour le cathéter les dimensions des n°s 8, 11, 14 et pour la boule celles des n°s 13, 15, 17 environ.

Dans le mécanisme de cet instrument, la lame mousse ne sectionne pas le rétrécissement comme les lames coupantes des autres uréthrotomes, mais agit par pression énergique de dedans en dehors et produit une dilatation ou plutôt une déchirure brusque bien moins étendue toutefois que par le procédé de Mayor ou par le divulseur de M. Voillemier : en un mot elle donne lieu à un délabrement moins accentué du côté du point rétréci. Ce chirurgien l'a employé dans 18 cas de rétrécissement et sans aucun accident sérieux: la douleur éprouvée a été fort médiocre et il n'est survenu, à la suite de l'opération ni hémorrhagie primitive ou consécutive, ni fièvre uréthrale, ni infiltration urineuse : plusieurs malades ont pu même se lever le lendemain de l'opération. Immédiatement après on introduit une sonde en gomme élastique n° 18 et on la retire au bout de 5 jours. M. Horteloup compte présenter cet instrument à la Société de chirurgie lorsqu'il aura rassemblé un plus grand nombre d'observations. — Nouvel uréthrotome à ajouter à la liste bien longue de ceux qui ont été déjà inventés; mais nous pouvons dire, sans préjuger les résultats à venir, que c'est là un instrument, sinon parfait du moins prudent et qui, s'il ne répond pas à tous les cas indistinctement, nous semble être plus inoffensif que bien d'autres : nous attendons qu'il ait fait ses preuves.

## 2° Syphilis.

*a.* SYPHILIDE EXANTHÉMATIQUE. — *Bain de sublimé.* — M. Horteloup commence par donner quelques bains amylacés ; puis il prescrit les bains de sublimé (2 gr. pour 30 d'alcool) avec le traitement général classique (proto-iodure) ; il fait suivre en même temps un traitement tonique.

*b.* SYPHILIDES HUMIDES. — *Fumigations au calomel.* — Dans les syphilides vésiculaires, pustuleuses, tuberculeuses, ulcéreuses, etc., M. Harteloup fait, à l'exemple des praticiens anglais, un usage fréquent des *fumigations au calomel*, mais surtout lorsqu'il s'agit des formes nettement humides et pustulo-crustacées : elles ne sont pas indiquées dans les syphilides exanthématiques papuleuses. — Elles réussissent principalement dans la variété serpigineuse qui est certes l'une des plus redoutables par les désordres étendus qu'elle entraîne du côté de la peau et par les cicatrices difformes qui en sont la conséquence presque inévitable ; elles trouvent également leur indication dans le rupia syphilitique.

La manière dont ces fumigations sont administrées à l'hôpital du Midi est extrêmement simple et fort peu dispendieuse. Le malade est assis sur un *tabouret* en bois percé d'un large orifice à son centre : au dessous, se trouve un *trépied* en fer surmonté d'un récipient de même métal disposé en rigole circulaire, c'est-à-dire percé comme le tabouret à sa partie centrale ; dans cette rigole est versée de l'eau que fait bouillir une lampe à esprit-de-vin placée sous le trépied ; la vapeur agit sur le calomel que renferme une *capsule* reposant sur ce dernier. Le malade bien enveloppé jusqu'au cou par une ample couverture de laine, reste soumis aux vapeurs de calomel pendant une demi-heure ou 3/4 d'heure, puis est transporté dans son lit où s'achève une sudation abondante. trois fumigations données par semaine, 1 gr. 25 pour la première, 1 gr. 50 pour la deuxième 2 gr. pour la troisième. L'emploi de cette méthode ne détermine pas de salivation ni aucun des accidents hydrargiriques et une amélioration sensible a presque toujours lieu dès les premières fumigations

---

# HOSPICE DES ENFANTS-ASSISTÉS.

### Service de M. le Dr GUÉNIOT.

## 1° Affections des yeux.

OPHTHALMIE DES NOUVEAU-NÉS. — *Crayon mitigé* (*nitrate de potasse et nitrate d'argent*). — Cette ophthalmie atteint la majorité de ces enfants sinon presque tous, mais cependant à des degrés variables. La gravité de l'affection et la thérapeutique à employer diffèrent notablement suivant que l'enfant est âgé de quelques jours, de quelques semaines, ou qu'il a dépassé une ou deux années.

Et d'abord comment s'y prendre pour retourner les paupières, car on comprend que le petit être ne se soumet pas volontiers à ce genre d'exploration? Pour la paupière inférieure le retournement se fait avec facilité ; par le simple abaissement, le cartilage bascule et la face postérieure de ce voile se présente d'elle-même à l'exploration : pour la paupière supérieure la chose est plus difficile par suite du gonflement considérable et parce que le petit malade, en criant, contracte violemment le muscle orbiculaire.

M. Guéniot par l'artifice suivant arrive à ce retournement sans employer, comme chez l'adulte, soit le manche d'un instrument, soit le doigt appliqué sur la face cutanée, tandis que le pouce cherche à relever le bord palpébral ; voici quel est ce moyen : on appuie et on fixe solidement la peau de la paupière supérieure sur le rebord osseux de l'orbite, il suffit alors d'abaisser en masse la paupière inférieure pour voir à l'instant le cartilage tarse supérieur effectuer son mouvement de bascule et présenter au chirurgien toute sa surface muqueuse.

Dans le traitement de l'ophthalmie purulente des nouveau-nes, ce chirurgien se sert beaucoup plus du *crayon mitigé* (nitrate d'argent et nitrate de potasse associés par parties égales) que des collyres, et voici quel est le raisonnement, basé sur l'expérience clinique, qu'il donne pour justifier cette préférence : presque toujours c'est la *muqueuse palpébrale* qui se trouve la première et la plus gravement atteinte, c'est donc sur elle et non sur le globe oculaire qu'il faut agir : le collyre se répandant sur toutes les surfaces, si on l'emploie faible de peur d'irriter la cornée, il n'agit pas assez énergiquement sur la paupière ; si, par contre, le collyre est plus énergique il est bon pour la paupière, mais dangereux pour l'œil : c'est donc pour ainsi dire tourner dans un cercle vicieux que M. Guéniot évite en portant directement l'agent modificateur, crayon mitigé, sur la partie malade, c'est-à-dire sur les paupières, et nous pouvons dire qu'il en obtient au moins dans la grande majorité des exemples, de grands avantages.

De plus, les lavages qui suivent chaque cautérisation palpébrale sont faits avec de l'eau tiède et non de l'*eau salée* qui n'est peut-être pas, selon lui, aussi inoffensive qu'on veut bien le dire : ces cautérisations sont renouvelées chaque jour tant que la maladie présente un caractère franchement aigu.

Ce chirurgien insiste aussi particulièrement sur la nécessité d'avoir des *crayons* aussi purs que possible, c'est-à-dire dont le mélange a été effectué avec tout le soin désirable : chacun d'eux doit avoir une coloration opaline uniforme et rester bien lisse même après les cautérisations : lorsqu'ils présentent des rugosités ou cristallisations, dues à des dépôts d'argent, ce qui est très-fréquent, ils sont considérés par lui comme imparfaits et capables de produire trop d'irritation sur les surfaces muqueuses qu'ils touchent.

Chez les enfants plus âgés qui sont encore plus indociles et qui frottent sans cesse leurs yeux, ce qui favorise singulièrement l'extension de l'inflammation, le traitement précédent est moins efficace; car l'ophthalmie ne se trouve pas limitée seulement aux surfaces muqueuses palpébrales, mais se propage aussi le plus généralement au bulbe oculaire : il emploie alors volontiers, dans ces cas, le *collyre au nitrate d'argent* dont voici les degrés de formules : 0 gr. 15, 0 gr. 30, 0 gr. 60 pour 60 gr. d'eau.

Ils se sert aussi du *sulfate de zinc*, 0 gr. 30 et 0 gr. 50, toujours pour 60 gr. d'eau à laquelle il ajoute quelques gouttes de laudanum qui donnent au collyre une couleur permettant de le reconnaître sur-le-champ et empêchant de le confondre avec les autres mélanges.

S'il existe du *chémosis*, il cautérise largement et si ce dernier persiste, il l'excise sur plusieurs points de sa circonférence.

## 2° Affections de la bouche.

*a*. BEC-DE-LIÈVRE. — *Procédé de Mirault d'Angers*. — M. Guéniot n'opère jamais le bec-de-lièvre compliqué : les jeunes enfants de l'hôpital qui en sont atteints sont du reste presque voués à une mort certaine par inanition, la déglutition étant chez eux par trop imparfaite. — Si la difformité est unilatérale, et simple, il est assez d'avis d'opérer dès les premiers jours : il n'adopte pas tel ou tel procédé à l'exclusion de tous les autres ; il choisit selon les cas : tantôt il pratique le procédé de Mirault d'Angers à un seul petit lambeau à la partie inférieure; tantôt il conserve les deux petits lambeaux latéraux à l'exemple de Clémot, Malgaigne, Nélaton ou Henry de Nantes (avivement des deux lambeaux en biseau inverse). Les épingles sont retirées au bout de 24 h. et remplacées par une bandelette collodionnée. — Il ne garde les enfants que le moins de temps possible dans le service; car ils ont besoin d'être alimentés (lait de nourrice) avec un soin tout particulier.

*b*. GRENOUILLETTE. — *Séton trempé dans la teinture d'iode*. — La grenouillette congénitale est fort rare, nous n'en connaissons guère que deux ou trois exemples authentiques rapportés dans les auteurs; l'un est mentionné par Stolz (*Gaz. méd. de Strasbourg*, 1833, p. 763) ; l'autre a été observé par M. F. Guyon; c'était un kyste sublingual qui s'était développé par imperforation du conduit de Warton. M. Blachez a considéré comme une grenouillette congénitale une tumeur occupant les régions sublinguale et sus-hyoïdienne, qui s'était rompue par le passage de la tête : il s'était écoulé, à sa rupture, beaucoup de sang mélangé à du liquide séreux: la présence du sang (la grenouillette sanguine ou tumeur érectile veineuse observée par M. Dolbeau est un fait acquis à la science) avait cependant laissé quelque doute sur la nature de la tumeur dans l'esprit de plusieurs membres de la Société de chirurgie. Enfin tout récemment M. Guéniot vient d'en observer un nouvel exemple.

Chez les jeunes enfants, l'urgence de l'opération est indiquée; car la tumeur en prenant un volume plus ou moins considérable peut empêcher les petits malades de téter et déterminer chez eux de l'épuisement, ainsi que cette anémie à laquelle ils sont si sujets. La thérapeutique que l'on doit employer, en ce cas, chez les très-jeunes enfants, diffère un peu de celle qui est mise en usage chez l'adulte. L'excision suivie de cautérisation s'accompagne d'un gonflement et d'une suppuration qui peuvent leur être préjudiciables: l'emploi du trocart, l'injection iodée ne sont pas d'un maniement facile et peuvent donner lieu également à des phénomènes inflammatoires internes: aussi M. Guéniot a-t-il adopté le traitement par le *séton* qu'il trempe préalablement dans la teinture d'iode. C'est le professeur Laugier qui, il y a près d'un demi-siècle (Emploi du séton dans la grenouillette, 1829, *Journal hebdomadaire*) a proposé dans cette affection l'emploi d'un petit séton fait d'un cordonnet de soie d'environ une ligne de diamètre dont l'anse est nouée, sous la langue, d'une manière lâche afin de ne pas étreindre les parties comprises. Les deux bouts coupés court sont laissés dans la bouche. M. Marjolin en a fait également l'application un certain nombre de fois. Nous l'avons vu nous-même employer par M. Richet chez une petite fille de 10 ans; mais dans ce cas l'essai n'a pas été tout d'abord suivi de succès, parce que dans un mouvement de mastication le fil tomba au bout de 5 jours.

Ce procédé ne détermine du reste aucune inflammation bien intense; il n'empêche pas les enfants de téter, et, si on ne réussit pas la première fois on répète l'opération, qui n'offre par elle-même aucune difficulté.

## 3° Affections kystiques.

*a*. HYDROCÈLE. — *Temporisation ou simple ponction.* — D'une façon générale M. Guéniot n'opère pas l'hydrocèle de la tunique vaginale chez les très-jeunes enfants: il regarde la communication vagino-péritonéale comme existant fréquemment et par conséquent comme pouvant entraîner de graves accidents lorsqu'on vient en ce cas à faire une injection iodée. L'hydrocèle, selon lui, guérit presque toujours spontanément au bout d'un temps plus ou moins long, et si la résorption ne s'effectue pas, on est toujours à même plus tard de combattre l'affection par la méthode classique. Cependant si la tumeur est double et très-considérable, si la gêne qu'elle apporte aux mouvements du petit malade est trop prononcée, et si par suite du frottement incessant de ce scrotum volumineux sur la face interne des cuisses il se manifeste de l'érythème, il fait une simple ponction et après avoir vidé la poche il ne pratique pas d'injection alcoolique, ou iodée, de peur de voir l'inflammation s'étendre à la cavité péritonéale. Sur un de ces petits opérés que nous avons vu, le liquide qu'il a extrait s'est coagulé complétement en masse comme du blanc d'œuf.

*b*. SPINA-BIFIDA. — *Temporisation. — Ponction.—Collodion.*— Il s'abstient également d'opérer le spina-bifida. La conduite qu'il tient, en pareil cas, dépend du reste de la composition de la poche et de la présence dans son intérieur des éléments nerveux. S'il se décide à intervenir il n'a guère confiance dans la *compression*; ce serait plutôt la *ponction* simple du kyste, en déplaçant la peau qui le recouvre, qu'il pratiquerait de préférence; il emploie aussi volontiers les badigeonnages avec le *collodion* soit sans ouverture soit après l'évacuation du liquide.

## 4° Affections des os et des articulations.

*a*. FRACTURE DE LA CUISSE. — *Nouvel appareil en gutta-percha.* — Chez les nouveau-nés il est souvent très-difficile de maintenir les fragments dans une réduction satisfaisante, car ces derniers ont, par suite des mouvements des enfants, une tendance incessante à former un angle; il n'est pas non plus facile d'entretenir l'appareil dans un état de propreté suffisant.

M. Guéniot a imaginé un appareil (*Bull. de thérapeut.*, 1872 : Société anatomique et Société de chirurgie, 1873) qui permet de mieux contenir les fragments osseux, d'obtenir une consolidation régulière et rend les soins de propreté aussi aisés que possible. Il se compose de *deux gouttières en gutta-percha* solidement unies l'une à l'autre : *la première*, d'après la description qu'en fait l'inventeur lui-même, est de dimensions proportionnées au volume de l'enfant et destinée à recouvrir les deux tiers antérieurs de la circonférence du tronc, et cela dans une hauteur d'environ dix centimètres à partir des pubis ; un trou pratiqué en son milieu reçoit le cordon ombilical dont il est facile de surveiller la chute : *la seconde gouttière*, très-inférieure à la première, quant aux dimensions, lui est unie angulairement au niveau du pli de l'aine ; elle est destinée à entourer les deux tiers supérieurs de la cuisse fracturée, mais seulement dans la moitié antéro-externe de sa circonférence. L'angle d'union de deux gouttières est ouvert en avant et n'a d'autre objet que de permettre, dans une certaine mesure, la flexion de la cuisse sur l'abdomen.

Cet appareil qui a son point d'appui sur le ventre, n'offre pas de tendance au déplacement, ne comprime le membre qu'au niveau de l'angle des fragments et laisse à découvert toutes les parties qui peuvent être souillées par les déjections. — M. Guéniot préfère de beaucoup cet appareil à celui que nous avons décrit dans notre répertoire du n° 7, 1874, composé de ouate recouverte d'un large morceau de *store* et qui nous a paru cependant rendre de grands services dans les autres hôpitaux d'enfants.

*b*. Ostéite suppurée. — *Incisions*. — *Injections désinfectantes*. — Très-grave chez les très-jeunes enfants, elle entraîne même la mort dans le plus grand nombre des cas. Le mieux est *d'évacuer le pus* par des incisions, de faire des pansements assez fréquents et des lavages et injections soit alcoolisés, soit légèrement phéniqués. Combattre les phénomènes généraux par une thérapeutique tortifiante, très-souvent mal supportée par les malades, qui sont rapidement pris de fièvre hectique.

*c*. Coxalgie. — *Immobilisation*. — *Appareil silicaté*. — La coxalgie marche aussi chez les enfants avec une rapidité très-grande ; parfois les lésions mettent très-peu de temps à se généraliser et à affecter tout à la fois la synoviale, le tissu osseux et les cartilages (dégénérescence granulo-graisseuse de leurs éléments cellulaires). Immobilisation et application d'un appareil inamovible (silicaté).

*d*. Déformation spéciale du crane, dite obliquité par propulsion unilatérale. — *Mesures hygiéniques*. — *Décubitus indifférent*. — M. Guéniot a observé et décrit chez certains enfants du premier âge un type particulier et uniforme de déformation assez fréquente du crâne qui affecte dans la majorité des cas le côté droit et qui est due simplement à une cause mécanique, c'est-à-dire *à une pression trop prolongée* (conséquence du décubitus) sur la région occipito-pariétale droite. Voici en quoi consiste cette déformation qui est mise hors de doute aujourd'hui par de nombreuses observations cadavériques et que l'on peut facilement constater sur le vivant en se plaçant derrière l'enfant, en maintenant la tête du sujet bien droite et en l'examinant d'une façon perpendiculaire. On observe alors : 1° un aplatissement de la région occipito-pariétale droite et au contraire une saillie exagérée de même région du côté gauche ; 2° une exagération du frontal droit et au contraire une diminution (ou au moins la courbure normale) du frontal gauche ; 3° une convexité légère de la région fronto-pariétale droite et un léger angle rentrant ou dépression de la même région du côté gauche. Il en résulte que la boîte crânienne n'est plus symétrique et représente *un ovale oblique par rapport à la face*, comme on le voit dans la figure ci-jointe. Sa face postérieure en effet ne regarde plus directement en arrière comme cela a lieu, à l'état normal, mais d'une façon oblique en arrière et à droite.

D'autre part la région frontale, étant également asymétrique, n'est pas dirigée en avant, mais bien en avant et à gauche; enfin la région antéro-latérale ou fronto-pariétale est un peu plus convexe du côté droit, tandis qu'elle est aplatie et présente même un angle un peu rentrant à gauche. M. Guéniot a eu la bonté de me donner à examiner trois crânes desséchés où cette obliquité par propulsion unilatérale droite ne pouvait certes être mise en doute; l'un avait appartenu à un enfant de 46 jours, les deux autres à des enfants de 10 mois et de 18 mois chez lesquels plusieurs soudures étaient complètes. J'en ai vu encore un autre qui venait d'être autopsié à l'hôpital et chez lequel cette propulsion portait non-seulement sur la calotte, mais sur la base du crâne : le rocher droit était rejeté sur un plan plus antérieur (d'où asymétrie des oreilles dont la droite est plus en avant) et son diamètre longitudinal avait diminué au profit de l'épaisseur : en un mot l'obliquité était aussi évidente sur la face interne et sur la base que sur la surface extérieure. Enfin nous avons constaté cette déformation sur le vivant chez un certain nombre d'enfants de 5 à 10 ans en examinant leur crâne par derrière et d'aplomb. Parfois, mais beaucoup plus rarement, l'obliquité siége à gauche; elle est la même, mais on le comprend, en sens opposé. Cette déformation n'a du reste aucun retentissement sur le cerveau et n'agit pas sur l'intelligence du sujet. Cependant M. Broca a vu dans plusieurs cas une diminution de 2 à 5 gr. dans le poids de l'hémisphère correspondant; une seule fois elle s'est rencontrée chez un enfant idiot et dans trois autres exemples les sujets étaient hydrocéphales : on comprend que chez ces derniers la disposition dont nous parlons ait tendance à se produire pendant un laps de temps plus long, par ce fait que chez eux l'ossification des sutures est toujours retardée.

La *thérapeutique* de cette conformation vicieuse se déduit naturellement de la cause essentiellement mécanique qui lui a donné naissance.

De même qu'une sphère composée de pièces distinctes et par conséquent mobiles peut se déformer si elle séjourne toujours du même côté sur un plan résistant, de même le crâne, chez les enfants nouveau-nés en reposant dans un décubitus qui est sans cesse le même peut devenir le point de départ de cette obliquité unilatérale.

Cette déformation, dit M. Guéniot, siége presque toujours à droite : nous avons en effet été frappé en entrant dans la belle salle qui sert de crèche, dans cet hôpital, de voir tous ces petits êtres alignés les uns à côté des autres en reposant *invariablement* sur le côté droit du crâne.

C'est donc par des *mesures hygiéniques* et des précautions en rapport avec le mode de développement de cette déformation qu'on peut arriver soit à la prévenir, soit à la combattre, si les pièces du crâne sont encore mobiles les unes sur les autres, condition indispensable pour qu'on puisse y porter remède : Voici quelles sont les règles générales auxquelles M. Guéniot conseille de se soumettre.

A. *Traitement prophylactique.* Éviter d'adopter un décubitus exclusif soit à droite soit à gauche : coucher l'enfant tantôt d'un côté, tantôt de l'autre, c'est-à-dire dans le *décubitus indifférent*.

Disposer le berceau de façon à éviter que l'enfant tourne toujours la tête du côté de la lumière, ce qui est chez lui un mouvement spontané, naturel, instinctif : pour cela, placer le lit de manière à ce que les deux yeux reçoivent toujours la même quantité de lumière : tenir l'enfant très-souvent dans les bras et reposant soit du côté droit soit du côté gauche et ne pas le laisser trop longtemps dans le lit : à ce propos nous dirons que les petites voitures d'enfants dont on fait un si grand abus depuis quelque temps, ne peuvent jouer à cet égard qu'un rôle pernicieux et contribuer pour leur part à cette déformation.

II. *Combattre ce vice de conformation.* Décubitus exclusif du côté opposé à l'obliquité unilatérale. Lorsque les sutures sont ossifiées on ne peut espérer corriger la difformité qui persiste alors pendant toute la vie. Il n'est pas rare de rencontrer des têtes d'adultes offrant cette disposition à des degrés plus ou moins marqués. M. Guéniot nous a montré des mesures circonférentielles de la tête qu'il s'était procurées *chez des chapeliers* et qui dénotaient cette déformation d'une façon évidente.

---

## HOPITAL Ste-EUGÉNIE.

### Service de M. le Dr MARC SÉE.

### 1° Affections des os et des articulations.

*a.* COXALGIE. — *Appareil ouaté inamovible, silicaté.* — C'est surtout l'*immobilisation* que M. Sée met en usage au commencement, sans attendre même qu'une déviation plus ou moins prononcée du bassin se manifeste. Cette immobilisation a pour but, surtout, de triompher de la contraction musculaire qui, par son action incessante, est une des causes principales des désordres secondaires qui s'observent dans cette maladie.

Dans l'application de l'appareil il fait souvent usage du chloroforme, ce qui permet de placer le membre dans une position plus convenable et d'étendre plus facilement les muscles contracturés.

La gouttière de Bonnet donne certainement des résultats merveilleux; elle n'a qu'un inconvénient, c'est d'être d'un prix trop élevé.

Il emploie surtout *l'appareil silicaté* (carton-ouate) et le laisse appliqué de 2 mois 1/2 à 3 mois environ. Cet appareil permet de transporter l'enfant d'un lieu dans un autre, sans faire éprouver au membre affecté des ébranlements douloureux. Pour soulager le petit malade et dans un but de propreté, il fait retirer, pendant cet intervalle, deux ou trois fois l'appareil, laisse reposer l'enfant un jour ou deux, et le réapplique à nouveau. S'il survient des abcès péri-articulaires, il ne les ouvre que le plus tard possible de peur des accidents qu'entraînerait une suppuration prolongée. Il se sert pour faire l'ouverture de la poche, soit de l'aspiration (qui ne réussit pas en général d'une façon complète en raison des grumeaux existant dans le pus), soit de la simple ponction, soit plus volontiers du trocart : il ménage des ouvertures à l'appareil pour pouvoir faire dans ces abcès des injections détersives (injections iodées). Le traitement général doit être donné concomitamment pendant un temps très-long. Nous avons observé dans son service un enfant atteint de double coxalgie et chez lequel cet appareil ouaté silicaté comprenant les deux membres inférieurs et le bassin, était parfaitement supporté et avait déterminé très-rapidement une sédation dans les douleurs articulaires.

*b.* FRACTURE DE L'HUMÉRUS. — *Gouttière en carton.* — *Ouate.* — La réduction n'offre pas de difficulté, mais le traitement ne doit pas consister dans la position seule à cause de l'indocilité des petits malades et des phénomènes convulsifs qu'il n'est pas rare de voir survenir chez eux. Il applique immédiatement un appareil peu serré et immobilise les fragments à l'aide d'une *gouttière de carton* qui reçoit la partie postérieure du membre enveloppé préalablement dans une couche épaisse de ouate. L'avant-bras est maintenu fléchi sur le bras pendant toute la durée de la consolidation. On doit surtout éviter d'exercer une compression énergique sur la face interne du membre où se trouve le paquet vasculo-nerveux.

*c.* TUMEUR BLANCHE DU GENOU. — *Immobilisation.* — *Teinture d'iode.* — *Gouttière plâtrée.* — Comme topiques appliqués sur l'articulation, il n'accorde guère une certaine confiance qu'à la teinture d'iode pure. Il condamne tout d'abord le malade au repos le plus absolu et place le membre dans un appareil immobilisateur simple constitué par une *gouttière plâtrée*, ouatée. Un peu plus tard, pour permettre la locomotion et éviter l'épuisement qui résulterait d'un séjour trop prolongé au lit, il immobilise encore le membre dans un appareil plâtré ou silicaté. Traitement général : huile de foie de morue, phosphate de chaux. Si la tumeur blanche suit une marche trop lente, il a recours à certains révulsifs locaux et surtout à la cautérisation avec le fer rouge.

*d.* VALGUS. — *Appareil, puis ténotomie.* — M. Sée commence, sans avoir recours à aucune section tendineuse, par appliquer un appareil (attelles, ouate, plâtre ou silicate) qui reporte avec persévérance le pied en dedans en combattant l'action des péroniers : ce n'est qu'au bout d'un certain temps et lorsqu'il n'a pu corriger la difformité, qu'il en vient à la ténotomie (tendon d'Achille et des long et court péroniers). Immédiatement après la section tendineuse, il réapplique un nouvel appareil. Il insiste avec raison sur un fait étiologique qui doit modifier singulièrement le mode d'intervention chirurgicale ; je veux parler des phénomènes convulsifs si fréquents dans l'enfance et qui peuvent, s'ils se répètent, déterminer des paralysies plus ou moins complètes donnant lieu accidentellement à certains pieds-bots ; la temporisation aidée d'un simple appareil plaçant le pied dans la rectitude normale suffit souvent, en ce cas, pour amener la guérison ; mais si, par l'absence d'équilibre, la rétraction des muscles persiste et avec elle la difformité, il est nécessaire d'en venir à une thérapeutique réellement chirurgicale (ténotomie) qui ne donne cependant pas toujours un résultat irréprochable, bien qu'on prenne la précaution de faire porter un appareil prothétique ou celui que nous avons indiqué ci-dessus pendant un temps beaucoup plus long.

*e.* ARTHRITE SUPPURÉE DU GENOU. — *Amputation de la cuisse.* — *Modification de la méthode circulaire.* — Si l'arthrite s'accompagne de carie et de nécrose des extrémités articulaires, et a donné lieu à une suppuration décollant les masses musculaires et remontant à une hauteur considérable, il préfère l'amputation de la cuisse à la résection du genou, parce qu'en pratiquant cette dernière opération on est obligé de remonter sur le squelette au-dessus des cartilages épiphysaires, ce qui nécessairement déterminerait plus tard un arrêt dans le développement osseux et dans la longueur du membre.

Chloroformisation. Il adopte la méthode circulaire mais il l'a modifiée dans le temps qui consiste à sectionner les parties profondes. La section et la dissection de la peau étant effectuées, il tranche toutes les masses musculaires d'un seul coup de couteau et les fait rétracter fortement ; alors au lieu de décrire au milieu des muscles le cône classique, il décrit de chaque côté et dans leur profondeur une incision verticale de 4 à 5 centim., qui, divisant les masses charnues, intéresse le périoste jusqu'à l'os, puis à l'aide d'un instrument mousse il détache dans toute la circonférence et relève cette membrane fibreuse avec les muscles qui y prennent insertion.

Par ce moyen, la rétraction est moindre, les muscles profonds restant à leur place respective et matelassant le moignon aussi bien que possible. Pansement ouaté.

A l'hôpital Ste-Eugénie les enfants, immédiatement l'opération terminée, sont pris par un infirmier et transportés sur les bras jusqu'à leur lit : on ne fait pas, à ce qu'il paraît, usage de brancards : c'est là une coutume déplorable, préjudiciable aux malades, surtout à ceux qui viennent de subir une amputation, et contre laquelle nous nous élevons énergiquement.

M. Sée fait également usage de la *méthode hémostatique d'Esmarch* et il emploie à cet effet, de préférence à la bande élastique lisse, celle qui est feutrée, qui se relâche moins facilement et comprime mieux les tissus. Chez l'enfant qui a été amputé par M. Sée, l'hémostase produite par l'application de la bande d'Esmarch a été complète et la plaie n'a pas fourni une goutte de sang pendant l'opération ; mais c'est justement cet état exsangue de la surface cruentée qui n'a pas permis de procéder aux ligatures (sauf les plus volumineuses) sans enlever le boudin compresseur : or, à ce moment, l'hémorrhagie a eu lieu et le malade a perdu presque autant de sang que si on n'avait pas employé cette méthode : c'est en effet ce qui s'est présenté chez plusieurs malades que nous avons vu amputer par MM. Tillaux et de St-Germain : on est émerveillé tout d'abord de la facilité avec laquelle on conduit une opération qui s'exécute absolument, comme si on était sur le cadavre ; mais on est obligé en retirant la compression pour lier les vaisseaux de faire perdre au malade le bénéfice de ce procédé. C'est là, à notre avis, un grand inconvénient et peut-être vaudrait-il mieux, à l'exemple du Dr Mollière, de Lyon, ne pas s'évertuer à produire une hémostase absolue, mais se contenter de ralentir la circulation, ce qui permettrait au chirurgien de trouver les vaisseaux coupés plus facilement et avec plus de rapidité.

## 2° Plaies et fractures compliquées.

Plaies. — Fractures avec plaies. — *Pansement à l'alcool.* — *Appareil à irrigation continue d'alcool.* — M. Sée a obtenu de très-heureux résultats par les alcooliques dans le traitement des solutions de continuité de diverses natures. Depuis les travaux de Batailhé (de l'alcool et des composés alcooliques en chirurgie), de Nélaton, de de Gaulejac (du pansement des plaies par l'alcool. Th. Paris, 1864) et de bien d'autres, ce mode de pansement occupe une place considérable dans la thérapeutique chirurgicale. M. M. Sée ne compte pas beaucoup sur l'alcool pour la réunion immédiate des plaies et il croit que M. Batailhé s'est peut-être exagéré l'action de ce topique. Il prévient, selon lui, les accidents des plaies, contribue à arrêter l'hémorrhagie des petits vaisseaux dont il crispe les parois ; il entretient la fraîcheur et la propreté, donne aux tissus un bel aspect de vitalité ; mais il n'accélère pas la cicatrisation, comme l'ont avancé plusieurs observateurs. Le pansement alcoolique retarderait plutôt la formation des bourgeons charnus (thèse de de Segogne, emploi de l'alcool dans le pansement des fractures compliquées de plaies, 1867) ; au lieu d'être fongueux, mollasses, les bourgeons qui se développent sont petits, séreux, coniques, ont une coloration d'un rose vif et sont propres à la guérison des plaies : en un mot, ils sont en médiocre quantité, mais en revanche ils sont de très-bonne qualité. Tant qu'il y a certains accidents à craindre, surtout pour les fractures compliquées, M. Sée applique le pansement à alcool ; mais lorsqu'il veut accélérer la cicatrisation il le laisse de côté et préfère le pansement simple.

Il emploie de préférence l'alcool rectifié à 30° pur et quelquefois, suivant les indications, mélangé d'eau : il ne se sert pas de l'alcool camphré.

*L'appareil à irrigation continue d'alcool* qu'il a imaginé et présenté à l'Académie il y a sept ans, a le grand avantage, sur les autres méthodes d'application de l'alcool, de régulariser et de graduer l'irrigation et de la maintenir continue.

Voici les différentes pièces dont se compose cet appareil à la fois simple et ingénieux.

1° *Flacon en verre* (1 litre) suspendu de façon à ce que le goulot se trouve renversé en bas.

2° *Tube en caoutchouc*, d'une longueur de 2 mètres environ conduisant le liquide et vissé au goulot au moyen d'une monture en cuivre.

3° Ce tube se bifurque au niveau de son extrémité libre et à chacune des branches de bifurcation se trouve annexé un petit *robinet* qui permet de régler la quantité d'alcool qu'on veut laisser couler sur la plaie.

4° Chacun de ces petits tubes secondaires se termine par une petite boule en cuivre percée à son centre d'un trou de la grosseur d'une fine aiguille.

6° Pour favoriser la descente du liquide et augmenter la pression à la surface de ce dernier, un *tube de fer* pénètre jusqu'au fond du flacon.

## 3° Affection de l'œil et du sac lacrymo-nasal.

*a.* Fistule lacrymale. — ***Flèche de chlorure de zinc.*** — Supprimer la suppuration du sac en remplaçant par une membrane cicatricielle la muqueuse altérée de ce conduit, tel est le principe général sur lequel se fonde ce chirurgien pour préconiser comme traitement de la fistule lacrymale, la *cautérisation* à l'aide d'une flèche de pâte de Canquoin dans l'intérieur du trajet fistuleux. En effet, il faut d'après les nombreux faits cliniques connus, renoncer à croire que la guérison s'effectue toujours, dans cette maladie, parce que le conduit est redevenu perméable. En effet, chez un grand nombre de personnes atteintes de cette infirmité et où la dilatation a été suivie de succès, la désobstruction ne persiste pas, le canal se rétrécit à nouveau, ce que prouve l'impossibilité de faire cheminer une injection dans les voies lacrymales ; mais la guérison n'en a pas moins lieu d'une façon générale. Lorsqu'un sac lacrymal s'est rétréci et obstrué, il se rétrécit et s'obstrue toujours. Nous ne devons pas, par conséquent, dans le traitement de cette affection et dans la majorité des cas, adopter cette idée que l'*indication à remplir dans le traitement de la fistule lacrymale est de désobstruer le canal*. Ce qui est le point capital, au contraire, est de chercher, soit à modifier la muqueuse par des injections et à y provoquer une inflammation substitutive, si l'on a affaire à un simple catarrhe du sac, soit plutôt à en *favoriser l'obstruction*, c'est-à-dire à revenir à la cautérisation remise en vigueur par L. Nannoni, puis érigée en méthode par Delpech.

Pour détruire cette membrane muqueuse du sac, ou au moins pour la remplacer par une surface moins secrétante et très probablement de nature cicatricielle, c'est à la cautérisation que l'on doit s'adresser. M. Desmarres, comme on sait, emploie le fer rouge (cautère en bec d'oiseau); M. Gosselin donne la préférence au beurre d'antimoine dont Magne avait déjà fait usage en pareille circonstance (de la cure radicale de la tumeur et de la fistule du sac lacrymal. *Un. médic.* 3 fév. 1857). Follin faisait usage du chlorure de zinc et c'est également ce caustique qu'emploie M. Marc Sée, parce qu'il lui paraît être doué d'une puissance bourgeonnante très-grande qu'il imprime aux parois du sac, en second lieu parce qu'il est d'une grande facilité dans son mode d'application, enfin parce qu'il met peut-être plus à l'abri d'accidents et de récidives que les autres méthodes.

*b.* KÉRATITE. — *Laudanum.* — *Atropine.* — *Sulfate de soude.* — *Compression.* — D'une façon générale les moyens thérapeutiques varient suivant l'espèce d'inflammation à laquelle le chirurgien a affaire et surtout suivant la cause le plus souvent générale qui l'entretient. Une précaution qui est indispensable est de soustraire l'œil à la lumière : M. Sée y satisfait en établissant sur les paupières fermées une *légère compression* avec la ouate ; avant de faire cette compression il instille dans l'œil 2 ou 3 gouttes de *laudanum* dont l'absorption incessante à la surface de la cornée détermine une modification heureuse dans les opacités récentes de cette membrane et aide à la résorption des granulations. Il n'a pas recours aux cautérisations avec le crayon de nitrate d'argent, mais il se sert, surtout si c'est la conjonctivite qui prédomine, de quelques gouttes du collyre au sulfate de zinc (10 c. p. 30) additionné ou non de sulfate neutre d'atropine. Ce traitement doit se continuer pendant plusieurs jours, et M. Sée lui associe généralement les frictions péri-orbitaires avec la pommade belladonée. Révulsifs généraux. Traitement tonique.

*c.* TACHES CICATRICIELLES DE LA CORNÉE. — *Sulfate de soude.* — Afin de produire sur la membrane cornéenne des phénomènes nutritifs qui ont pour résultat la résorption plus ou moins prononcée des taches, M. Sée emploie le *sulfate de soude* dont le degré d'irritation est modéré mais suffisant. Il ne s'en sert pas toutefois d'une façon continue, mais bien intermittente de peur de déterminer un résultat opposé à celui qu'il désire obtenir.

## 4° Affections kystiques.

*a.* KYSTE THYROÏDIEN. — *Ponction et injection iodée.* — Si l'accroissement en est rapide, il y a lieu de craindre la suffocation et d'intervenir pour corriger la difformité. Il n'a qu'une médiocre confiance dans l'application de l'iode sur la tumeur et de son administration à l'intérieur ; car le plus souvent ce médicament n'agit que lorsqu'on a affaire à un goître parenchymateux et n'exerce aucune influence sur les kystes de la glande thyroïde. Il préfère, comme opération, la ponction suivie de l'injection iodée qui ne réussit pas aussi souvent que pour l'hydrocèle, mais qui, dans la moitié des cas environ, donne des résultats satisfaisants. Il fait la ponction avec un petit trocart après avoir ou sans avoir préalablement ouvert les téguments avec la pointe d'un bistouri. L'injection est faite avec la *teinture d'iode pure* qu'il laisse séjourner pendant quelques minutes dans la poche. Par cette opération qui évite les suppurations graves du cou auxquelles exposent les incisions, M. Sée se propose de déterminer dans la cavité kystique une inflammation plastique, ayant pour résultat l'oblitération de la poche, ou tout au moins de produire à sa surface interne une modification qui arrête la sécrétion et conduit l'affection à un état stationnaire. Nous avons vu dans son service un petit garçon opéré de cette manière et complétement guéri.

*b.* KYSTE DERMOÏDE. — *Dissection. — Cautérisation.* — L'incision faite sur la poche ne pénètre pas jusque dans sa profondeur ; on dissèque ensuite les lèvres de l'incision avec des pinces à griffes en isolant le kyste et cherchant à l'enlever. Si on l'ouvre, dans ce premier temps, comme cela arrive presque toujours, on en saisit les parois que l'on dissèque le plus complétement possible. Immédiatement après, M. Sée cautérise l'intérieur avec l'extrémité d'un crayon de nitrate d'argent. Il préfère cette méthode à la cautérisation avec la pâte de Vienne qui est plus longue et donne lieu à des cicatrices plus difformes.

*c.* HYDROCÈLE. — *Injection iodée.* — M. Sée ne croit pas beaucoup à la guérison spontanée de l'hydrocèle chez l'enfant ; il pense aussi que la simple ponction est insuffisante la plupart du temps et comme il ne regarde pas, contrairement à l'avis de bien d'autres chirurgiens, comme fréquente la communication vagino-péritonéale, il traite l'hydrocèle de la très-jeune enfance comme celle des adultes. Il prend toutefois la précaution, pendant qu'il opère, de faire tenir la main d'un aide sur l'anneau du côté malade et pratique l'injection avec la teinture d'iode pure.

## 5° Affections des lèvres.

BEC-DE-LIÈVRE (simple, unilatéral). — *Un seul lambeau. — Ciseaux particuliers dits à boutonnière.* — Les ciseaux représentés, dans la figure ci-jointe, et qui ont été imaginés par M. Sée, ont pour but de pratiquer l'avivement des bords de la solution de continuité, d'un seul coup, et en ménageant en même temps une base adhérente au lambeau qui se trouve taillé.

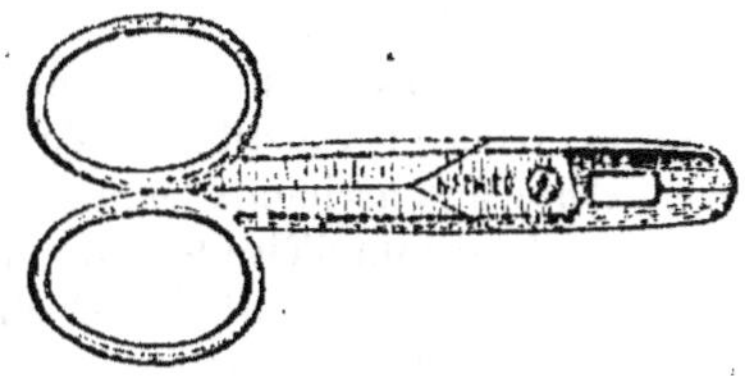

Leurs lames ne sont tranchantes que dans la partie antérieure (près de la pointe) ; à la partie postérieure ces lames manquent et sont remplacées de chaque côté par le dos de l'instrument qui se continue avec l'entablure : il existe donc entre les lames et le point d'entrecroisement des branches un espace vide, une sorte de *boutonnière* ; il en résulte que la section des tissus ne porte que sur la partie la plus éloignée, tandis que ceux qui se trouvent en bas ne sont pas intéressés. Généralement M. Sée se contente de tailler un seul lambeau restant adhérent au niveau du bord libre : il avive l'autre bord verticalement, puis horizontalement, et réunit le lambeau abaissé avec la portion cruentée horizontale de l'autre côté. Cette taille du lambeau et les deux avivements correspondants se font en trois coups des ciseaux à boutonnière et cela avec une précision presque mathématique. Il fait ensuite la suture entortillée.

## HOSPICE DE BICÊTRE.

Service de M. le Dr LANNELONGUE.

### 1° Affections des organes génito-urinaires.

*a.* TUMEUR DU TESTICULE. — *Ligature de l'artère spermatique. Dangers de la castration.* — La castration est sans contredit une opération grave, malgré l'affirmation d'un chirurgien qui dit qu'avec l'écraseur linéaire elle n'a jamais été suivie d'accidents entre ses mains. Sur neuf opérations de ce genre pratiquées par M. Verneuil (Soc. de chir., sept. 1866) il y a eu deux morts : une par hémorrhagie, phlegmon et résorption purulente, l'autre par tétanos le 13e jour : dans deux autres cas, la mort a été imminente. — Nous pensons que l'une des causes principales du danger de la castration est la *ligature en masse du cordon.* Non-seulement ce procédé en étreignant les nombreux filets qui entrent dans la constitution de ce dernier, expose aux accidents tétaniques, mais encore il est loin d'être toujours un moyen hémostatique infaillible. Quelle que soit la force que l'on mette à serrer tous les éléments du cordon, le lien se relâche peu à peu, et l'hémorrhagie a tendance à se produire par les vaisseaux centraux qui ont échappé à l'action du fil et souvent par l'artère spermatique elle-même.

M. Lannelongue a renoncé à la ligature en masse depuis qu'il a observé à la suite de cette méthode, trois faits d'hémorrhagie dont l'un s'est terminé par la mort Dans ce dernier cas (service de Denonvilliers 1865) il s'agissait d'un myome du testicule : une double ligature faite avec un fil très-fort fut apposée solidement sur le cordon spermatique que l'on coupa dans l'intervalle ; dans le courant de la journée, une hémorrhagie se déclara, se répéta les jours suivants, et le malade finit par succomber. — La ligature isolée de chacun des vaisseaux du cordon est plus sûre et n'est pas beaucoup plus difficile.

M. Lannelongue pour se mettre à l'abri des dangers de la castration, et dans le but de déterminer une atrophie de la tumeur testiculaire, vient de pratiquer la ligature de l'artère spermatique, du même côté, chez un homme de 49 ans : cette tumeur très-dure, de nature squirrheuse à marche rapide (elle datait de 4 ou 5 mois), avait presque la grosseur de deux poings d'adulte : au bout d'un an, la masse avait diminué au moins des 4/5. Cette ligature n'offre du reste aucune difficulté sérieuse : une incision est faite sur le trajet funiculaire, et une fois la gaîne fibreuse commune ouverte, on se trouve sur les éléments du cordon ; on voit alors l'artère spermatique entre deux groupes de veines un peu dilatées, l'un plus volumineux antérieur, l'autre postérieur plus mince. En comprimant légèrement le cordon en arrière, où se trouve le canal différent, on exagère la saillie du vaisseau artériel qui est isolé et autour duquel on passe un fil à l'aide de l'aiguille de Deschamps : chez le malade que nous avons observé, la petite plaie ne tarda pas à se cicatriser ; pendant les quelques jours qui suivirent l'opération, il survint un gonflement œdémateux et une sensibilité exagérée du scrotum ; mais bientôt l'équilibre circulatoire se rétablit, et on vit manifestement la tumeur, en devenant de plus en plus dure, entrer dans une période de décroissance qui s'accentua de jour en jour.

L'idée de faire la ligature de l'artère spermatique pour chercher à atrophier les néoplasmes volumineux du testicule est relatée dans Harvey (*Traité de la génération*) qui la pratiqua, dit-il, dans un cas avec succès ; mais nous ne savons pas s'il avait réellement affaire à une tumeur maligne.

Cette ligature fut également préconisée par Mayor pour la guérison du sarcocèle ; enfin Maunoir toujours dans le but d'atrophier la glande séminale dégénérée, plaça une double ligature sur l'artère spermatique, et divisa cette dernière dans l'intervalle ; il conseille aussi après la ligature, de faire la section complète du cordon.

*b.* FISTULES URINAIRES MULTIPLES ; INDURATIONS DU PÉRINÉE. — *Résection de tous les tissus indurés.— Cautérisations.*— Dans le cas de fistules uréthro-périnéales multiples, s'accompagnant de nombreuses indurations ayant résisté aux moyens ordinaires et déterminant chez le malade des phénomènes locaux et généraux, assez grands pour compromettre l'existence, M. Lannelongue emploie, à l'exemple de Voillemier (*Gaz. hebdom.* 1874, n° 379), l'excision ou résection d'une portion du périnée et voici comment il procède : une fois que le calibre de l'urèthre a été rétabli à peu près complétement, il place dans ce canal la plus grosse sonde en gomme élastique qui puisse y être introduite, et mettant le malade dans la position de la taille, il commence par inciser sur la sonde cannelée le trajet fistuleux le plus long et le plus central. Disséquant alors tous les tissus indurés, il les prend avec des pinces et les enlève soit avec le bistouri, soit avec les ciseaux courbes ; le doigt est promené sur toute la surface cruentée et vérifie s'il existe encore des portions dures. Immédiatement après, plusieurs cautères actuels sont éteints dans les anfractuosités de la plaie, en évitant de trop se rapprocher de la ligne médiane et le pansement est fait avec de la charpie sèche ou légèrement humide. On sait que M. Voillemier n'a pas recours à ce dernier temps (cautérisation) ; onze malades ont été traités ainsi par ce dernier chirurgien et ont guéri complétement.

*c.* CONTRACTURE DU COL VÉSICAL. —*Dilatateur bicoudé de M. Mercier.* — La contracture du col qui a pour effet de rendre beaucoup plus saillante sa lèvre inférieure et de produire par conséquent un obstacle à l'émission de l'urine, est un état fréquent chez les vieillards de Bicêtre. Dans le cas où cette contracture est l'élément essentiel et ne s'accompagne pas de la persistance de cette saillie médiane inférieure (valvule), M. Lannelongue emploie la dilatation forcée et se sert le plus souvent de l'ingénieux instrument de M. Mercier, qui représente une sonde bicoudée quand il est fermé et prêt à être introduit : il se compose de deux tiges plates ; l'une bicoudée portant un anneau dans lequel s'engage une autre tige droite qui peut glisser sur la première à l'aide d'une mortaise; une fois l'instrument introduit et le bec en bas, on pousse la tige droite. Cette dernière maintenue fixe, on retire un peu la branche bicoudée dont le bec, en pénétrant dans l'urèthre déprime la lèvre inférieure du col, jusqu'à ce qu'il vienne l'accrocher immédiatement.

*d.* ÉLÉPHANTIASIS DU SCROTUM. — *Expectation.* — *Amputation.* — Si le malade a dépassé 70 ans, M. Lannelongue n'est pas d'avis d'opérer et se contente d'appliquer des mesures hygiéniques, de soustraire le malade aux influences climatériques mauvaises, d'user de soins de propreté minutieux et de donner un régime fortifiant. Si le sujet est plus jeune et placé dans de bonnes conditions, il croit que malgré le succès obtenu par Chopart, l'extirpation ou l'amputation est préférable à la cautérisation. Il est difficile, avant l'opération, de décrire d'une façon précise les règles à suivre : il faut cependant éviter de léser les cordons et les glandes testiculaires qui généralement ne sont qu'englobées dans la masse éléphantiasique et avoir soin de conserver assez de peau pour recouvrir la surface cruentée profonde.

Nous nous souvenons d'avoir vu, il y a quelques années, M. Verneuil opérer à Lariboisière un éléphantiasis scrotal très-volumineux par le procédé *à double valve* destinée à fermer la loge testiculaire, qui lui a fourni un résultat très-satisfaisant.

## 2° Affections oculaires.

*a.* CATARACTE. — *Ablation en masse* (*opération de Sperino de Turin*). — Dans les cas de cataractes séniles avec un noyau assez volumineux, M. Lannelongue, à l'exemple de M. Sperino, de Turin, de Pagenstecher (de Wiesbaden) et de Wecker, emploie *l'extraction sans ouverture de la cristalloïde* ou ablation en masse du cristallin avec sa capsule. Il fait le lambeau ordinaire, mais ne pratique pas comme Pagenstecher et Wecker l'iridectomie.

Eu égard à cette excision de l'iris, M. Lannelongue a remarqué qu'un grand nombre de vieillards opérés, il y a quelques années, par les méthodes s'accompagnant d'iridectomie et en particulier celle de de Graëfe, présentent une perte complète de la vision malgré la translucidité des milieux intra-oculaires; il ne sait pas jusqu'à quel point l'iridectomie prédisposerait à ces amauroses consécutives, mais il a grande tendance à lui faire jouer un rôle dans leur production.

Il n'a pas recours à l'anesthésie par l'éther que le Dr Wecker emploie toujours dans le but de prévenir l'excitation et surtout les vomissements si nuisibles après l'opération de la cataracte. Il ne commence pas non plus, comme Delgado, par introduire à travers la cornée un instrument spécial destiné à détacher et à mobiliser l'appareil cristallinien!

Lorsqu'elle réussit, cette opération (extraction en masse) donne de très-beaux résultats, car il n'y a pas à craindre ici les cataractes secondaires, mais elle expose à des accidents graves, et en particulier à l'issue du corps vitré, qui d'une façon générale l'ont fait repousser par bien des ophthalmologistes.

J'avoue, qu'au point de vue anatomique, nous ne nous rendons pas un compte bien exact de la possibilité de cette extraction en masse; car on sait que sur l'œil sain la face postérieure de la lentille cristallinienne est unie par sa cristalloïde à l'humeur vitrée, et que dès qu'on vient à l'en détacher, cette dernière s'écoule : on sait d'autre part avec quelle facilité cette cristalloïde, par ses propriétés physiologiques spéciales, revient subitement sur elle-même dès qu'une simple piqûre l'a intéressée; il faut donc supposer que dans ces cas pathologiques certaines modifications se sont produites qui ont pour but de séparer, d'isoler l'enveloppe du cristallin de la face antérieure de la masse vitrée : toutefois la démonstration de ce fait n'a pas encore été mise en lumière.

*b*. KÉRATITE VASCULAIRE. — PANNUS. — *Excision.* — *Cautérisation.* — Le premier point à tenter est la destruction de la cause irritante avant de s'adresser à la thérapeutique de l'affection de la cornée : il faut donc appliquer ici un traitement chirurgical qui a pour but sinon de supprimer, du moins de limiter la nouvelle circulation qui s'est formée : on ne réussit pas toujours, car une portion de ces vaisseaux appartient au plan sclérotical profond et est constituée par le développement exagéré des artères ciliaires longues.

On ne peut donc agir que sur les vaisseaux superficiels qui sont incisés ou réséqués (excision de Küchler périphérique à la cornée). C'est à cette dernière opération surtout que s'arrêterait M. Lannelongue, qui saisit la conjonctive épaissie et vasculaire avec des pinces à griffes et l'enlève avec des ciseaux courbes. On peut espérer que le tissu inodulaire résultant de cette *circoncision cornéenne* déterminera une compression qui apportera un obstacle salutaire à la circulation morbide de la cornée. Ce chirurgien est très-réservé sur l'emploi des cautérisations combinées à l'opération précédente, parce qu'elles peuvent aggraver d'une façon très-fâcheuse les altérations cornéennes. Il ferait usage de ces cautérisations plutôt dans les cas de kératite vasculaire sans pannus, c'est-à-dire lorsqu'on a affaire à une circulation qui n'est encore que superficielle. Il ne recommande également que sous bénéfice d'inventaire les inoculations du pus de l'ophthalmie purulente ou celui du pus blennorrhagique qui ont été préconisées en 18:2 par F. Jager.

*c*. PUSTULE MALIGNE DE LA PAUPIÈRE INFÉRIEURE. — *Autoplastie.* — *Blépharoraphie.* — Cautérisations profondes avec le chlorure de zinc liquide. Attendre que l'élimination de l'eschare ait lieu. Après la cicatrisation, anaplastie à l'aide d'un lambeau pris sur la surface malaire et la joue, rotation et glissement de ce lambeau. M. Lannelongue pratique, à l'exemple de Denonvilliers, la blépharoraphie, suture des paupières, qu'il maintient pendant très-longtemps jusqu'à ce que la plaie soit complétement cicatrisée et même au delà.

Nous avons vu dans son service de Bicêtre un jeune berger chez lequel ce procédé a été suivi d'un succès complet.

### 3° Affections des os.

*a*. CONSOLIDATION VICIEUSE D'UNE FRACTURE DU FÉMUR. — *Rupture du cal.* — *Appareil silicaté.* — Si le cal est encore malléable, M. Lannelongue après avoir essayé en vain l'immobilisation prolongée, n'hésite pas à avoir recours à la rupture de ce cal, suivie de la juxtaposition des fragments et de l'application d'un nouvel appareil inamovible. Cette immobilisation immédiate prévient les accidents inflammatoires qui pourraient résulter de ce traumatisme en même temps qu'elle favorise plus tard la formation du cal. Il préfère comme appareil les tours de bandes silicatées embrassant également le bassin et recouvrant l'épaisse couche de ouate qui enveloppe tout le membre.

*b*. FRACTURE DU COL. — *Repos simple.* — *Position.* — Après avoir essayé dans bien des cas les divers appareils préconisés pour ce genre de lésion, M. Lannelongue est arrivé à ne traiter les fractures du col chez les vieillards que par la position et le repos seul. En effet les appareils, loin de favoriser toujours la consolidation, font souffrir les malades en exerçant sur les diverses parties des membres des pressions mal supportées et n'ont aucune prise sur le raccourcissement qui se produit toujours en supposant que la consolidation puisse s'effectuer. On évite aussi de cette manière la formation des eschares par suite d'une immobilité trop prolongée sur le lit.

---

## HOPITAL NECKER.

Service de M. le Dr DÉSORMEAUX.

### 1° Anesthésie — Plaies. — Fistules.

*a*. ANESTHÉSIE LOCALE. — *Ether*. — M. Désormeaux emploie fréquemment l'anesthésie locale, mais seulement quand il s'agit de parties du corps parfaitement isolées et dont l'épaisseur est relativement peu considérable (doigt — orteil). Les résultats que cette méthode lui a donnés pour les régions plus volumineuses ne lui ont pas paru très-satisfaisants. Le mélange réfrigérant de J. Arnolt (glace et sel marin), qui produit incontestablement une modification profonde dans la sensibilité des parties, n'est pas généralement adopté par lui, non pas qu'il lui paraisse insuffisant, mais parce qu'il est sujet à certains inconvénients, tels qu'une réaction inflammatoire très-intense, ou même la production d'eschares (surtout si l'action se prolonge assez longtemps) qui ne sont, il est vrai, que superficielles : de plus, l'application de ce mélange est presque toujours très-douloureux. Il donne la préférence à l'*éther* projeté sur la partie à l'aide de l'appareil de Richardson ou simplement vaporisé au soufflet.

*b*. PANSEMENTS DES PLAIES. — *Glycérolé d'amidon.* — Ce chirurgien ne fait que peu usage des corps gras et du cérat en particulier, dans le traitement des solutions de continuité. Il emploie plutôt les pansements humides. Le *glycérolé d'amidon,* étendu sur un linge ou un gâteau de charpie (amidon, 250 gr. traité par l'eau bouillante, puis mêlé à la glycérine, 2 kilogr., trituration), lui paraît un bon moyen; en effet, il entretient une propreté constante, n'est point irritant, ne forme pas de magma crustacé en se mélangeant au pus, et favorise la production de bourgeons rosés et non exubérants. De plus, ce glycérolé, qu'il emploie généralement pur, peut, suivant les indications, être mélangé au tannin et à différents extraits qui s'y dissolvent complétement; grâce à ce moyen, on peut appliquer sur les plaies et selon les besoins, des pansements inertes, astringents, antiphlogistiques, désinfectants ou coagulants.

Dans le cas de solution de continuité avec hémorrhagie, il est assez sobre de l'emploi du perchlorure de fer qui lui paraît dans certains cas, en raison de sa causticité, déterminer des eschares, surtout lorsque cet agent mis en grande quantité, s'infiltre dans les mailles des tissus ; aussi quand il emploie ce liquide comme hémostatique, il a le soin, après avoir trempé les tampons de charpie ou de ouate, de les exprimer fortement ; il s'en sert aussi à l'état de dilution indiquée par M. Gosselin (perchlorure de fer à 30° dans une partie égale d'eau), qui est suffisamment hémostatique sans produire une trop grande irritation.

*c.* TRAJETS FISTULEUX (suite d'abcès). — *Liqueur de Villate.* — Dans les fistules non symptomatiques d'une affection osseuse et dans les clapiers dont les téguments décollés ne possèdent pas assez de vitalité, il est bon d'avoir recours à des injections excitantes : si le vin aromatique, l'alcool, la teinture d'iode ne donnent pas de résultats, M. Désormeaux emploie la *liqueur de Villate*, dont les sels de cuivre, entrant pour une large part dans la composition, ont pour but de réveiller les propriétés vitales de ces trajets qui n'ont par eux-mêmes aucune tendance à la cicatrisation. Il n'en fait usage du reste que lorsqu'il y a fistule et non quand on a affaire à des abcès, et il n'a jamais observé ni les symptômes d'empoisonnement dont parlent certains auteurs qui, dans cette crainte, ne l'emploient qu'avec beaucoup de réserve, ni une inflammation phlegmoneuse avec tendance à devenir diffuse. Le seul inconvénient de cette liqueur, qui est très-caustique, est de déterminer au moyen de l'injection une douleur parfois très-vive.

## 2° Affections des organes génito-urinaires.

(Homme et femme).

*a.* HYDROCÈLE. — *Cautérisation au nitrate d'argent.* — C'est à la méthode de Defer, chirurgien de Metz (note à l'Académie de médec., 1856), que M. Désormeaux a recours la plupart du temps pour la guérison de l'hydrocèle simple de la tunique vaginale. Cette méthode, qui a aussi été employée dans les hôpitaux par M. Maisonneuve et M. de Saint-Germain, à l'hôpital des Enfants malades, consiste à cautériser la face interne de la séreuse avec le nitrate d'argent solide. Defer se servait pour cette opération d'un mandrin porte-caustique terminé d'un côté par une petite cuvette où on fait fondre un fragment de nitrate, et, de l'autre, par un simple anneau : l'hydrocèle ponctionnée et le liquide évacué comme d'habitude, on introduit par la canule du trocart le mandrin porte-caustique dans la poche en faisant décrire alors, à l'aide de l'anneau, des mouvements spiroïdes à l'instrument ; le chirurgien met les différents points de la vaginale en contact avec le caustique, puis retire successivement le mandrin et la canule.

C'est ce procédé que M. Désormeaux a mis en usage depuis plus de 15 ans et même simplifié en se servant, non plus du mandrin spécial de l'inventeur, mais d'un stylet cannelé ou sonde cannelée dans la rainure de laquelle on fait fondre le nitrate d'argent (une ou deux gouttes caustiques suffisent du reste). La douleur ressentie par le malade est peu vive et l'inflammation classique, qui suit toute opération d'hydrocèle et est indispensable à la guérison, est en général de médiocre intensité ; cette inflammation est d'ailleurs subordonnée au degré de cautérisation qu'emploie le chirurgien. M. Désormeaux a constaté qu'il n'est pas indispensable de porter le caustique sur tous les points de la tunique, ce qui serait impossible ou au moins difficile : il suffit d'en badigeonner une certaine étendue pour que le processus inflammatoire se propage ensuite de proche en proche.

Immédiatement après l'opération et pendant les quelques jours qui suivent, des compresses imbibées, soit de vin, soit d'alcool, soit de vin aromatique, sont constamment maintenues sur les bourses qu'on a soin de maintenir relevées avec une plaque de gutta-percha, de liége ou de zinc échancrée du côté des organes génitaux.

Au dire de M. Désormeaux (M. Th. de Ganzin, *Traitement de l'hydrocèle*, 1874), ce procédé, qu'il a constamment employé avec succès à l'hôpital Necker, mérite la préférence sur l'injection iodée, au triple point de vue de la facilité d'exécution, de l'innocuité, de l'efficacité. Comme simplicité, cette méthode nous paraît en effet présenter de grands avantages, car elle dispense de l'attirail nécessité par l'injection de teinture d'iode; quant à son innocuité et sa grande efficacité, nous ne pouvons les juger personnellement, n'ayant jamais eu recours à ce procédé ; nous dirons cependant que nous avons vu dans les hôpitaux et ailleurs qu'à Necker plusieurs hydrocèles traitées de cette manière et ayant donné lieu à des récidives : dans un autre cas il y eut suppuration de la tunique vaginale.

*b.* RÉTRÉCISSEMENT DE L'URÈTHRE. — *Uréthrotomie interne, endoscopique.* — Ce chirurgien emploie la dilatation pour les rétrécissements inflammatoires ordinaires ; il n'est pas même éloigné de croire, contrairement à l'avis de la plupart des praticiens, que dans certains cas la guérison peut être radicale. Mais si le rétrécissement est très-étroit, fibreux et cicatriciel, la dilatation n'agit que trop lentement, est la plupart du temps insuffisante et expose le malade à des accidents plus ou moins graves : il pense alors que dans ces cas, et principalement ceux où la rétractilité de la coarctation est telle que les tissus reviennent à leur état primitif aussitôt que l'on cesse de dilater, on doit employer de préférence l'uréthrotomie interne : (l'uréthrotomie externe étant réservée pour les rétrécissements s'accompagnant de fistules multiples, de décollements considérables du périnée, etc.)

Donc, pour lui, l'indication principale de l'uréthrotomie est la suivante : Résistance des rétrécissements qui exigent une dilatation trop longtemps prolongée ou qui se reproduisent rapidement.

C'est presque toujours à l'uréthrotomie interne qu'il a recours. Il l'a pratiquée, soit d'arrière en avant, soit d'avant en arrière à l'aide des modèles Charrière ou de M. Maisonneuve, et considère l'instrument de ce dernier chirurgien comme l'un des plus commodes et des plus utiles ; cependant, la gracilité de sa tige l'effraie un peu quand la résistance est vraiment considérable.

Inventeur de l'ingénieux *endoscope*, c'est naturellement à l'uréthrotomie faite avec l'aide de cet instrument, que M. Désormeaux donne la préférence, et nous devons dire à regret qu'il est le seul des chirurgiens des hôpitaux de Paris à employer cette méthode, qui certainement peut trouver une application avantageuse dans certains cas. Le 5 juillet 1865, il a présenté à la Société de chirurgie 17 cas traités avec succès par ce procédé.

L'*endoscope* se compose d'une lampe (alimentée par le gazogène, 4 parties d'alcool, une partie d'essence de térébenthine) vissée à la partie inférieure d'un cylindre vertical, surmontée d'une cheminée de tirage opaque. Au milieu de sa longueur et au niveau de la flamme, ce tube est pourvu d'une tubulure, qui communique avec l'extérieur. La lumière réfléchie par un miroir et concentrée par une lentille bi-convexe pénètre dans un second tube perpendiculaire au premier, et pouvant se mouvoir dans un plan parallèle à ce premier cylindre. A l'une des extrémités de ce tube mobile (tube-optique) se trouve une lentille : c'est là où l'œil s'approche; à l'autre se fixent les sondes ouvertes du bout destinées à pénétrer dans l'urèthre ou la vessie. — Afin de pouvoir explorer et opérer en même temps, il se sert d'une sonde munie d'une fente latérale dans la partie qui ne se trouve pas encore engagée dans l'urèthre.

Grâce à l'endoscope, l'uréthrotomie interne se ferait, selon M. Désormeaux, à ciel ouvert : on sait alors sur quel point du canal porte l'incision, ce dont il n'est pas possible d'avoir une notion exacte avec les autres instruments. Le point rétréci reconnu à sa couleur blanche et à son aspect cicatriciel, il introduit par la fente latérale précédente un long bistouri boutonné, divise le tissu fibreux et s'arrête dès qu'il sent que la résistance a cédé. C'est surtout lorsqu'on ne peut pas par le cathétérisme ordinaire trouver l'orifice rétréci que, selon ce chirurgien, l'endoscope rendrait service et permettrait de voir l'ouverture étroite qui échappe à l'exploration et d'y faire pénétrer une bougie.

*c.* DÉCHIRURE DE L'URÈTHRE. — *Sondes en caoutchouc vulcanisé.* — Ce chirurgien emploie principalement dans cette lésion les *sondes en caoutchouc vulcanisé* ; souples et molles elles sont bien mieux supportées par l'urèthre, et ne présentent pas les inconvénients inhérents aux sondes rigides. Elles peuvent même séjourner pendant très-longtemps dans la vessie sans s'altérer notablement, et sans exposer les parois de ce réservoir à des accidents parfois fort sérieux qui sont la conséquence de ces dernières.

*d.* POLYPES FIBREUX DE L'UTÉRUS. — *Écraseur linéaire.* — La thérapeutique mise en usage, en pareil cas, par M. Désormeaux, varie suivant la hauteur à laquelle se trouve le fibroïde, et suivant son volume. Si, inséré dans la cavité du col, il forme une masse très-considérable saillant dans le vagin, il a plutôt recours au morcellement et aux ligatures successives, en attendant la chute de chacun des gros fragments. S'il est d'un volume médiocre et qu'on puisse sentir son pédicule en totalité ou en partie, il emploie l'écraseur linéaire ou le serre-nœud, dont le faisceau de fils de fer permet d'incliner l'anse à volonté, et de l'approprier à la disposition de la masse. Il commence par fixer le fibroïde à l'aide d'une forte griffe de Museux, mais sans pratiquer des tractions énergiques sur le polype pour l'attirer à la vulve. La griffe tenant toujours le produit morbide est passée au milieu de l'anse de la chaîne, que les doigts du chirurgien se chargent de conduire le plus haut possible sur le pédicule. Si le polype est ramolli, gangrené en partie et se laisse facilement déchirer par la moindre traction, il sectionne simplement le pédicule à l'aide de ciseaux courbes.

## 3° Affections des os. — Amputations.

*a.* AMPUTATION TIBIO-TARSIENNE. — *Procédé de Syme.* — M. Désormeaux est partisan de cette opération et la croit préférable, dans bien des cas, à l'amputation sus-malléolaire, qui laisse à désirer pour la facilité de la prothèse. Nous avons vu plusieurs cas de guérison dans son service. Il emploie le procédé de Syme, resèque généralement les extrémités osseuses et conserve pour lambeau toute la peau du talon qui comprend par conséquent, dans son épaisseur, le tendon d'Achille. Par ce procédé, la cicatrice se trouve en avant et n'est pas susceptible, ultérieurement, de s'enflammer et de s'exulcérer par la pression du moignon. Lorsque chez les scrofuleux, la carie affecte ou semble affecter seulement les premières rangées osseuses, il croit bien faire en s'éloignant le plus possible du mal, et en pratiquant encore la désarticulation tibio-tarsienne. Il emploie également le pansement ouaté.

Ce chirurgien a coutume de donner à ses amputés une potion composée le thé, 60 gram. rhum, et 10 gouttes laudanum.

*b.* FRACTURE DE LA CUISSE. — *Appareil à extension continue de M. Hennequin.* — La grande quantité d'appareils (J.-J. Petit Desault, Boyer, Brunninghausen, Baumers, F. Martin, appareil américain, etc., etc.) qui ont été préconisés tour à tour pour arriver à la guérison des fractures du corps du fémur chez les adultes sans raccourcissement, témoigne de la difficulté extrême, peut-être insurmontable, qu'il y a à obtenir un pareil résultat. L'insuccès de chacun de ces appareils, très-ingénieux du reste, provient en grande partie de ce fait que pour triompher de la contraction musculaire incessante, on est dans la nécessité d'exercer sur le membre des tractions considérables, *par conséquent douloureuses*, et de prendre appui pour l'extension et la contre-extension, sur des régions qui souffrent de cette pression continue et ont tendance à s'escharifier. Ayant surtout en vue ce grand obstacle (pression mal supportée de l'extension et de la contre-extension), M. le Dr Hennequin a imaginé un appareil à extension continue bien différent des autres et dont l'excellent principe est de rendre cette pression supportable en faisant que les points, où l'extension et la contre-extension se trouvent appliquées, puissent en quelque sorte se suppléer les uns les autres. C'est dans le service de M. Désormeaux qu'il en a fait les premiers essais, et les résultats ont été tels que depuis quelques années ce chirurgien n'emploie pas d'autre appareil dans les cas de fracture de la diaphyse fémorale. Voici les pièces qui le composent :

1° Il consiste en une *gouttière* A, dite crurale, embrassant la face postérieure de la cuisse : le genou reste dans la flexion, la jambe hors du lit et la plante du pied appuyée sur une chaise. Latéralement, cette gouttière est limitée en avant par deux

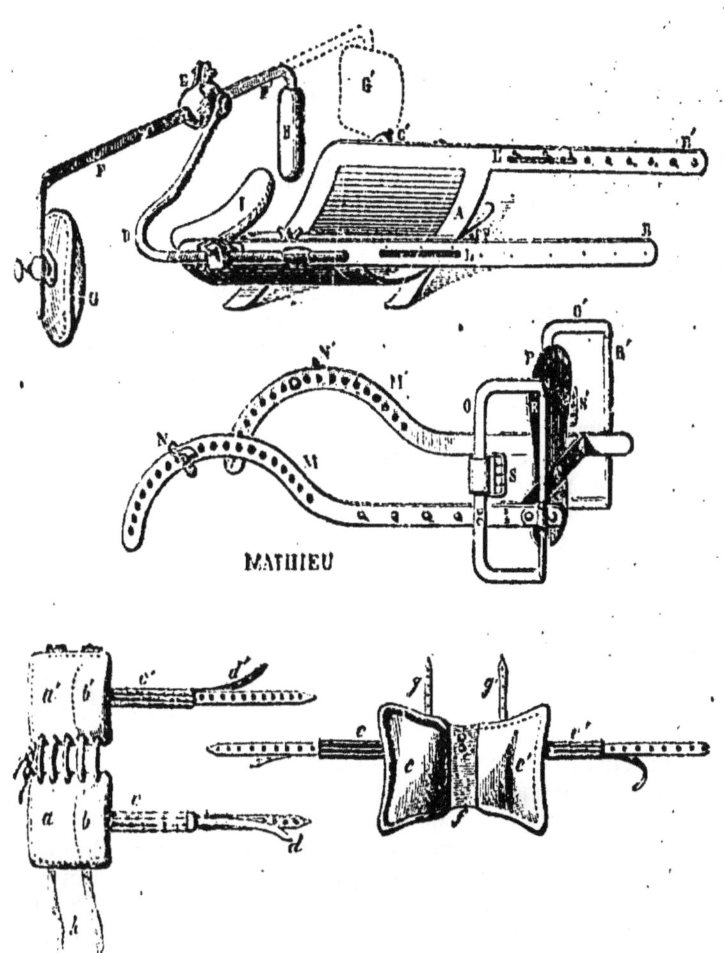


attelles BB' dépassant le fémur, munies de boutons et de deux rainures LL' ou (s'il est nécessaire que le membre garde la position rectiligne) s'articulent les deux attelles courbes MM' d'une pièce répondant à la jambe et munie d'une pédale P. RR' sont deux galets servant de poulies de réflexion aux élastiques avec lesquels on fait l'extension, dans cette position rectiligne.

2° L'*extension* se fait au moyen de : une *molletière* ee' à rigole protégeant les vaisseaux qui entoure le mollet le plus haut possible et dont les élastiques se fixent aux boutons des attelles de la gouttière crurale : un *bracelet*, aa', bouclé au-dessus du genou et dont les élastiques se fixent également aux boutons des deux attelles.

3° La *contre-extension* se pratique au

moyen de diverses pressions exercées: 1° sur la tubérosité de l'ischion par un *coussin en croissant* I; 2° sur la fosse iliaque externe par une seconde *pelotte ovalaire* G; 3° sur la branche horizontale du pubis par un *coussin* H *en forme de boudin*.

Comme le dit M. Hennequin lui-même, l'ensemble de ce mécanisme forme une sorte de collier qui embrasse la racine du membre en s'appuyant sur l'os des iles.

Le nombre des fractures du corps du fémur traitées chez les adultes par l'appareil de M. Hennequin dans les divers hôpitaux est, d'après ce que l'auteur nous a dit lui-même, de quarante dont la moitié provient du service de M. Désormeaux. Dans 20 cas il n'y aurait pas eu de raccourcissement et dans les autres le raccourcissement n'aurait pas dépassé en moyenne 1 à 2 cent. 1|2. C'est déjà là un assez beau résultat, mais ce qui est encore bien plus surprenant, c'est que dans 4 cas non-seulement il n'y a pas eu de raccourcissement, mais le *fémur s'est trouvé allongé* : Ainsi d'après les notes que M. Hennequin m'a remises, dans 3 fractures il y eut 1|2 c., et 2 c. d'allongement; chez une 4° malade qui avait eu 3 c. de raccourcissement après une première fracture traitée par l'appareil de Scultet et qui présenta une 2° fracture du fémur pour laquelle on employa l'appareil Hennequin, il ne resta que 1 c. 1|2 de raccourcissement, profit = 1 c. 1|2. Un 5° malade eut successivement 3 fractures du fémur : après la 1re (appareil de Scultet), 6 c. 1|2 de raccourcissement; après la 2° (appareil plâtré), toujours 6 c. 1|2; après la 3° (appareil Hennequin), 1 c. 1|2 de raccourcissement; donc *allongement de* 5 c. Voilà de beaux résultats nous engageant certainement à avoir recours à cet appareil qui, sans conteste, se supporte bien mieux que tout autre.

## 4° Affections des lèvres et des intestins.

*a.* Bec-de-lièvre. — *Conservation du tubercule incisif.* — Ce chirurgien pense, contrairement à ce qui est adopté par plusieurs autres, que l'*excision* partielle ou totale de l'os inter-maxillaire n'est pas toujours un temps indispensable dans l'opération du bec-de-lièvre compliqué. Ce n'est que dans les cas exceptionnels, c'est-à-dire dans ceux où la saillie antérieure constituée par le tubercule incisif est extrêmement considérable, qu'on est obligé d'avoir recours à cette résection pour pouvoir mettre en contact les bords de divers lambeaux. Il pense même, que dans la plupart des exemples la réunion de ces bords suffit, au bout d'un certain temps, à repousser cette saillie osseuse et à la remettre en place. En tout cas il n'emploierait que l'excision partielle.

*b.* Hernie étranglée. — *Purgatif.* — *Opium après la kélotomie.* — Depuis de longues années, il a obtenu de très-bons effets, après l'opération de la hernie étranglée, de l'administration de l'*opium* qui a pour but d'immobiliser les intestins pendant quelque temps; mais il est bon, cependant, de provoquer un peu après une ou deux selles à l'aide d'un purgatif léger. Dans chaque cas, en particulier, il est indispensable de déterminer les indications propres à ces deux méthodes.

## 5° Affections des vaisseaux.

Anévrysme. — *Dangers de la compression digitale.* — Ce chirurgien a tout d'abord recours, avant d'employer des moyens plus radicaux, à la *compression* digitale, qu'il trouve d'une façon générale un excellent moyen, mais qui exige cependant une grande surveillance. Dans un cas, cité par lui à la Société de chirurgie (1866), un anévrysme du jarret avait été traité par la compression digitale; elle fut faite dans de très-bonnes conditions, pendant 48 h., d'une façon continue et avait été plutôt insupportable par la fatigue et l'agacement qu'elle occasionnait au malade que par la douleur; mais il dut cependant la faire suspendre, parce qu'une eschare s'était formée sous les doigts au pli de l'aine : la gangrène envahit la partie inférieure de l'abdomen, le haut de la cuisse et le malade succomba.

## HOTEL-DIEU.

Service de M. le Dr Alph. GUÉRIN.

### 1° Affections des organes génito-urinaires.

(homme et femme.)

*a.* VÉGÉTATIONS DE LA VULVE. — *Poudre de sabine.* — *Cautérisation.* — *Excision.* — Avant d'en venir à une opération radicale, M. A. Guérin emploie la *poudre de sabine* avec laquelle il saupoudre les végétations. Cette poudre, légèrement irritante, agit comme cathérétique, et amène parfois une certaine diminution dans le volume de ces excroissances dont quelques-unes se flétrissent même complétement. Ce moyen, bien souvent, n'est que palliatif et ce chirurgien a recours alors, soit à l'*excision* avec les ciseaux courbes, qui a l'inconvénient de donner lieu à un écoulement de sang parfois très-considérable, soit plutôt aux *cautérisations* pratiquées avec l'acide chromique ou l'acide nitrique monohydraté : si l'application de ce dernier caustique est suivie d'une guérison plus rapide et plus radicale, elle occasionne des douleurs souvent très-vives. Les végétations pédiculées peuvent être traitées par la ligature.

*b.* ESTHIOMÈNE. — *Cautérisation.* — *Instrument tranchant.* — *Traitement général.* — La thérapeutique que ce chirurgien applique à ce lupus rongeant de la vulve varie suivant le degré que présente la maladie. A-t-on affaire à un esthiomène superficiel caractérisé par un tubercule qui se convertit bientôt en plaques squammeuses d'un rouge foncé qui se propagent en circonférence, tandis que la cicatrisation se fait au centre, il commence par l'emploi de la teinture d'iode à laquelle il substitue, si elle est insuffisante, les cautérisations, soit avec l'huile de cade, soit avec l'huile de croton ou la pâte de Vienne : l'usage du cautère actuel lui a donné aussi de bons résultats, surtout pour la variété réellement serpigineuse, sur laquelle il est difficile de répandre les caustiques.

Dans l'esthiomène qui détruit les tissus en surface et en profondeur, mais où les ulcérations ne se développent qu'avec lenteur et se couvrent parfois de végétations plus ou moins fongueuses, les cautérisations profondes avec le bi-iodure de mercure, le chlorure de zinc, la pâte arsenicale ou la pâte de Vienne arrêtent parfois la marche de l'affection, et paraissent jouir du reste d'une innocuité presque complète. C'est plus spécialement dans la variété perforante et éléphantiasique qu'il emploie l'instrument tranchant et qu'il retranche aussi largement que possible toutes les parties molles qui ne sont pas aptes à donner une cicatrice de bonne nature : on a du reste affaire, en ce cas, à une région où des téguments souples et lâches peuvent, jusqu'à un certain point, venir combler les vides qu'aura produit le bistouri. Il ne néglige pas non plus, avant comme après l'opération, la médication anti-scrofuleuse.

*c.* RÉTRÉCISSEMENT DE L'URÈTHRE. — *Uréthrotomie* et *dilatation.* — M. A. Guérin admet certainement l'*uréthrotomie* comme un bon moyen, parfois indispensable; mais il défend beaucoup la cause de la *dilatation*, et soutient même que l'uréthrotomie ne peut jamais se passer du concours de cette dernière méthode. Il n'est donc pas de ceux qui prétendent (et ils sont bien peu nombreux aujourd'hui) que la dilatation est une méthode *routinière* et *inutile* et que l'uréthrotomie peut suffire, dans tous les cas, à donner une guérison prompte et radicale. C'est une opinion à laquelle l'ont conduit ses recherches sur la physiologie pathologique des rétrécissements de l'urèthre. Pour lui, ces rétrécissements ne proviennent presque jamais de tissu inodulaire, et n'ont pas du reste leur siége exclusif dans la muqueuse de l'urèthre. La stricture de cette membrane, conséquence d'une lésion qui lui est extérieure, serait due à la rétraction des fibres indurées du tissu réticulaire sous-jacent, et aurait pour point de départ un dépôt de lymphe plastique : la section de ces brides fibreuses de dehors en dedans, étant l'unique moyen d'obtenir sûrement la guérison, il faut, quand on emploie l'uréthrotomie interne, ne pas se contenter de scarifier la muqueuse uréthrale, mais donner aux incisions une profondeur assez grande pour atteindre ces brides ; et cette uréthrotomie interne, selon M. Guérin, doit toujours être suivie du passage de bougies, parce que les incisions sans dilatation ne peuvent se cicatriser sans qu'un retrait des parois uréthrales aient lieu consécutivement.

Il n'admet pas qu'on incise l'urèthre sans avoir préalablement tenté la dilatation qui a toujours au moins le grand avantage de distendre les tissus rétractés, et d'en faciliter la section ultérieure.

L'uréthrotomie superficielle, a dit ce chirurgien en 1865, Soc. chir., est une méthode aussi irrationnelle que le serait la section de la moitié d'un tendon rétracté.

Dans le cas de rétrécissement cicatriciel traumatique *infranchissable à la sonde*, mais cependant encore un peu *franchissable à l'urine*, il emploie l'*uréthrotomie externe* sans conducteur, comme nous la lui avons vu pratiquer en 1872, pour un cas de rétrécissement traumatique très-étendu chez un homme dont la verge et le testicule droit avaient été arrachés par la bouche d'un cheval.

Cette *uréthrotomie externe* porte beaucoup d'imprévu dans son exécution; on sait bien quand on la commence, mais on ignore comment on l'achèvera, et même si elle pourra être menée à bonne fin : prétendre, comme cela est écrit dans certains ouvrages et dans les nombreuses thèses qui traitent ce sujet, que le premier temps (recherche et incision de l'urèthre) ne présente pas d'ordinaire de difficultés, c'est porter un jugement un peu téméraire; car, bien qu'il soit instruit, qu'il ait l'habitude des opérations, qu'il connaisse à fond l'anatomie du périnée, le chirurgien ne peut jamais prévoir les difficultés qu'il va rencontrer et il est très-souvent pris au dépourvu.

*Opération*. M. Guérin, assis en face du malade (la peau de cette région étant parfaitement tendue), fait une incision verticale de 5 à 7 centimètres, et s'arrêtant à 2 cent. 1|2 environ de l'anus, il divise couche par couche de la superficie à la profondeur. Il ne tarde pas à se trouver au milieu du tissu induré dont on sent la présence par le palper périnéal. La section de ce tissu par le bistouri donne lieu souvent au bruit du squirrhe au moment où on le coupe. Il évite le bulbe. Dans l'exemple précédent, où cet organe était converti en une masse fibreuse dans presque toute son épaisseur, il fut sectionné, mais ne donna lieu à aucune hémorrhagie. Se reportant toujours vers la partie postérieure, mais se maintenant le plus exactement possible sur la ligne médiane, on incise couche par couche pour atteindre la portion membraneuse : c'est alors que l'opération est livrée un peu au hasard. Le chirurgien explorant à l'aide de l'indicateur gauche la profondeur de la plaie, croit à chaque instant avoir la sensation d'un cordon qu'il prend pour l'urèthre. M. Guérin, pour faciliter ce temps, introduit l'index dans la cavité rectale, et divise plus sûrement alors le tissu fibreux couche par couche, et transversalement jusqu'à ce qu'*une ouverture en bec de flûte* lui indique qu'il a ouvert la portion membraneuse du canal. Il introduit alors une sonde dans le bout postérieur, puis une autre dans le bout antérieur, et les réunissant l'une à l'autre reconstitue momentanément le canal.

Un fait qu'il est bon de rappeler, c'est que dans cette opération il faut, dans l'épaisseur du périnée, pénétrer à une profondeur très-considérable (de 1 à 4 c. au moins) avant de trouver la partie libre du canal : généralement il n'y a pas un écoulement de sang immédiat très-abondant, mais on doit bien surveiller les malades de peur d'hémorrhagies consécutives.

*d.* BLENNORRHÉE.—*Dilatation*.—Dans la blennorrhagie chronique, M. Guérin croit, avec beaucoup d'autres, que les injections caustiques répétées peuvent dépasser le but qu'on se propose et faire passer l'uréthrite à un degré d'inflammation tel qu'elle se propage au tissu réticulaire sous-jacent, à la membrane muqueuse. — Le meilleur moyen de prévenir les coarctations consécutives est certainement de traiter ces blennorrhées anciennes par la compression et de l'exercer sur les glandules uréthrales enflammées et chargées de muco-pus, à l'aide du passage successif de bougies en gomme élastique graduées.

## 2° Affections des os et des articulations. Amputations.

*a*. FRACTURE DU COL DU FÉMUR. — *Immobilisation. — Gouttière de Bonnet.* — I. *Fracture intra capsulaire. — Cal fibreux.* — M. A. Guérin a cherché par des expériences cadavériques à prouver, il y a près de 30 ans (*Arch. génér. méd.*, mai et juin 1845) que le fragment interne reçoit directement par le ligament rond le sang qui lui est nécessaire pour vivre, et qu'il en reçoit tout autant par cette voie que l'extrémité supérieure du fragment inférieur par l'artère nourricière. Il a examiné avec soin les nombreux appareils destinés à maintenir les fragments en contact, et il a conclu à leur insuffisance comme A. Cooper l'avait déjà dit du reste. — Il préfère de beaucoup l'immobilisation dans la gouttière de Bonnet et ne conseille pas de faire lever les malades peu de jours après l'accident.

II. *Fracture extra-capsulaire.* — M. A. Guérin est un de ceux qui regardent, dans cette variété de fracture, l'augmentation de volume du grand trochanter comme un signe véritablement pathognomonique. — L'accroissement dans le diamètre transversal de cette tubérosité coïncide avec son éclatement et son enfoncement; cet engrènement des fragments, constaté par la clinique et l'expérimentation, est la condition qui favorise la formation rapide du cal, aussi doit on faire en sorte de le respecter le plus possible et de ne pas chercher à produire, par des mouvements intempestifs, la crépitation, ce qui aurait pour effet de détruire le rapport des surfaces osseuses enchevêtrées et de mettre la fracture dans des conditions plus fâcheuses pour la consolidation à venir. — On ne doit donc tenter aucune manœuvre pour la réduction, et dès qu'on a constaté la fracture par ce seul symptôme, *augmentation du volume du grand trochanter*, on doit prescrire l'immobilité la plus absolue. M. Guérin préfère de beaucoup la *Gouttière de Bonnet* où le cal peut s'effectuer en un mois, cinq semaines tout au plus, si on a le soin de ne faire éprouver aucun mouvement aux fragments, tout en inclinant la gouttière de temps à autre pour éviter les eschares consécutives à un décubitus trop prolongé. — Au bout de 40 à 45 jours on peut permettre au blessé de se lever et d'essayer de marcher à l'aide de béquilles. — On sait qu'à l'aide de son appareil, le chirurgien de Lyon a pu obtenir la consolidation chez des personnes âgées de 63, 80 84 ans.

*b*. FRACTURE DE LA CUISSE. — *Appareil de Scultet* — M. Guérin n'a pas recours en général aux appareils à extension continue et croit qu'il est bien difficile aussi, dans ces cas, d'appliquer les bandages inamovibles. Lorsque la solution de continuité est simple et non compliquée de plaie, il se contente de mettre un appareil de Scultet qu'il surveille de temps à autre et qui suffit à maintenir le membre dans une bonne position.

*c*. FRACTURE DE LA CLAVICULE. — *Bandage de Desault silicaté.* — Facilité de réduction, difficulté du maintien de cette réduction, tels sont les deux points qui priment la thérapeutique de cette fracture; aussi doit-on toujours prévenir les blessés de la difformité qui peut persister, quoiqu'elle n'entraîne pas généralement de gêne du côté des mouvements. — M. Guérin n'adopte pas tel ou tel appareil à l'exclusion de tous les autres; cependant il croit que l'immobilisation sera plutôt réalisée avec le bandage de Desault dont les bandes sont préalablement silicatées. — Il a démontré depuis longtemps que la difformité du cal, qui est du reste fréquente, ne dépend pas seulement de l'insuffisance des moyens de contention du fragment externe, mais aussi des *mouvements du fragment interne* qui obéit, par suite des mouvements de la tête, à la contraction du muscle sterno-cléido-mastoïdien. Il a prouvé encore (*Arch. méd.*, mai et juin 1845) par des expériences cadavériques et cliniques (service de Blandin) que, malgré l'appareil de Desault, le *fragment interne de la clavicule est solidaire de tous les mouvements du bras du côté sain.* Cette mobilité, dit-il, est en raison inverse de la longueur du fragment interne. C'est pour cette raison que la difformité est relativement peu considérable dans les cas où la fracture se produit près de l'acromion.

*d.* TUMEUR BLANCHE DU GENOU. — *Cautérisation ponctuée.* — *Appareil ouaté.* — *Phosphate de chaux à l'intérieur.* — Repos, immobilisation, pointes de feu appliquées tout autour du genou et compression à l'aide de la ouate (*appareil Burggraeve*), tel est le traitement le plus communément employé par M. Guérin conjointement avec le traitement général anti-scrofuleux, huile de foie de morue, et surtout le *phosphate de chaux* à haute dose, de 4 à 10 gr. par jour, médicament qu'il considère comme un agent de réparation d'une grande puissance chez les jeunes sujets.

CONSTRICTION PERMANENTE DES MACHOIRES. — *Dilatation avec des fragments de liége.* — M. A. Guérin se montre, d'une façon générale, peu partisan des opérations de Rizzoli (section osseuse de manière à obtenir par l'écartement des fragments une pseudarthrose) ou d'Esmarch (ablation d'un coin de la substance osseuse pour obtenir le même résultat), qui ont pour but de permettre l'écartement des mâchoires. Non-seulement il considère cette opération comme bien souvent insuffisante, mais encore comme grave. Il préfère avoir recours à la dilatation journalière avec des *fragments de liége,* d'une façon persévérante pendant des semaines, des mois. Ce n'est que lorsque l'on a essayé pendant très-longtemps la dilatation et qu'on a échoué totalement, qu'il faut avoir recours à la section ou l'excision du maxillaire inférieur.

*f.* AMPUTATION. — *Lambeaux taillés de dehors en dedans.* — M. A. Guérin, dans les amputations, ne rejette pas d'une manière générale la section des lambeaux taillés par transfixion, car il pratique cette dernière méthode pour la plupart des amputations des membres dans la continuité et pour la taille du lambeau antérieur dans la désarticulation de la cuisse; quant à la désarticulation du poignet et aux amputations partielles du pied, il donne la préférence à la section des lambeaux qu'il a le soin de tracer tout d'abord, au moins pour une grande partie de la profondeur des tissus, *de dehors en dedans.* Ce mode opératoire, principalement pour les amputations de Lisfranc, de Chopart, et sous-astragalienne, nous paraît être suivi, en effet, d'une perfection plus grande dans la taille des lambeaux qui gagnent beaucoup en régularité.

### 3° Pansement ouaté.

*Le pansement ouaté,* imaginé par M. A. Guérin, est appliqué avec avantage par ce chirurgien à une foule d'affections. Il repose sur ces quatre principes : 1° filtration et purification de l'air qui se tamise à travers la couche épaisse de coton; 2° compression élastique; 3° température uniforme; 4° rareté du pansement.

Il est employé par lui :

Pour les amputations et désarticulations;

Pour les traumatismes avec plaies, pour les fractures compliquées;

Pour les altérations osseuses;

Pour les ablations de tumeurs (membres surtout);

Pour les ulcères variqueux ou d'autre nature;

Pour le mal perforant;

Pour les kystes synoviaux rhiziformes, etc., etc.

Les préceptes suivant lesquels M. Guérin fait le pansement ouaté et que l'on trouve développés dans les thèses de plusieurs de ses élèves et spécialement dans celle de M. le Dr Hervey, qui vient d'être couronnée par la Société de chirurgie, sont les suivants : *a*, appliquer le pansement dans la pièce où l'opération a été pratiquée, c'est-à-dire en dehors des salles de malades; *b*, se servir de ouate entièrement *vierge*, et de belle qualité, de fabrication récente ou qui a été conservée en paquets serrés en dehors des salles de l'hôpital ; *c*, l'épaisseur des couches superposées de ouate doit être extrêmement considérable et envelopper non-seulement la partie malade, mais les régions périphériques; *d*, tasser ces couches multiples de ouate à l'aide de tour de bandes de toile solide qui se croisent perpendiculairement et se constituent mutuellement des poulies de renvoi. Cette compression énergique, qui est l'un des éléments nécessaires au succès du pansement, nécessite pour les derniers tours de bandes toute la force du chirurgien.

L'effet immédiat de ce pansement, même après les amputations les plus graves, est la diminution, puis l'absence complète de toute douleur; le malade est calme, peut et désire même prendre des aliments et n'est point privé de sommeil ; il y a, en un mot, une diminution notable des phénomènes de la fièvre traumatique : la pression, les chocs même violents, exercés sur cette masse comprimée de ouate, ne déterminent chez lui aucun ébranlement, aucune douleur, et, s'il est nécessaire, l'amputé peut être transporté sans inconvénient d'un lieu à un autre et même supporter sans danger un long voyage : on comprend donc quels avantages on retirerait de ce mode de pansement sur les champs de bataille et lors des é[illegible]uations précipitées de blessés.

Toutefois ce pansement demande à être surveillé et il ne faut pas croire qu'une fois qu'il est appliqué, tout est dit. Si les jours suivants le malade souffre un peu, M. Guérin, à l'aide de nouveaux tours de bandes, augmente la compression ; il ne faut pas que l'appareil se relâche, et on doit éviter également qu'il n'exhale une mauvaise odeur. Enfin si au bout de quelques jours le pouls s'élève et que le thermomètre accuse aussi une élévation subite de la température, on devra oter immédiatement l'appareil, pour voir s'il n'est pas survenu quelque complication (angioleucite, érysipèle, abcès, etc.). Ce n'est guère qu'au bout de 3 semaines que M. Guérin défait le premier pansement (en dehors des salles) : il le réapplique rarement plus de 3 ou 4 fois.

Ce mode de pansement, surtout pour les amputations, est évidemment appelé à rendre les plus grands services.

## 4° Affections des téguments.

ANTHRAX. — *Incision sous-cutanée.* — Parmi les chirurgiens, de notre époque, les uns pensent qu'il est dangereux de laisser la maladie à elle-même et préconisent les larges et profondes incisions cruciales intéressant toute la masse morbide, les autres moins convaincus de la nécessité de ces incisons, Nélaton était du nombre (à la fin de sa carrière), croient à l'innocuité de l'expectation et appliquant simplement des cataplasmes, abandonnent l'anthrax aux seuls efforts de la nature.

M. A. Guérin a adopté depuis longtemps pour ce genre d'affection une méthode mixte qui lui a donné jusqu'à présent d'excellents résultats. Elle consiste à pratiquer une incision cruciale dans toute la profondeur du produit morbide, mais en ménageant les téguments, c'est-à-dire en faisant seulement à la peau une petite ouverture centrale pour passer le bistouri et par où, ultérieurement, les tissus sphacélés vont s'échapper. M. Guérin opère de la manière suivante : il plonge au centre de l'anthrax la lame étroite d'un bistouri droit et le glisse à plat sous la peau jusqu'à ce qu'il ait dépassé les limites du mal; alors, dirigeant le tranchant de l'instrument vers les parties profondes, il coupe de dehors en dedans jusqu'à ce que toute la masse soit sectionnée ; puis il pratique deux ou trois autres incisions analogues. L'opération n'offre, du reste, aucune difficulté ; si les téguments présentent quelque point mortifié, c'est celui-là qu'il faut choisir pour introduire le bistouri.

## 5° Affections oculaires et naso-pharyngiennes.

*a.* ECTROPION. — *Blépharoplastie. V renversé avec incision oblique partant de chacune des extrémités.* — Dans les cas d'ectropion avec destruction plus ou moins grande de la surface cutanée de la paupière inférieure, M. A. Guérin a l'habitude de faire la blépharoplastie par la méthode suivante, imaginée par lui, et qui a donné entre ses mains de très-bons résultats. Il pratique au-dessous de la paupière deux incisions se réunissant en V renversé, puis de chaque extrémité de ce V il fait partir une incision oblique qui se dirige parallèlement au bord libre, ce qui donne la ligne brisée ci-jointe :

Les deux petits lambeaux latéraux ayant été disséqués et laissant deux plaies triangulaires, les deux branches du V se reportent en haut et se rapprochant ne forment plus qu'une ligne verticale, ce qui permet à la paupière de se relever d'autant; puis il fait la suture des deux paupières (*blépharoraphie*).

*b*. Polype naso-pharyngien. — *Excision et rugination des os*. — Incision du voile du palais sur la ligne médiane, après l'avoir fixé avec une pince à griffes. Le polype est saisi avec une pince de Museux, excision avec de longs ciseaux; introduction par la narine d'une rugine droite lancéolée qui est guidée par un doigt porté derrière le voile du palais sur le pédicule; rugination de la surface d'implantation ; cautérisation.

---

## HOPITAL TEMPORAIRE.

Service de M. le Dr Terrier.

### 1° Anesthésie. — Plaies. — Amputations. — Résections.

*a*. Anesthésie —*Chloroforme*.— *Précautions indispensables*. — Ce chirurgien fait administrer le chloroforme à l'aide d'une compresse pliée en plusieurs doubles et sur laquelle il verse qeulques grammes de liquide. Cette manière de faire, qui est plus simple, a le grand avantage de laisser à nu une partie du visage qu'il est facile d'observer. — Le pouls et la région diaphragmatique sont surveillés par deux aides pendant toute la durée de l'opération. — De plus M. Terrier ne commence jamais l'anesthésie sans avoir auprès du malade et sous la main tous les objets indispensables pour parer aux accidents qui peuvent survenir (pince à anneaux pour attirer rapidement la langue au dehors, bouchon pour maintenir les mâchoires écartées, boîte à trachéotomie et surtout un *appareil à induction* qu'il fait fonctionner lui-même avant de commencer à opérer). Cette dernière précaution est trop souvent négligée dans les autres services des hôpitaux de Paris pour que nous ne croyions pas pouvoir nous dispenser d'attirer l'attention sur elle d'une façon toute spéciale.

*b*. Plaies d'amputation. — *Réunion par première intention*. — M. Terrier n'est pas l'adversaire des tentatives de réunion immédiate après certaines amputations. Voici quelles sont les principales conditions dans lesquelles il se place : opérer au lit du malade, ce qui évite les secousses et ébranlements et permet d'obtenir immédiatement une immobilité absolue ; formation de lambeaux longs qui se juxtaposent sans aucun tiraillement ; conservation d'une grande quantité de peau ; ablation à l'aide de ciseaux des tissus aponévrotiques et des fragments de tendons qui auraient plus tard tendance à s'exfolier; couper les ligatures au ras du nœud : arrêt complet de l'hémorrhagie; lavage de la plaie avec de l'eau très-fortement alcoolisée; se servir pour essuyer les surfaces de charpie imbibée d'alcool ou d'éponges neuves ; sutures métalliques ; compression des parties molles profondes ; repos complet. Comme traitement général, tisane vineuse, vin de Bagnols, alimentation ; prescriptions amères; surveiller l'état du tube digestif.

L'hôpital temporaire me semble du reste se trouver dans des conditions hygiéniques suffisamment bonnes pour qu'il soit possible de tenter, avec quelques chances de succès, ce mode de pansement par réunion immédiate qui, si on a le bonheur de réussir, évite au malade les accidents les plus sérieux. Ce service de chirurgie en effet est relativement assez petit (15 lits) et composé de plusieurs chambres dont quelques-unes sont séparées par des paliers : les fenêtres sont larges, les lits sont très-espacés et l'air circule tout à l'entour.

Dans les cas où les hémorrhagies sont à craindre, ce chirurgien emploie volontiers le pansement de M. Bourgade consistant à recouvrir la surface cruentée de charpie imprégnée d'une solution de perchlorure de fer et à l'appliquer aussi bien sur les vaisseaux et les muscles que sur la section des os.

*c.* GANGRÈNE PARTIELLE DU PIED GAUCHE. — DÉSARTICULATION TIBIO-TARSIENNE. — *Large lambeau plantaire interne.* — Anesthésie, Application de la bande d'Esmarch. — Il suffit pour pratiquer cette désarticulation d'un couteau de moyenne dimension, à lame étroite, d'une largeur égale dans toute sa hauteur et avec talon. C'est ce couteau qui devrait bien remplacer, du reste, dans nos boîtes à amputation tous les autres modèles et particulièrement les couteaux à lame pyramidale et à base plus large que le reste de leur étendue ; il est bien mieux en main, possède la force et la légèreté, et par suite de la présence d'un *talon* il ne risque pas de blesser les doigts de l'opérateur. La méthode employée par M. Terrier est celle du *large lambeau plantaire interne* rappelant un peu le tracé de l'incision plantaire de Malgaigne pour la sous-astragalienne. Il commence en dehors à deux travers de doigt au-dessous de la malléole externe, et, divisant les tissus de la face dorsale, arrive à peu près au niveau du tubercule du scaphoïde; là il dirige le couteau dans les profondeurs de la région plantaire et presque transversalement, puis parvenu à l'union du 1/3 externe avec les 2/3 internes de cette face, il change de direction et sectionnant toute la plante du pied d'avant en arrière, il revient rejoindre son point de départ sous la malléole externe. Le lambeau interne est immédiatement disséqué avant de procéder à l'ouverture tibio-tarsienne.

Cette dissection d'avance nous semble un temps indispensable de cette opération, car si on l'effectue seulement après avoir désarticulé, on risque d'éprouver les plus grandes difficultés quand arrive la séparation des parties molles, de mâcher le lambeau et d'y produire presque inévitablement une ou plusieurs boutonnières.

Dans le cours de cette dissection on doit raser le calcanéum d'aussi près possible, de façon à enlever le périoste et à bien comprendre dans le lambeau restant les vaisseaux et nerfs, sans les intéresser, pour éviter la gangrène consécutive de ce lambeau. L'ouverture de l'article tibio-tarsien est alors chose facile, rapidement exécutée et, une fois qu'elle est achevée, le pied se détache de lui-même. Nous pouvons donc affirmer, avec bien des chirurgiens qui suivent maintenant pareille conduite, dans cette opération, que presque tout consiste dans cette séparation des parties molles des faces correspondantes du calcanéum. — Excision des tendons qui pendent dans la plaie; section des malléoles; ligature des vaisseaux; tube laissé transversalement au fond de la plaie ; cinq points de section réunissant les lèvres de la solution de continuité ; compression exercée sur la partie moyenne du lambeau, de façon à chercher d'abord la réunion profonde sur le squelette sous-jacent. Comme pansement, charpie sèche, compresses longuettes, etc., puis pansement alcoolisé ou phéniqué.

*d.* AMPUTATION DU MÉDIUS — *Pansement ouaté.* — Ce chirurgien applique soit le procédé ovalaire, soit plutôt la méthode à deux lambeaux : pansement ouaté. Il ne croit pas comme l'inventeur de cet excellent mode de pansement, qu'il doive ses précieux avantages à la filtration de l'air et à ce qu'il empêche les germes extérieurs de venir contaminer la plaie. Evidemment l'élévation et surtout l'uniformité de la température environnant la solution de continuité, entrent en ligne de compte dans les bons effets que présente ce moyen de traitement. L'immobilisation complète qu'il détermine et la rareté du pansement jouent aussi un rôle avantageux. Il l'applique surtout pour les amputations et les plaies de la main et du pied; mais quand il s'agit du tronc, de la mamelle, il ne croit pas à l'efficacité de son emploi, par suite de la gêne qu'il apporte aux mouvements respiratoires et par la chaleur insupportable qu'il développe chez le malade.

*e.* Scapulalgie. — *Résection de la tête humérale* (incision verticale antérieure). M. Terrier préfère avoir recours, pour cette résection, afin d'éviter les trop grands délabrements et dans le but de sectionner le deltoïde parallèlement à ses fibres, à l'incision rectiligne et verticale antérieure d'une longueur de 10 à 11 centim. Plus on rapproche cette incision unique du côté interne et plus on a de facilité pour désarticuler : aussi à l'exemple de Robert et de Malgaigne, commence-t-il à inciser près du sommet du triangle coraco-claviculaire. Rugination de la cavité glénoïde si elle est malade; pansement à l'alcool.

*f.* Amputation de la jambe. — *Au lieu d'élection.* — *Méthode à lambeau.* — Ce chirurgien se montre peu partisan de l'amputation sus-malléolaire : les malades, opérés par ce procédé, voient la plupart du temps l'extrémité de leur moignon s'ulcérer; les appareils prothétiques sont très-mal supportés par eux et ils finissent soit par marcher le genou appuyé sur un pilon avec toute la jambe pendante en arrière comme un manche à balai, soit par réclamer une nouvelle amputation : aussi chez les malades qui ne sont pas passibles d'une ablation partielle du pied, il préfère l'amputation de la jambe au lieu d'élection.

Qu'il me permette de ne pas être entièrement de son avis, car l'amputation sus-malléolaire, qu'elle donne lieu ou non ultérieurement à une locomotion facile, n'en est pas moins une opération infiniment moins grave que l'amputation au niveau du 1/3 supérieur : c'était là du moins l'avis de notre maître Michon ; or il y a toujours intérêt à sauver la vie d'un malade, même en lui laissant un membre qui sera pour lui l'objet de soucis incessants. De plus, les ulcérations rebelles qui sont, en effet souvent, le résultat de la sus-malléolaire, tiennent beaucoup plus au mode opératoire employé qu'à l'amputation elle-même. Elles surviennent bien plus à la suite des amputations circulaires qu'après l'amputation à petits lambeaux (grand lambeau postérieur épais, petit lambeau antérieur) qui donnent non pas une cicatrice *en surface*, mais une cicatrice *d'affrontement* oblique ou transversale et très-solide. Enfin la nature de l'appareil prothétique mis en usage entre aussi en ligne de compte pour la production de ces ulcérations consécutives.

## 2° Affections du nez, des oreilles, de la langue.

*a.* Polypes muqueux des fosses nasales. — *Polypotome de Wilde.* — *Cautérisation.* — Voir le polype et en pratiquer l'excision avec une anse métallique, tels sont les deux principes qui guident M. Terrier dans la thérapeutique chirurgicale des polypes muqueux ou myxomes des fosses nasales : par ce procédé, l'opérateur n'agit pas à tâtons comme pour la méthode de l'arrachement et de la torsion, et il se trouve dans les conditions nécessaires à l'extirpation complète du pédicule, ce qui n'est pas la règle dans le dernier procédé que nous venons citer et dans lequel, saisissant le polype au hasard, on renouvelle l'exploration jusqu'à ce que la cavité nasale correspondante ait recouvré sa liberté d'expiration; de plus, la douleur est moins grande, l'hémorrhagie nulle et les chances de repullulation bien diminuées.

*Voir le polype.* — Il emploie à cet effet le petit *speculum* imaginé par M. Duplay (fig. 1.). Cet instrument, en bec de

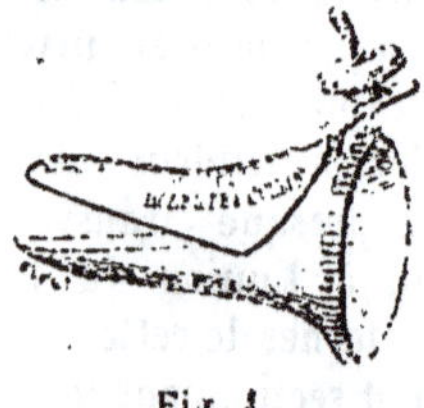

Fig. 1.

canne, a une valve inférieure complétement fixe et l'autre supérieure très-mobile et légèrement coudée. Il permet aux rayons lumineux d'entrer en grande quantité dans la cavité nasale et aux divers instruments de manœuvrer presque à ciel ouvert et avec beaucoup de précision : un *miroir réflecteur* que M. Duplay a fait monter sur une paire de lunettes et qui correspond au front du chirurgien concentre ces rayons au fond du spéculum. Le même miroir est du reste employé par M. Duplay pour l'exploration des profondeurs de l'oreille.

*Pratiquer l'excision.*—La tête du malade étant fortement fléchie en arrière et l'orifice nasal étant dilaté et éclairé par les deux moyens précédents, on commence par explorer la cavité et par se rendre compte du volume, du nombre et du point d'implantation du polype, en engageant le patient à faire du côté atteint des expirations brusques par lesquelles le myxome se déplace et apparaît avec tous ses caractères : le chirurgien introduit alors dans le spéculum et jusqu'au polype l'extrémité ou anse du *polypotome de Wilde* (fig. 2), qui n'est autre chose qu'un petit serre-nœud de M. Maisonneuve, seulement coudé et muni de trois anneaux, un terminal (pouce) et deux latéraux (index, médius) qui permettent de le manœuvrer aisément avec une seule main. Une poulie de renvoi que M. Duplay a fait ajouter à cet instrument

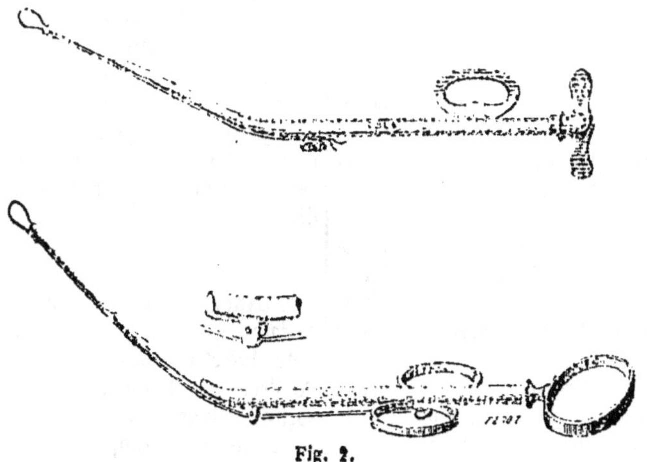

Fig. 2.

facilite le glissement du fil de fer dont la grosseur est variable. L'anse du fil a été préalablement inclinée selon le degré d'inclinaison du polype, ce dernier s'y engage, grâce à l'expiration brusque que l'on fait effectuer au malade, et il se trouve sectionné au niveau de son pédicule par le rapprochement des trois doigts passés dans les anneaux. L'introduction du polypotome est répétée autant de fois qu'il y a de myxome. Cautérisation avec le chlorure de zinc liquide.

Cette opération est délicate et certainement fort ingénieuse, mais elle a, selon nous, l'inconvénient d'être plus compliquée et de nécessiter l'emploi d'instruments spéciaux qu'il est parfois difficile de se procurer ; aussi je crois que dans bien des cas, il est plus simple et tout aussi efficace d'avoir recours à la méthode classique et peut-être *routinière* (décrite dans notre Répertoire du 1er mars 1874), que nous voyons sans cesse appliquer dans les hôpitaux, que nous avons appliquée nous-même bon nombre de fois et qui consiste à *saisir, tordre et arracher* le polype avec une pince à anneaux à mors plats. Quoi qu'on en dise, cette méthode est peu douloureuse, ne donne pas lieu, en général, à un écoulement de sang très-considérable et l'hémorrhagie du reste s'arrête facilement : elle n'est jamais suivie d'inflammation bien marquée et le mouvement de torsion imprimé aux pinces (petites et légèrement coudées de M. Duplay) suffit à enlever le pédicule dans toute sa longueur.

Mais, me dira-t-on, vous vous exposez à saisir soit la muqueuse, soit un cornet. En suivant la manœuvre qu'indique M. Tillaux il est impossible que cet accident arrive : on introduit les pinces fermées, dont on ouvre les mors au milieu de la cavité nasale, on prie le malade de faire une expiration brusque et le polype s'étant engagé de lui-même entre les mors de l'instrument, il ne reste plus qu'à le tordre, mais sans avoir aucune chance de léser ni la muqueuse, ni l'un des cornets. Je le répète, c'est là une méthode excellente et qu'on emploiera encore longtemps, car bien des praticiens seraient fort embarrassés si on les obligeait à enlever un myxome avec le polypotome de Wilde.

*b*. TUMEUR ET FISTULE LACRYMALES. — *Méthode de Bowman*. — *Cautérisation*. —Tumeurs et fistules lacrymales sont traitées de la même manière par M. Terrier. Il commence par débrider le point lacrymal inférieur avec le petit couteau de Graëfe et introduit le stylet cannelé de Bowman : si aucune amélioration ne se produit, section du canal lacrymo-nasal avec le couteau de Weber, puis cathétérisme ou bien emploi du lacrymotome caché de M. Giraud-Teulon, suivi de cautérisation avec le nitrate d'argent coulé dans la cannelure de la sonde de Bowman ou avec la sonde rougie au feu pour modifier l'intérieur du sac ; on reprend ensuite le cathétérisme avec les sondes de Bowman. M. Terrier emploie également les injections aluminées. Ce chirurgien croit que la perméabilité du canal lacrymal peut parfaitement se rétablir et que l'obstruction permanente n'est pas toujours le résultat de cette affection, comme le pensent certains autres chirurgiens.

*c*. POLYPE DE L'OREILLE. — *Polypotome de Wilde*. — Même temps que pour les myxomes des fosses nasales. Emploi du spéculum de Toynbee et du miroir monté sur les branches d'une paire de lunettes. Emploi du petit serre-nœud, dit polypotome de Wilde, dont l'anse métallique est inclinée suivant la disposition, le volume et la profondeur du polype.

*d*. OTITE. — *Incision sur l'apophyse mastoïde*. — Dans l'otite suppurée qui s'accompagne brusquement de douleurs très-vives dans l'oreille et la tête, et de gonflement du côté de l'apophyse mastoïde avec fièvre et surdité ne laissant aucun doute sur la propagation aux cellules mastoïdiennes, il fait (quand bien même il n'y a pas d'apparence de suppuration extérieure) une incision de 5 à 6 centimètres, selon le conseil de Wilde, sur l'apophyse mastoïde ; cette incision intéresse tous les tissus jusqu'au périoste, mais sans dénuder le squelette de la région. En même temps il pratique dans l'oreille, dont la suppuration a détruit la membrane du tympan, des injections d'alun et fait des cautérisations iodées. A la suite de ce débridement qu'il a pratiqué sur un malade de l'Hôtel-Dieu, les phénomènes inflammatoires et douloureux qui avaient résisté aux antiphlegistiques répétés, et aux narcotiques, s'amendèrent et le malade put recouvrer même un certain degré d'audition.

*e*. CANCER DE LA LANGUE. — *Ecraseur linéaire*. — Il fait usage suivant la nature, l'étendue et les limites du néoplasme soit de l'écraseur linéaire, soit du bistouri, soit du galvano-cautère. Il a pratiqué dans le cas de cancer inopérable la ligature de la linguale dite atrophiante; mais il n'a vu survenir ultérieurement aucune modification heureuse du côté de la masse morbide. Dans une ligature de ce genre qu'il vient de pratiquer, il a fait remarquer à quelle profondeur considérable (6 cent) il a fallu pénétrer pour trouver le vaisseau : ce n'est pas dans le triangle formé par les deux ventres du digastrique et le nerf grand hypoglose qu'il va lier l'artère, mais bien en dehors, au moment où elle s'engage sous le muscle hyoglose. Un phénomène physiologique intéressant, qui eut lieu dans ce cas, fut l'anémie extrêmement prononcée qui se manifesta dans le côté de la langue correspondant à la ligature. Cette opération, en pareille circonstance, n'est donc guère indiquée que dans le cas d'hémorrhagie répétée.

### 3° Ulcères.

*a.* ULCÈRES VARIQUEUX. — *Pansement à l'alcool.* — *Élévation du membre.* — *Repos.* — *Compression ouatée.* — Ce chirurgien attache une grande importance au repos le plus absolu et à l'élévation du membre placé dans le *hamac* dont se sert M. Cusco et que nous avons décrit dans notre *Répert.* du 15 avril 1874. Le système des nœuds coulants qui correspondent aux cordons fixés aux 4 angles du hamac permet d'élever ou d'abaisser le membre à volonté et de lui donner l'inclinaison désirable. A cette suspension il joint un pansement modificateur : il emploie souvent la charpie trempée dans l'alcool presque pur. Enfin il fait également usage pour les ulcères variqueux de la compression ouatée.

*b.* ULCÈRES ATONIQUES. — *Emplâtre de Vigo.* — Dans les ulcères de cette nature dont les bords sont durs et épais, et pour les engorgements scrofuleux et syphilitiques, M. Terrier fait usage de l'emplâtre de Vigo qu'il regarde plutôt comme un modificateur excitant que comme un résolutif d'une activité bien grande. Il l'emploie en cuirasse que l'on forme par des bandelettes superposées et imbriquées comme le diachylon. Il prescrit aux sujets scrofuleux la *bière* dont l'administration lui a paru être mieux supportée, dans certains cas, que les autres boissons alcooliques.

### 4° Affections des organes génitaux. — Abdomen.

*a.* HYDROCÈLE. — *Cautérisation au nitrate d'argent.* — M. Terrier emploie souvent, mais non pas comme méthode exclusive, dans le traitement de l'hydrocèle simple de la tunique vaginale et dans celui des kystes de l'épididyme, la cautérisation de l'intérieur de la poche avec le nitrate d'argent, c'est-à-dire le procédé Defer, de Metz, que nous avons décrit dans notre dernier Répertoire; il l'a pratiquée déjà bon nombre de fois et il n'a jamais vu survenir d'accident et en particulier la suppuration. Il croit que cette méthode, bien simple dans son exécution, est au moins aussi efficace que l'injection de teinture d'iode, la guérison est seulement un peu plus longue à s'effectuer.

*b.* PHLEGMON DE LA FOSSE ILIAQUE. — *Ouverture près du ligament de Fallope.* — Antiphlogistiques dans la première semaine et cataplasmes : au bout de 10 à 12 jours, rechercher la fluctuation avec soin : s'il y a un œdème bien accentué, il croit qu'il ne faut plus attendre trop longtemps avant d'ouvrir le foyer. Il n'emploie pas l'aspirateur. Incision couche par couche avec le bistouri, comme si l'on voulait trouver l'artère iliaque externe : drainage et lavage anti-putride (iode, alcool), etc., surtout il s'y a de grands décollements, reconstituants.

*c.* EXSTROPHIE DE LA VESSIE. — *Autoplastie par lambeau préputial et abdominal.* — Chez un malade de son service âgé d'une vingtaine d'années, atteint d'exstrophie vésicale avec épispadias de la verge et chez lequel la saillie muqueuse est assez prononcée, M. Terrier se propose d'appliquer l'autoplastie faite par M. Le Fort pour un cas semblable chez un enfant de 15 ans et que nous avons décrit dans notre Répertoire du 1er juillet 1874. Ce procédé est l'analogue de celui que Nélaton a imaginé pour l'épispadias simple, avec cette différence qu'au lieu du lambeau en voûte scrotal, on en sculpte un aux dépens du prépuce qui est pendant au-dessous de la verge. Nous nous souvenons d'avoir vu A. Richard opérer une exstrophie de vessie par le lambeau abdominal rabattu sur la gouttière du pénis et fixé de chaque côté : au bout de quelques jours le malade était mort. Dans un autre exemple d'épispadias complet avec *infundibulum* très-prononcé qui vient d'être opéré dans un des hôpitaux de Paris par la méthode de Nélaton, les deux lambeaux scrotal et abdominal se sont complétement mortifiés.

Je ne sais pas si dans ces cas d'exstrophie on ne devrait pas plutôt (sans se préoccuper de la saillie vésicale) chercher à remédier seulement à la conformation du pénis, de façon à permettre la copulation qui est complétement impossible chez ces malheureux.

---

## HOPITAL St-ANTOINE.

Service de M. le Dr Benj. Anger.

### 1°. Affections des os. — Amputations.

*a.* Fracture du bras. — *Attelles en toile métallique.* — Dans les solutions de continuité du corps de l'os, ce chirurgien fait souvent usage, pour la contention des fragments, des *attelles en toile métallique* A B C représentées dans la nouvelle édition de Nélaton (t. II, page 181) V. fig. 1. — Ces attelles, malléables, à mailles plus ou moins serrées et au nombre de trois (externe, antéro-interne, postéro-externe) constituent un appareil dont l'ensemble, en effet, est d'une grande simplicité et d'une application très-facile. Les principaux avantages qu'elles présentent sont : le bon marché, la légèreté, la résistance et la propriété de se mouler aisément sur la configuration du membre. De plus, le chirurgien peut les façonner à sa fantaisie et les approprier à la forme de la région sur laquelle il veut les appliquer, en leur donnant par la pression des mains, diverses courbures analogues à celles des membres qu'elles sont destinées à contenir.

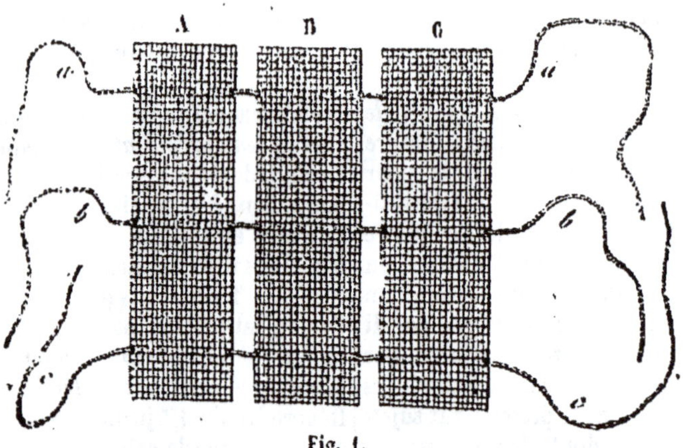


Fig. 1.

Ce modelage est d'autant plus commode à obtenir qu'on le pratique d'abord sur le membre sain. — Trois lacs *a.b.c.* ou courroies, qui réunissent ces attelles en traversant chacune d'elles au voisinage des bords, suffisent pour les fixer autour du bras qui est préalablement entouré d'une bonne couche d'ouate.

Dès le premier jour de leur application, le malade peut se lever et marcher sans craindre de nuire à la contention des fragments. — Ces attelles, qui ont été employées déjà il y a longtemps par Laforgue et Merchie, ne s'appliquent pas seulement aux fractures simples, mais elles peuvent également servir pour les solutions de continuité par armes à feu : il est facile de les serrer ou de les desserrer à volonté, de les enlever ou les remettre rapidement, d'y produire des fenêtres au besoin, etc. M. Sarazin (*Gaz. méd. de Strasbourg*, 1 févr. 1873, n° 9) a décrit, pour le même usage, un *système d'appareils modelés en toile métallique* qu'il a présenté en 1872 à la Société de chirurgie : chacun d'eux est composé de deux ou trois valves en toile métallique, clouées ou fixées à charnière sur une attelle rigide garnie de courroies bouclées et d'une épaisse couche d'ouate enveloppant le membre. — Cet ensemble, toutefois, est un peu plus compliqué que celui des attelles que nous venons de décrire.

*b.* Résection de l'humérus (partie moyenne). — *Section préalable de l'os.* — *Résection des deux bouts après dissection.* —

Dans le but de faciliter les temps de cette opération toujours laborieuse, d'en augmenter la sécurité et d'éviter de se servir d'instruments complexes (scie à main, ostéotôme de Heine, etc.) qu'il n'est pas toujours aisé de manier, M. B. Anger a l'habitude d'avoir recours au mode opératoire suivant : c'est toujours du reste à la partie externe du bras, lieu d'élection, qu'il commence à pratiquer l'incision et plus spécialement entre le bord externe du brachial antérieur et celui du triceps. — Cette incision, qui va jusqu'au squelette, n'a pas besoin d'avoir une grande étendue, de 3 à 6 cent. au plus. — Une fois l'os dénudé, il pratique avec une scie à chaîne la section humérale, au milieu même du segment qui doit être reséqué, puis il fléchit les deux moitiés du membre de manière à permettre l'issue d'un premier fragment qui est disséqué, saisi fortement avec un davier ou une tenaille et réséqué avec une scie ordinaire jusqu'à la limite du mal : il en fait de même pour l'autre fragment : cette manière de procéder limite singulièrement le traumatisme chirurgical produit, en rendant plus facile et plus complète la dissection des parties molles attenantes au squelette.

*c*. Fracture de l'extrémité inférieure du radius. — *Attelle postérieure*. — Après avoir pratiqué la réduction plus particulièrement par la méthode de Velpeau, c'est-à-dire en fléchissant fortement le poignet (l'avant-bras blessé étant mis dans la

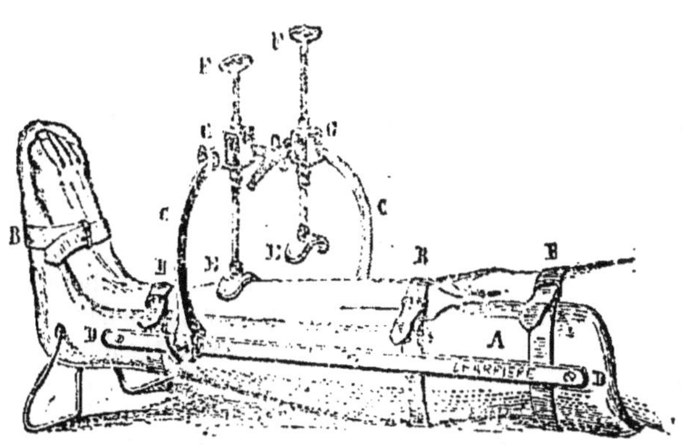


Fig. 2.

pronation), il applique soit l'appareil dextriné, soit celui à deux attelles de Nélaton (la postérieure descendant plus bas). — M. Anger a simplifié encore ce dernier moyen : il supprime l'attelle antérieure et réduit l'appareil à une *simple attelle postérieure* pressant sur le fragment inférieur seulement par l'intermédiaire d'une petite pelote bien rembourrée. Ce chirurgien pense que la roideur consécutive à l'application trop prolongée d'un appareil quelconque est due à l'arthrite sèche du poignet.

*d*. Fracture de jambe. — *Appareil à pression limitée alternative ou intermittente*. — On sait quelles grandes difficultés le chirurgien éprouve, dans certaines fractures obliques de la jambe, à maintenir les fragments en place : ce déplacement incessant constitue, sans contredit, une complication des plus fâcheuses, car la compression, qui s'exerce de dedans en dehors par l'un de ces fragments sur la face profonde des téguments, peut en déterminer l'ulcération et la mortification, et par conséquent, convertir une fracture simple en une autre *composée* dont la gravité est incomparablement plus grande.

Dans le traitement de ces sortes de fractures à coaptation si difficile à maintenir, on a proposé l'appareil de Laugier (tourniquet de J.-L. Petit surajouté à l'appareil ordinaire), l'appareil de Denonvilliers ou *pointe de coton* (tampon d'ouate maintenu à l'aide de bandelettes de diachylum), la pelote du bandage herniaire, l'appareil de Malgaigne (arc métallique, vis terminée par une pointe qui s'enfonce dans le fragment déplacé).

M. B. Anger a fait construire par Charrière, pour triompher du déplacement incessant et de la saillie des fragments, un ingénieux appareil (fig. 2.) fondé sur les mêmes principes que les compresseurs employés pour les anévrysmes, et qu'il a désigné sous le nom *d'appareil à pression limitée alternative ou intermittente.*

Ce dernier a été présenté à l'Académie de médecine en mai 1865 et se compose d'une gouttière A, solide et matelassée (gouttière de Mayor) dans laquelle le membre se trouve bien fixé et qui remonte très-haut de manière à immobiliser le genou, condition essentielle sans laquelle on ne peut espérer mettre au repos les muscles postérieurs du membre dont la contraction spasmodique est la cause principale du déplacement angulaire des fragments osseux. De chaque côté de cette gouttière est adaptée une tringle plate, D D, sur laquelle glissent deux demi-arcs, C C, légers, en acier trempé en ressort : ces deux arcs s'élèvent de chaque côté de la gouttière et sont ramenés au-dessus de la saillie du fragment. Chacun d'eux porte une tige métallique verticale, F F, à vis, G G, qui se termine par une plaque métallique rembourrée, EE, ou pelote légèrement concave, articulée, et, sous quelques points, analogue au bandage herniaire : cette pelote peut s'appuyer sur la saillie du fragment *par une certaine surface* : c'est là, en somme, la pression élastique imaginée par Charrière fils.

Grâce à cet appareil, il est facile d'appliquer une pression intermittente sur le squelette, c'est-à-dire comprimer alternativement avec l'une des pelotes et relâcher l'autre, puis vice-versâ, de façon à éviter la mortification des téguments. — Les pelotes ne fonctionnent donc pas en même temps : l'une d'elles s'applique par exemple sur la pointe du fragment ou un peu au-dessus et y reste un temps variable qui est déterminé par le chirurgien, suivant l'état du membre blessé : les douleurs commencent-elles au niveau du point comprimé, au moment où cette pression menace d'être fatale, on applique la seconde pelote sur un point plus élevé ; et la première est immédiatement relâchée et ainsi de suite.

*e.* AMPUTATION DE JAMBE. — Sus-malléolaire. — *Méthode de Lenoir.* — M. B. Anger emploie la méthode hémostatique d'Esmarch et pratique de préférence l'amputation circulaire modifiée par Lenoir. Il croit que malgré les ulcérations fréquentes dont le moignon est souvent le siége après l'amputation sus-malléolaire et malgré les difficultés parfois très-grandes de la prothèse, on doit avoir principalement en vue la gravité moindre de cette opération et la préférer, toutes les fois qu'elle est réalisable, à l'amputation faite au lieu d'élection. Il divise circulairement les téguments à 4 cent. au moins, au-dessus du niveau où doit se faire la section osseuse et fait tomber sur cette circulaire une incision verticale de 5 cent. située sur la face interne du tibia et près de son bord tranchant. Les deux angles sont disséqués et relevés, puis l'opérateur, se plaçant au côté interne du membre, sectionne en portant le couteau d'abord en dehors puis en arrière, enfin en dedans, tous les tissus musculaires et tendineux, suivant l'obliquité qui est représentée par la direction de la manchette précédente. La crête du tibia est abattue. M. Anger fait souvent en ce cas usage du pansement ouaté.

Nous préférerions la méthode à deux lambeaux, l'un antérieur plus petit, l'autre plus grand, postérieur, reportant plus en avant la cicatrice qui, dans le procédé de Lenoir, se trouve toujours située à l'extrémité du moignon. Dans la taille de ces deux lambeaux, on doit éviter d'avoir recours à la transfixion, mais il est bien préférable de les dessiner et de les disséquer avec soin de l'extérieur vers l'intérieur, de manière à ce qu'ils soient convenablement fournis.

*f.* PSEUDARTHROSE. — *Résection, pénétration des fragments.* — M. B. Anger ne croit pas beaucoup à l'efficacité du frottement des deux fragments osseux l'un contre l'autre, ni à celle de l'emploi des vésicatoires, des aiguilles à acupuncture, de l'électropuncture, etc., toutes méthodes qui ont pour but de réveiller la vitalité de ces fragments et d'y déterminer une inflammation ayant pour résultat définitif le cal. En raison de l'état fibreux de tous les tissus périphériques, il pense qu'il est indiqué, le plus souvent, de pratiquer une *résection* quand la pseudarthrose est ancienne et a échoué devant les divers moyens précédents. Se fondant sur ce principe que ce sont les fractures du squelette par pénétration qui se consolident le mieux, il est d'avis que le meilleur moyen de provoquer la formation d'un cal solide est d'imiter la production d'une fracture par enfoncement.

Voici comment il conseillerait d'opérer: après avoir incisé les téguments, donné issue aux fragments et procédé à leur avivement, on taille dans l'inférieur un petit lambeau *qu'on enfonce dans le canal* médullaire du fragment supérieur de manière à avoir comme résultat une fracture par pénétration.

Quoi qu'il en soit, une telle opération est très-grave, car elle a pour résultat une fracture exposée des plus sérieuses; de plus elle laisserait, pour la cuisse en particulier, un raccourcissement considérable; il nous semble donc qu'on ne pourrait y être autorisé qu'en désespoir de cause et après avoir tenté et même répété bien des fois les autres moyens que nous avons à notre disposition.

## 2° Affections des vaisseaux.

*a*. Blessure de l'artère radiale. — *Ligature des deux bouts dans la plaie.* — Si pour conjurer momentanément l'hémorrhagie on peut avoir recours à la compression soit directe, soit indirecte au-dessus et au-dessous du point lésé, il ne faut pas considérer ce moyen comme une méthode définitive, et on doit toujours au moins tenter la ligature des deux bouts du vaisseau dans la plaie, qu'elle soit récente ou ancienne. Si on ne peut trouver et lier qu'un des deux bouts, on installera pendant un certain temps la compression sur celui qui a échappé. Dans ces cas, l'emploi de la bande d'Esmarch ne trouve pas toujours une utile application, car, dans ces recherches difficiles et minutieuses, le chirurgien est souvent aidé par l'issue du sang qui le met immédiatement sur la voie de la position du vaisseau.

*b*. Anévrysme poplité. — *Compresseur fémoral.* — M. B. Anger a imaginé un appareil (V. fig. 3.) construit par Robert et Collin et destiné à interrompre le cours du sang dans l'artère fémorale en cas d'anévrysme poplité. Cet appareil, qui peut également servir pour les deux côtés, se compose d'une grande gouttière A, embrassant la face postérieure de la cuisse dans toute sa longueur. Cette gouttière est munie de deux tringles en acier B mobiles, mais pouvant être fixées par un écrou attenant à l'angle inférieur de la gouttière. Le long de ces tringles glissent à volonté trois demi-arcs métalliques, C, C, C, dont deux supportent deux tiges verticales et mobiles D, D, qui passent chacune dans un écrou mobile sur l'arc d'acier, et peuvent s'incliner à volonté et être fixées par cet écrou. A l'extrémité inférieure de chacune de ces tiges se trouve disposée une pelote, E, E, non pourvue, comme dans d'autres appareils analogues, d'un système élastique destiné à soutenir la compression. Afin que cette compression soit aussi efficace que possible et ferme hermétiquement le calibre de l'artère, on introduit entre la gouttière et la face postéro-interne de la cuisse, un rouleau à peu près cylindrique (Fig. 3 et 2 M.) sur lequel cette partie du membre prend un point d'appui solide. La coupe du membre entouré de son appareil (2, fig. 3.) montre parfaitement comment les masses charnues comprises entre la pelote d'une part et le rouleau M de l'autre ne peuvent fuir, ce qui permet un accolement plus complet des parois du vaisseau artériel, *a*, l'une contre l'autre. Grâce à la mobilité des arcs, les pelotes compriment à volonté le vaisseau sur un point quelconque de son trajet. Il suffit du reste de jeter un coup d'œil sur la figure pour bien saisir le mécanisme de cet appareil qui a été employé, avec succès, pour un anévrysme poplité dans le service du professeur Velpeau.

### 3° Plaies des tendons. — Hétéroplastie.

*a*. PLAIES DES TENDONS. — *Tenorrhaphie.* — Pour les solutions de continuité récentes les sutures tendineuses doivent évidemment être toujours effectuées; de plus, M. B. Anger croit (et il appuie cette assertion sur un fait nouvellement observé dans son service) que pour les *sections anciennes* des tendons, il y a lieu de tenter une opération. On pourrait, selon lui, sinon pra-

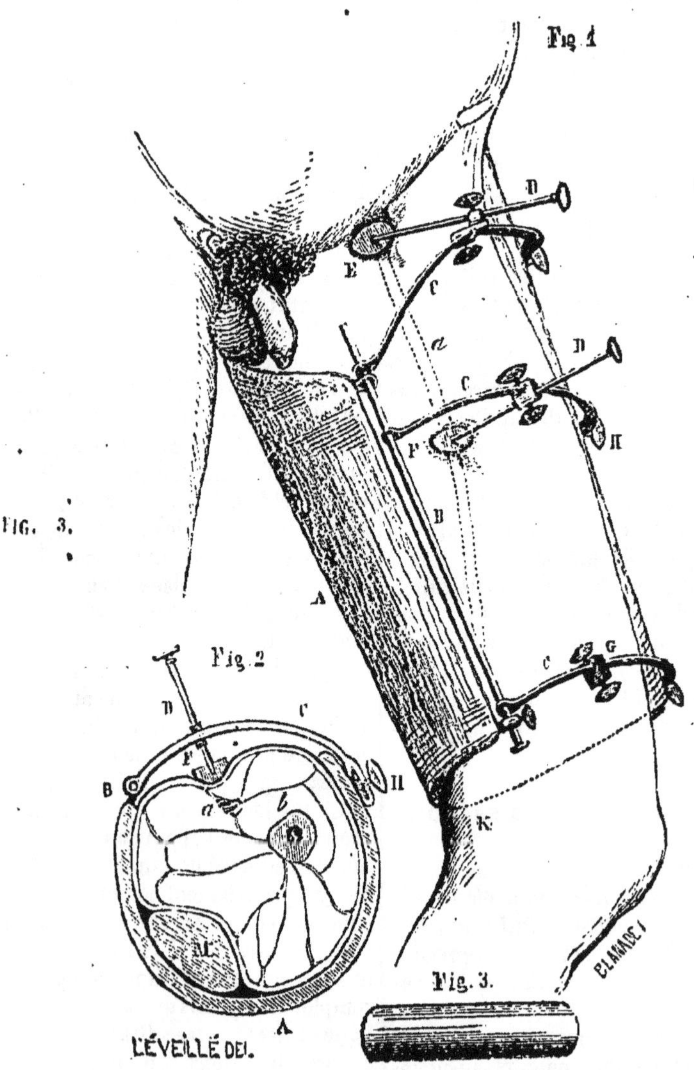


FIG. 3.

tiquer l'accolement des extrémités tendineuses (ce qui est trop difficile à réaliser d'une façon complète) du moins les rapprocher assez pour qu'il se fasse, comme dans les ténotomies ordinaires, un bourgeonnement des tissus intermédiaires : ce travail suffit à la soudure ou plutôt à la réunion, à distance, des deux bouts du tendon, et par conséquent, au rétablissement au moins partiel du jeu de ces organes locomoteurs. — Dans l'observation qu'il a rapportée dans la *Gazette des hôpi-*

*taux* du 16 février 1875, il y avait eu section des tendons extenseur commun et extenseur propre du petit doigt, 6 mois auparavant. Leurs extrémités étaient écartées d'environ 6 centimètres et adhérentes au tissu fibreux cicatriciel. Il incisa, isola les tendons, passa dans leur épaisseur un fil d'argent et, étendant forcément la main sur une palette, il réduisit l'intervalle qui séparait ces extrémités à 2 centimètres — fils noués, pansement aromatique dont ce chirurgien fait grand usage dans ses salles. — Les tendons furent réunis à distance, et cependant les doigts avaient recouvré, bien que d'une manière incomplète, leurs mouvements d'extension.

Il est bien entendu que, dans ces cas, l'avivement ne peut avoir qu'un bien faible avantage puisque les extrémités tendineuses ne se juxtaposent pas d'une façon immédiate.

*b.* Ulcérations rebelles. — *Greffes dermiques et épidermiques.* — *Greffes hétéroplastiques* : M. B. Anger emploie fréquemment dans son service les greffes appliquées sur d'anciens ulcères dont la cicatrisation est trop lente, ou sur les larges plaies résultant de brûlures étendues. — Greffes dermiques, greffes dermo-épidermiques, auto-hétéroplastiques pratiquées d'abord par M. L. Lefort (1869-70) (Voir notre Répertoire du 1er juillet 1874), puis par M. Ollier, et qui paraissent avoir de grands avantages, surtout pour l'anaplastie des paupières.

M. Anger a appliqué également (Acad. des sciences, nov. 1874) les *greffes* véritablement *hétéroplastiques* dont parle M. Lefort dans sa nouvelle édition de la médecine opératoire de Malgaigne, quand il dit : « Ce qui mérite surtout à cette méthode » le nom d'hétéroplastique, c'est que dans » les grands hôpitaux où les amputations » sont fréquentes on pourrait, lorsqu'il se- » rait besoin d'un large lambeau hétéro- » plastique, l'emprunter à un autre » malade au moment où l'on vient de lui » pratiquer l'amputation du membre ; ces » opérations, rarement urgentes, pouvant » être différées jusqu'au jour où l'amputa- » tion doit être pratiquée. » C'est ce que M. Anger vient de faire avec succès.

Il s'agissait d'une plaie résultant de brûlure : des greffes cutanées hétéroplasques *prises sur la face palmaire d'un doigt amputé* et comprenant toute l'épaisseur de la peau furent appliquées et maintenues par du diachylon sur l'ulcère : ces greffes avaient de 1 à 2 centimètres de circonférence; trois jours après, elles étaient intimement unies à la surface ulcérée et manifestement vascularisées. Il a également réussi dans l'application de greffes analogues sur la solution de continuité qu'avait déterminée l'ablation d'une tumeur des lombes et enfin dans un cas de circoncision.

Dans cette opération, il faut s'attacher à ce que les tissus du membre amputé, auquel sont empruntées les greffes, aient gardé encore une certaine température, et pour cela, il est indispensable d'amputer le sujet à côté de celui que l'on veut greffer.

Dans la communication qu'il a faite à l'Académie des sciences, ce chirurgien a insisté avec beaucoup de raison sur la grande attention que l'on doit apporter à la recherche des états diathésiques qui pourraient exister chez les sujets qui fournissent les greffes. — Cette méthode qui certes ne peut guère trouver son application que dans les hôpitaux, nous semblerait en tout cas préférable à cette autre hétéroplastie consistant à emprunter un lambeau à une muqueuse ou à la peau d'un animal, comme l'a fait M. Houzé de l'Aulmont. Nous avons vu M. Dubrueil pratiquer une de ces *hétéroplasties animales* (téguments du chien) sur une vieille femme et pour une blépharoplastie et nous avons constaté non-seulement une desquammation du revêtement épidermique, mais une résorption presque complète du lambeau greffé, de sorte qu'après la cicatrisation, l'ectropion s'était en grande partie reproduit.

## 4° Trachéotomie.

Trachéotomie. — *Trachéotome dilatateur.* — Inciser la trachée et dilater, tels sont les deux temps qui se pratiquent à la fois avec un seul instrument, *le trachéotome dilatateur* construit par M. Collin, présenté récemment à l'Académie de médecine et qui n'est, à proprement parler, que le dilatateur à 3 branches de M. le Dr Laborde dans lequel M. B. Anger a transformé (V. fig. 4) la lame médiane en lame tranchante dont la pointe dépasse d'un demi-centimètre les deux branches latérales. Le chirurgien, après avoir fixé la trachée entre deux doigts, fait pénétrer aisément dans son intérieur l'instrument

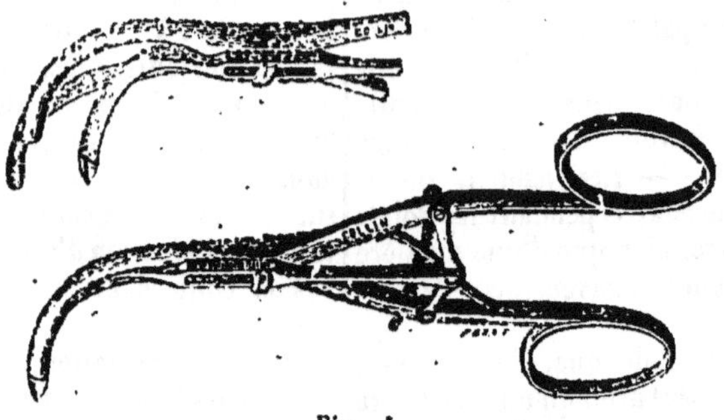


Fig. 4.

par sa pointe, en appuyant légèrement l'index sur le dos de l'instrument, grâce à une crémaillère dont les branches sont pourvues, il incise les anneaux du conduit aérien sur la ligne médiane et dilate l'ouverture ; cet écartement restant permanente, on peut introduire la canule avec facilité ;—bon instrument, applicable surtout dans les cas où, l'asphyxie étant imminente, il faut se hâter de pénétrer dans les voies aériennes : mais nous ne croyons pas qu'il puisse remplacer, définitivement le bistouri à l'aide duquel on agit toujours avec plus de sécurité.

Paris. — Imprimerie de E. DONNAUD, rue Cassette, 9.

# RÉPERTOIRE

DE

# THÉRAPEUTIQUE CHIRURGICALE DES HOPITAUX

**Par le Dʳ GILLETTE**

Ancien Prosecteur de la Faculté de médecine.

## DEUXIÈME SÉRIE

### HOTEL-DIEU.

Service de M. le professeur RICHET.

#### 1° Affections des os et des articulations.

*a.* LUXATION SCAPULO-HUMÉRALE (ancienne). — *S'abstenir du chloroforme.* — *Taraudage.* — Bien qu'il existe dans la science des observations de réduction de luxation de l'épaule au-delà de cette limite, M. Richet pense qu'après 4 ou 5 mois, il ne faut agir qu'avec la plus grande réserve. — Si dans ces cas, les muscles et les parties tendineuses, qui *cravatent* en quelque sorte les os, sont souvent les principaux obstacles à la réduction, ces derniers consistent aussi dans des brides ou capsules fibreuses extrêmement solides, de nouvelle formation, qui maintiennent les extrémités osseuses dans leur position vicieuse.

Dans la réduction de ces luxations ou plutôt dans la mise en opposition plus ou moins directe des surfaces articulaires, M. Richet pense qu'il vaut mieux ne pas employer d'efforts trop grands ; il ne fait usage que le moins souvent possible du sommeil anesthésique et pratique le *taraudage*, non pas dans le but de refaire, à proprement parler, une cavité nouvelle, ce qui est une chose bien aléatoire, mais dans celui de refouler les tissus en imprimant des mouvements de rotation répétés qui permettent à la tête de reprendre sa place au niveau ou au-devant de la cavité. Ce n'est pas en un mot tout d'un coup, mais petit à petit, qu'on peut arriver à ce résultat.

Pour vaincre et rompre les brides déjà formées, ces mouvements de rotation et de circumduction ont certainement plus d'effet que la traction directe, avec les moufles, qui exige un déploiement de force beaucoup plus considérable, souvent sans résultat, et qui expose le malade, si la luxation est très-ancienne, à des accidents d'une gravité extrême.

*b.* ARTHRITE FONGUEUSE. — *Ignipuncture.* — Depuis quelques années M. Richet emploie cette méthode de *cautérisation interstitielle* qui lui a donné des succès dans bon nombre de cas, et dont les avantages ont été exposés dans la thèse d'un de ses élèves, l'année dernière.

Voici d'abord quel en est le mode opératoire :

Les petits cautères mis en usage représentent chacun une tige métallique terminée par un manche à l'un de ses bouts ; l'autre extrémité (dans l'axe) est renflée en boule, également en métal, sur laquelle se trouve implantée ou vissée une petite pointe (cône pointu) de platine de 3 à 4 centimètres de longueur, dont la partie la plus rapprochée de la boule n'a pas plus de 3 millimètres de largeur. La disposition rectiligne de l'instrument est telle qu'on le pointe et l'enfonce dans les parties malades avec plus de force et de facilité. Cette extrémité étant chauffée au rouge pénètre par sa pointe, brusquement et perpendiculairement dans la profondeur des tissus fongueux, au milieu des foyers de suppuration, et même au sein des os atteints d'inflammation chronique, puis elle est aussitôt retirée.

Les *avantages immédiats* de cette méthode sont de produire une révulsion presque instantanée extrêmement énergique, de permettre au pus de s'échapper par l'ouverture que laisse le passage du cautère et d'amener une sédation dans l'intensité des douleurs : toute la surface est recouverte soit de compresses humides, soit d'une couche de collodion.

*L'effet modificateur consécutif* est de déterminer dans tous les points touchés une inflammation substitutive qui a pour résultat la transformation des masses articulaires fongueuses en tissu fibreux résistant concourant à l'ankylose de la jointure. M. Richet emploie aussi conjointement la compression ouatée sur l'articulation qui vient d'être ponctionnée.

De plus, l'ignipuncture a pour avantage, dans certains cas presque désespérés, de ramener la jointure dans des conditions telles qu'on puisse, au lieu d'amputer, pratiquer seulement une résection, comme nous en avons vu un exemple dans le service de ce professeur à l'Hôtel-Dieu : il s'agissait d'une arthrite fongueuse et purulente qui ne laissait guère d'autre alternative que le sacrifice du membre, l'ignipuncture fut pratiquée, les phénomènes inflammatoires si intenses se calmèrent, du tissu inodulaire se forma en grande quantité, mais avec une position vicieuse du genou, et, au lieu d'amputer, il fut possible d'effectuer une résection qui se termina par la guérison.

Toutefois, cette excellente méthode n'est pas exempte de tout danger. Nous l'avons vue échouer entre les mains de M. Richet lui-même. Dans un cas où M. Tillaux (Lariboisière) en fit l'application, les symptômes de suppuration prirent un caractère beaucoup plus grave, et dans un autre du service de M. de St-Germain (hôpital des Enfants malades), l'hémorrhagie, suite des piqûres, fut considérable et ne put s'arrêter qu'avec une compression ouatée énergique.

c. Fractures des membres. — *Appareil inamovible de stuc.* — L'appareil plâtré simple a rendu et rend encore de très-grands services (surtout en attelles) dans la thérapeutique des fractures, bien qu'on eût pu le croire un instant détrôné par l'appareil silicaté : mais il offre l'inconvénient de n'avoir souvent qu'une faible cohésion e., par conséquent, de se fendre et de tomber en délitescence. Aussi vit-on, il y a une dizaine d'années, divers chirurgiens chercher à le modifier et à le rendre plus parfait. Ainsi M. Hergott de Strasbourg, produisit à la Société de chirurgie des spécimens fort ingénieux d'appareils plâtrés rendus imperméables par le *vernis de résine de copal*. Ces appareils, dont la charpente était faite de vieille toile, pouvaient rester pendant quinze jours dans l'eau tiède sans être pénétrés. D'autre part, M. Langenbeck fit construire des appareils analogues et rendus imperméables au moyen de *résine dissoute dans l'éther*.

M. Richet lui a fait subir aussi une heureuse modification : depuis plus de 20 années il s'est constamment servi, dans le traitement des solutions de continuité, *d'appareils plâtrés en stuc*. Ce qui l'a amené à faire ce choix c'est, outre la grande rapidité avec laquelle le plâtre délite, sa trop rapide solidification qui fait obstacle aux manœuvres du chirurgien. Il a démontré que 1 gr. de gélatine dissous dans 500 gr. d'eau retarde environ d'une 1/2 heure la solidification du plâtre et donne, par conséquent, un mélange qui permet d'appliquer l'appareil inamovible sans trop de précipitation, et lui donne un caractère remarquable de résistance, de solidité, de durée et de d'inaltérabilité se prolongeant pendant tout le laps de temps nécessaire à la consolidation de la fracture. De plus, il est léger, propre, commode et enfin économique. Le chirurgien, suivant sa fantaisie et les besoins nécessaires, peut varier la composition du mélange de façon à hâter ou à retarder la solidification du plâtre. — Il n'emploie jamais d'autre appareil inamovible, car il ne pense pas (Soc. de chir. 1855) qu'aucun autre remplisse aussi bien toutes les conditions requises pour ces sortes d'appareils.

*d.* Fracture du maxillaire inférieur. — *Immobilisation des fragments. — Lavages buccaux. — Éviter les accidents de septicémie. — Toniques.*

Rien ne ressemble moins à une fracture du maxillaire inférieur qu'une autre fracture du même os.

Tantôt, en effet, même avec la déchirure de la muqueuse (car ici le caractère *compliqué* ne nous semble pas avoir la gravité qu'elle acquiert pour les fractures des membres), il n'existe que peu de gêne, pas de déplacement (une simple fronde soutenue par quelques tours de bande et des mesures de propreté suffisent) : pas d'accident.

Tantôt il survient des phénomènes locaux et généraux graves (suppuration du foyer ; symptômes d'infection putride aiguë). Bien qu'ils soient assez rares, à notre avis, M. Richet y attache une très-grande importance, car dans sa pratique il en a rencontré un nombre considérable d'exemples et il trouve l'explication de leur gravité dans la *complication de la déchirure du périoste gingival* donnant lieu à la suppuration sanieuse du foyer qui, par son ingestion, selon ce professeur, provoque une intoxication générale, une forme de *septicémie aiguë.*

Pour parer à de semblables accidents, voici le traitement qu'il met en pratique :

1° *Immobiliser les fragments.* Ligatures des dents, si c'est possible, avec des fils d'argent. Fronde ou appareil en gutta-percha de Morel-Lavallée.

2° *Contre les accidents de putridité locaux et généraux.* Mesures de propreté portées à l'extrême. Lavages fréquents de la bouche avec l'eau alcoolisée ou additionnée d'une petite proportion d'acide phénique. Gargarismes au quinquina. Toniques et alcooliques à l'intérieur. Purgations. Contre-ouverture sus-hyoïdienne, au point le plus déclive et même drainage pour permettre l'issue à l'extérieur des liquides purulents sanieux et fétides.

L'emploi des *injections chloralées* nous paraît aussi indiqué en pareilles circonstances : elles nous ont rendu service dans un cas de ce genre.

Quant à l'appareil de gutta-percha de Morel-Lavallée, très-bon lorsqu'il n'existe pas de plaie gingivale, il entretient toujours, quand il y a déchirure de la muqueuse, une sécrétion ichoreuse fétide qu'il est très-difficile de combattre, parce qu'on est gêné par l'appareil lui-même, et nous croyons qu'en pareil cas on peut s'en passer, qu'il y a même intérêt à le faire. L'emploi des *purgations* n'est pas généralement adopté par les autres chefs de services des hôpitaux.

*e.* Luxation du pouce. — *Difficulté de réduction. — Méthode de circumduction. — Nouvelle pince de M. Farabeuf.* — La luxation en arrière est de beaucoup la moins rare et la facilité de réduction est variable, d'abord suivant l'ancienneté du traumatisme, ensuite suivant que le déplacement est *incomplet* ou *complet.*

Dans la fracture *incomplète*, il y a augmentation du diamètre transversal de l'articulation, mais les os ne se croisent pas; aussi la réduction est-elle facile, c'est ce qui explique qu'elle passe quelquefois inaperçue. Pour remettre les surfaces articulaires en place on n'a qu'à saisir le pouce et à presser les saillies en sens inverse.

Il n'en est pas de même des luxations *complètes*; elles ne sont pas toutefois d'une fréquence très-grande, puisque M. Richet, en 20 années de pratique, n'en a observé que six cas. Elles ont toutes ce caractère particulier qu'elles sont très-difficiles à réduire. Si la luxation est récente, il y a ces les plus de chance d'arriver au replacement des surfaces articulaires; mais, parce qu'elle est nouvelle, ce n'est pas une raison pour qu'on réduise toujours avec facilité. Des luxations anciennes (c'est-à-dire datant de 10, 11, 15 jours), il n'existe guère que le cas de Vidal (15 jours) où la réduction ait pu être obtenue : passé ce terme elles restent irréductibles.

Depuis les travaux de Hey, Dupuytren, etc, les chirurgiens de nos jours; et M. Richet est du nombre, pensent que c'est dans l'anatomie pathologique qu'il faut chercher l'explication de cette difficulté à la réduction. Dans ce cas en effet, selon ce professeur, on a affaire à une articulation orbiculaire mobile en tous sens, dont la sangle musculo-ligamenteuse soutient la tête du métacarpien en avant, et c'est bien cette sangle qui, emportée en arrière, vient coiffer la tête métacarpienne; cette dernière passant au-dessous et à travers les deux faisceaux du court fléchisseur, le tendon du long fléchisseur se porte généralement en dedans.

Cette expression d'*articulation orbiculaire, mobile en tous sens*, employée du reste par tous les chirurgiens et les anatomistes de notre époque, ne nous semble pas rigoureusement exacte Dans notre étude sur les OS SÉSAMOÏDES chez l'homme (*Journal de l'anatomie et de la physiologie* de M. Robin, septembre 1872), nous nous exprimons ainsi : « Jusqu'ici les auteurs ont » toujours considéré l'articulation métacarpo-phalangienne du pouce, à l'exemple des autres articulations métacarpo-phalangiennes, comme une condylarthrose (tête ou condyle reçues dans une cavité elliptique, 4 mouvements) seulement ces mêmes auteurs ajoutaient comme éléments accessoires, deux os sésamoïdes. — Nous croyons, au contraire (et l'évidence est bien plus grande pour le pied que pour la main), que les deux sésamoïdes du pouce sont appelés à jouer un rôle beaucoup plus important que celui qui leur a été dévolu jusqu'à présent. Réunis à la première phalange, ils constituent une cavité de réception, que nous appellerons *appareil phalango ou glénoïdo-sésamoïdien*, destinée à la tête du métacarpien; nous espérons démontrer que cette *articulation complexe métacarpo-phalango-sésamoïdienne* présentant dans son ensemble les caractères d'enchevêtrement réciproque et ne jouissant en réalité que de deux mouvements, doit revendiquer sa place parmi les articulations TROCHLÉENNE OU GINGLYME. » — Et plus loin : » La description des surfaces articulaires » de la tête du métacarpien et de l'appareil phalango-sésamoïdien, l'enchevêtrement réciproque de ces surfaces nous » permettent de regarder définitivement » cette articulation comme *bi-trochléenne* » ou *bi-ginglymoïdale*. »

De plus nous ajoutions, à propos de la *pathologie des sésamoïdes* : « Dans les cas » de *luxation traumatique* de la première » phalange du pouce, les os sésamoïdes » suivent le déplacement de cette phalange en arrière de la tête du métacarpien : on a par conséquent affaire non » pas simplement à la luxation de la phalange, mais au déplacement complexe » de tout l'appareil phalango-sésamoïdien. » la dénomination qu'il faut donner à ces » sortes de luxation ne doit donc pas être » seulement : luxation de la première » phalange, mais bien : *luxation phalango-sésamoïdienne* du pouce. »

Dans la réduction de ces luxations du pouce en arrière, 5 méthodes sont en présence : les 4 premières sont dites *violentes*, la dernière est une méthode *de douceur*. Voici quelle est l'opinion de M. Richet sur chacune de ces méthodes.

1° *Traction directe*. Elle est très-difficile à mettre en pratique : le pouce n'offre pas en effet une prise considérable en raison de sa petitesse, de plus il est encore raccourci par le traumatisme lui-même; aussi pour le saisir solidement a-t-on employé le nœud d'emballeur, celui du matelot, la pince à lanière de cuir à levier assez long (inv. de Charrière, 1837), le système de la clef, pince Stromeyer et ses modifications, pince à anneau de cuir de Collin, de Lustreman, à courroie, etc., etc.

La contre-extension était pratiquée par A. Cooper sur le premier espace interosseux, ce qui forçait les muscles à se contracter, et, par conséquent, constituait un obstacle à la réduction ; de plus ce point d'appui n'est pas suffisant, c'est sur le poignet qu'il faut le prendre En somme, pour M. Richet cette méthode de traction directe est mauvaise, car plus on tire, plus on tend les muscles et la sangle ; il faudrait produire une rupture pour faire repasser la tête à sa place.

2° *Impulsion directe*. Quoique la jugeant meilleure, ce chirurgien la regarde encore comme bien imparfaite. Elle consiste à repousser la phalange en la faisant glisser sur le métacarpien Dans cette manœuvre, il faut se rappeler que c'est la phalange que l'on doit chercher à mouvoir, et on ne doit pas s'épuiser en efforts inutiles sur la tête du métacarpien qui, lui, ne peut-être considéré comme luxé : ce dernier os n'a pas bougé, c'est la phalange qui s'est déplacée et sur l'extrémité supérieure de laquelle on doit fortement appuyer deux doigts pour repousser cette phalange en haut et en avant M. Richet pense qu'il vaut mieux combiner ensemble la traction et l'impulsion.

3° *Impulsion et flexion.* Cette troisième méthode est encore plus facile à décrire qu'à mettre à exécution, car la sangle musculo-ligamenteuse est là qui s'interpose entre les deux surfaces articulaires. Pour la pratiquer, on saisit le pouce avec des pinces *ad hoc* et on le fléchit en avant dans ce mouvement de bascule, la phalange prend un point d'appui sur la tête du métacarpien (levier du deuxième genre) et quand on a fait cesser peu à peu le croisement, on imprime à la phalange un mouvement d'impulsion qui lui permet de repasser en avant.

4° Méthode meilleure. Le pouce est saisi soit avec les doigts, soit avec une pince prenante quelconque (de Robert, de Charrière, etc.), et renversé violemment en arrière et à angle droit; on fait éprouver un mouvement de glissement en avant puis on fléchit brusquement.

5° La dernière méthode ou de *circumduction* préconisée par Roux est, selon M. Richet, la plus rationnelle et celle qu'il préfère de beaucoup, car elle lui a réussi dans certains cas où les autres avaient complètement échoué; par cette méthode, qui consiste à porter le pouce alternativement en dehors et en dedans en lui faisant décrire un cercle, on ne cherche pas à triompher brutalement de l'obstacle, mais on tâtonne et avec de la patience on arrive à faire repasser la tête de la phalange à travers la boutonnière. Dans deux cas où M. Richet avait appliqué les méthodes précédentes, même avec chloroformisation, et sans aucun résultat, ce chirurgien allait renoncer quand il essaya la circumduction et il eut le bonheur de réussir.

La ténotomie ne lui paraît pas indiquée, car elle trop incertaine; d'autre part, quand on a tenté et tenté encore toutes les méthodes qui viennent d'être passées en revue, il ne faut pas s'acharner à vouloir réduire quand même, car à la suite de tractions trop soutenues et trop prolongées, il peut survenir des accidents fort sérieux: on cite un cas d'arrachement du pouce, dans un autre exemple dû à Dupuytren, il survint un phlegmon si grave qu'il fallut pratiquer l'amputation de l'avant-bras à la suite de laquelle le malade mourut. D'ailleurs les personnes atteintes de luxation du pouce non réduite recouvrent des mouvements plus ou moins étendus et suffisants pour leur permettre de se servir assez utilement de ce doigt.

La raison pour laquelle on échoue souvent dans les tentatives de réduction de ces sortes de traumatisme, est qu'on manque de prise sur un appendice aussi court que le pouce, et que les diverses pinces construites glissent sur les tissus et n'atteignent pas le but qu'on se propose.

M. Richet vient de présenter, tout récemment à l'Académie de médecine, une nouvelle pince bien simple et fort ingénieuse imaginée par M. le Dr Farabeuf, prosecteur à la Faculté.

C'est un davier solide, à branches très-longues, qui embrasse le doigt de la même façon que la pince porte abat-jour le fait pour la bougie où elle se trouve placée : les mors représentent deux surfaces concaves, également métalliques, recouvertes par un revêtement de caoutchouc pour ne pas blesser les téguments, disposées à peu près perpendiculairement sur l'extrémité de l'instrument et destinées à saisir solidement et comme dans un étau la phalange luxée.

Une fois embrassée par cet anneau métallique, cette phalange ne peut glisser et il est facile de lui imprimer, sans crainte de lâcher prise, tel mouvement que l'on veut. Voici maintenant quel est le maniement de cette pince, et sur quels principes M. Farabeuf se fonde, pour opérer à l'aide de son instrument, la réduction de

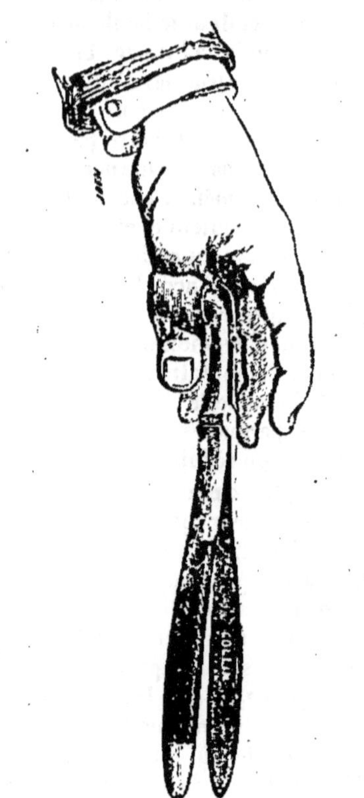

cette variété de luxation : c'est l'inventeur lui-même qui a eu l'obligeance de nous communiquer ces détails.

Et d'abord, après avoir produit plus de 40 luxations de ce genre sur le cadavre et en avoir observé 4 sur le vivant, dont deux avec le plus grand soin (dans les services de M. Dolbeau et de M. Péan), M. Farabeuf reste convaincu que l'irréductibilité, lorsqu'elle existe, tient à la résistance des parties fibreuses et à l'*interposition du ligament gléno-sésamoïdien* et nullement à la boutonnière musculaire.

C'est là un avis que nous partageons absolument, comme le prouvent ces quelques lignes que nous écrivions en 1872 (*loc. cit*) : « La difficulté de la réduction de ces » sortes de déplacements peut être due *au* » *moins autant* à la présence des os sésa- » moïdes déplacés qu'à l'étranglement de » la tête du métacarpien dans la bouton- » nière formée par les deux portions du » court fléchisseur. En effet ces os passant » en arrière avec le ligament fibro-carti- » lagineux, dont ils font partie, sont des » portions osseuses, dont il n'est pas du » tout commode, par les moyens que nous » avons à notre disposition, de favoriser » le retour dans leur position normale, » c'est-à-dire au niveau de l'articulation » bi-trochléenne du métacarpien.......... » ....... Cette difficulté de réduction est » singulièrement augmentée *par la pré-* » *sence, dans ce ligament antérieur, des os* » *sésamoïdes dont la position vicieuse est* » *maintenue d'une façon énergique par la* » *contraction des deux faisceaux du flé-* » *chisseur.* »

Quand on renverse le pouce d'un cadavre, dit M. Farabeuf, on produit une déchirure partielle du muscle court fléchisseur, une rupture du ligament latéral externe presque toujours et un renversement du pouce en ($Z_1$). C'est la *luxation au 1er degré* ou *luxation vierge de tout traitement*. Cette variété est facile à réduire par la propulsion en avant en saisissant avec les pinces précédentes la phalange de façon à ce qu'elle soit presque perpendiculaire à la tête du métacarpien et en la faisant glisser en avant sur cette dernière dans un plan horizontal. Un point capital est de ne pas ramener le pouce dans la rectitude, mais il est nécessaire, le métacarpien étant fixé et contre-étendu, d'agir de manière à amener la base de la phalange (et devant elle le sésamoïde), d'avant en arrière, puis de fléchir seulement alors. Pourquoi ne faut-il pas fléchir tout de suite et tirer dans l'axe ? Pour deux raisons : 1° le ligament latéral non déchiré, l'interne ordinairement, se tend par l'abaissement de la phalange et résiste énergiquement, tandis qu'il est relâché dans la position en (Z) et laisse la phalange plus libre de reprendre sa place.

2° Voici ce qui se passe quand la luxation est arrivée d'emblée à son 2e *degré* ou que le chirurgien a tiré sur le pouce en l'abaissant : les os sésamoïdes ou mieux l'externe, qui est seul en cause, *se retourne de façon à ce que sa face cartilagineuse regarde en l'air*. Or, tandis que la 1re *variété* n'exige qu'une propulsion ayant pour effet de permettre à la phalange de chasser le sésamoïde devant elle, comme on chasse une pierre avec le pied, la 2ᵉ *variété* ne peut être réduite qu'à la condition que le bord postérieur du ligament gléno-sésamoïdien soit ramené considérablement en avant (6 mm. et plus) près l'extrémité de la tête métacarpienne, pour pouvoir reprendre sa place *sous* cette tête.

M. Farabeuf établit qu'il est possible de ramener une luxation récente de la 2ᵉ *variété* (os sésamoïde à surface articulaire retournée) à la 1ʳᵉ (os sésamoïde à surface articulaire dirigée en bas), puis de la réduire, comme il vient d'être dit, par simple propulsion horizontale : mais il croit qu'il est généralement impossible de réduire la 2ᵉ *variété* et même le 1ᵉʳ *degré complet* par la traction simple et pense en connaître la raison : ainsi dans le cas observé par lui dans le service de M. Dolbeau (2ᵉ *variété*), on échoua même avec les plus violentes tractions et avec l'emploi du chloroforme : huit jours après on pratiqua la section complète sous-cutanée de tous les tissus en dehors : les tractions ne réussirent pas davantage, nouvelle section en dehors, nouvel échec des tractions. C'est alors que M. Farabeuf, saisissant le pouce dans sa pince et l'instrument à pleine main, put réduire en quelques instants *en relevant* le pouce et en lui imprimant un mouvement de glissement en avant. Certes, dans ce cas il ne croit pas que la section pratiquée par M. Dolbeau ait nui à la réduction, mais il est sûr que c'était le *ligament interne* persistant qui empêchait la réduction, ligament qui se tend quand on abaisse le pouce et se relâche quand on redresse ce dernier, et dont il faut obtenir la déchirure ou provoquer le relâchement.

La preuve de ce qu'il avance lui a été encore fournie par un cas observé dans le service de M. Péan. Dans cet exemple le pouce se mouvait comme un tiroir sur le métacarpien, mais dans une étendue bien insuffisante pour que la réduction s'obtînt et M. Farabeuf a pu se rendre bien compte du lieu de la résistance qui était précisément le point où s'attache le ligament latéral interne et autour duquel, comme centre, le pouce pouvait être balancé comme une pendule. Cette luxation était ancienne, le pouce ne pouvait être facilement redressé : il annonça l'échec des tractions tant que le ligament latéral interne ne serait pas rompu. Après des tractions énergiques qu'on ne pouvait faire malheureusement que dans l'axe et qui furent sans succès, M. Farabeuf saisit le pouce dans la main droite et le renversant en dehors, il rompit à petits coups le ligament interne (comme il a appris à le faire sur le cadavre) : il lui devint possible alors de redresser le pouce et d'exercer dessus des tractions en tenant la pince redressée et à pleine main, pendant que M. Péan se chargeait de la coaptation. Il était quasi évident, dans l'exemple actuel, qu'on avait pu réussir à faire repasser sous la tête métacarpienne la sangle sésamoïdienne grâce au mode de traction propulsive, et surtout grâce à la rupture préalable du ligament latéral interne. La force déployée fut du reste peu considérable et ne dépassa pas 30 kilogrammes.

## Affections osseuses et articulaires (*suite*).

*a*. Luxation de la hanche (compliquée de fracture du sourcil cotyloïdien). — *Maintien de la tête au point opposé à sa sortie*. — Cette complication est heureusement fort rare et on n'en a vu qu'un nombre de cas très-limité. Le signe pathognomonique qui suffit à caractériser cette lésion est la récidive du déplacement lorsqu'on est parvenu à réduire la tête sans trop de résistance. On éprouve une très-grande difficulté à lutter contre la reproduction du déplacement : ainsi, d'après M. Richet, l'*extension permanente* ne donne aucun résultat satisfaisant : on n'est guère plus heureux en essayant l'*extension combinée avec une pression directe* exercée sur le grand trochanter à l'aide d'une large ceinture comme l'avaient proposé Smith et Togood.

M. Richet pense que le meilleur moyen (qui cependant est bien loin d'être infaillible) est d'employer le procédé qui a été décrit par M. Maisonneuve en 1862 à la

Société de chirurgie : il consiste, une fois la réduction de la luxation obtenue par les manœuvres habituelles, à porter le membre inférieur dans une direction opposée à celle par où s'est produite la sortie de la tête et à la maintenir dans cette situation.

Si on a affaire, par exemple, à la variété ischiatique ou iliaque, la cuisse sera mise dans l'abduction qui est la position dans laquelle la tête osseuse presse et appuie sur le point opposé à celui où existe la fracture. Ce chirurgien cependant ne compte pas sur ce moyen d'une façon trop absolue.

*b.* Luxation de l'épaule (compliquée de fracture de l'humérus). *Possibilité de réduire la luxation.* — Dans le traitement de ce double traumatisme, bon nombre de chirurgiens ne se préoccupent pas de la luxation et n'ont en vue que la fracture, car on ne peut guère songer à réduire la tête humérale en exerçant des tractions sur le fragment inférieur. Ils ne cherchent à remédier au déplacement qu'après la consolidation de la solution de continuité ce qui est inefficace (ces tentatives n'aboutissant à rien) ou bien même préjudiciable, car les tractions peuvent parfaitement rompre un cal qui n'offre pas une solidité suffisante.

M. Richet pense que l'on peut, séance tenante, agir d'une façon directe sur la tête humérale en ayant soin d'employer l'anesthésie complète (condition qui est indispensable au succès de cette tentative). Une fois la réduction opérée, il traite la fracture par les moyens ordinaires.

La *possibilité* de cette réduction immédiate peut également s'appliquer aux luxations de la tête fémorale se compliquant de fracture du même os.

*c.* Ankylose temporo-maxillaire. — *Section sous périostée du col de la mâchoire.* — Si l'ankylose est incomplète, il essaye d'écarter graduellement les mâchoires à l'aide de cônes de plus en plus volumineux; si elle est complète, il opère la section *sous-périostée* du col du maxillaire inférieur dans le but d'établir une fausse articulation, dont la constitution est favorisée par la conservation du périoste qu'il a le soin de ménager dans cette section osseuse.

*d.* Plaies articulaires (armes à feu). — *Temporisation.* — *Drainage* (en cas de suppuration). — M. Richet croit que dans les blessures de ce genre, il ne faut pas se hâter d'avoir recours au sacrifice du membre. Nous avons vu du reste et bien d'autres aussi, pendant la dernière guerre, des guérisons à la suite de pénétration du genou par une balle. L'observation clinique par conséquent donne raison, jusqu'à un certain point, à la temporisation.

La conduite à tenir est de placer le membre dans l'*immobilité* la plus absolue, de répéter les émissions sanguines locales et même générales, et de recouvrir l'article de fomentations émollientes. Ce chirurgien ne serait pas d'avis de recourir, au moins d'une façon primitive à la résection articulaire : si la suppuration arrive, le mieux est d'*inciser largement* ou de pratiquer le drainage pour empêcher les liquides de stagner dans l'articulation; enfin, de pratiquer l'amputation consécutive.

*e.* Corps étrangers articulaires. — *Méthode sous-cutanée de Goyrand.* — Une fois ce corps fixé soit simplement avec les doigts, soit avec un poinçon comme le voulait Follin, on pratique une incision cutanée par où on glisse un ténotome qui va diviser la synoviale sur le corps étranger, loin de la plaie tégumentaire : ce dernier est alors, propulsé par pression dans le tissu cellulaire sous-cutané où on l'abandonne pendant un temps suffisant à la cicatrisation de l'ouverture synoviale : ce n'est qu'alors qu'on peut en faire l'extraction impunément.

Il n'est pas rare de voir ces corps étrangers, quand ils affectent cette nouvelle situation, diminuer spontanément de volume. Dans un cas même, M. Richet au bout de 5 mois n'en a plus trouvé aucune trace.

## 2° Affections des organes génito-urinaires.

(Homme et femme).

*a.* Déchirure du périnée et de la cloison recto-vaginale. — *Refaire la cloison. Périnéoraphie. Avivement en surface.* — La plupart des chirurgiens divisent cette opération en deux temps qu'ils exécutent à deux périodes différentes. En général, M. Richet procède aux deux opérations le même jour, comme cela est indiqué dans la thèse de Serres (1867) sur la périnéoraphie ; il reconstitue d'abord la cloison recto-vaginale et, séance tenante, il pratique la périnéoraphie.

Lorsque la communication est large et remonte à 2, 3, 4 centimètres de l'anus, on reconnaît la muqueuse rectale à sa coloration d'un rouge sombre et à sa disposition granuleuse, tandis que la muqueuse du vagin s'accuse par son état lisse et sa couleur d'un rose tendre : généralement il existe un liséré entre les deux muqueuses. La constatation de ces caractères est très-importante, car il ne faut pas que l'avivement porte sur le rectum, mais bien seulement sur la muqueuse du vagin : si on comprend la muqueuse rectale, la contraction incessante de cette portion de l'intestin a, en effet, grande chance pour amener une désunion des sutures.

C'est là une précaution analogue à celle dont l'opération de la fistule vésico-vaginale est l'objet ; car on se souvient que dans cette dernière la suture et l'avivement doivent porter exclusivement sur le vagin et non sur la paroi vésicale.

Voici les principaux temps de l'opération:

1° AVIVEMENT.

*Reconstituer la cloison recto vaginale.*— Autrefois on se contentait d'aviver de chaque côté les deux débris et les mamelons de la cloison recto-vaginale, qui étaient le plus rapprochés comme pour le bec-de-lièvre : c'est là une mauvaise méthode, car la cloison étant extrêmement mince, c'était absolument accoler deux feuilles de papier. Il ne faut pas se borner à aviver *la tranche* : l'avivement oblique par de larges surfaces est une conquête de la chirurgie française, dont le promoteur a été Jobert, et qui est aussi bien applicable à la reconstitution de la cloison recto-vaginale qu'à l'opération de la fistule vésico-vaginale. Il est donc indispensable d'effectuer un large avivement oblique de 1 travers de doigt au moins (sur la muqueuse vaginale), pour que ce soient des surfaces cruentées qui puissent se correspondre : de plus on rejette, par ce moyen, du côté du rectum, une *crête* ou éperon qui empêche les liquides de passer dans la fistule, parce qu'il leur faudrait remonter jusqu'au sommet de cet éperon.

2° *Reconstituer le périnée.* — M. Richet, à l'exemple de Roux, avive de chaque côté une surface triangulaire sur la muqueuse en haut et en arrière et sur la peau en bas et en avant, et réunit deux à deux ces surfaces opposées.

1° PASSAGE DES FILS.

*Pour la cloison.*—En faisant l'avivement précédent (en ce qui concerne la cloison) M. Richet a le soin de ménager sur le bord interne de la solution de continuité et sans l'aviver, un *liséré* constituant la crête précédente qui sera repoussée dans le rectum;

Les aiguilles armées de fil d'argent sont alors passées d'un côté dans la surface cruentée gauche, par exemple (entre elle et le liséré), puis de l'autre côté entre le liséré et la surface avivée droite, en ayant bien soin de les faire cheminer entre les muqueuses vaginale et rectale, ce dont on s'assure en plaçant un doigt dans le rectum pendant qu'on enfonce horizontalement chacune des aiguilles.

2° *Pour le périnée.* — Des aiguilles sont passées à travers les surfaces cruentées correspondantes, et le resserrement des fils produit l'adossement de ces surfaces.

M. Richet n'opère que 5 à 6 jours après la fin des menstrues : il prépare la malade par des purgations répétées et entretient la constipation à l'aide de l'opium.

Après l'opération, il rapproche l'une de l'autre jambes et cuisses préalablement fléchies par un coussin qu'il fait maintenir sous le jarret : cathétérisme vésical.

*b.* POLYPE UTÉRIN. — *Mâchonnement du pédicule avec pinces spéciales.* — La section du pédicule à l'aide de ciseaux courbes est une méthode excellente; mais parfois suivie, quoique assez rarement, d'hémorrhagie. Si les malades sont déjà affaiblies par des pertes de sang réitérées, il est indiqué de ne pas les exposer, par l'opération, à une nouvelle hémorrhagie ; aussi, depuis les travaux de Levret, a-t-on cherché l'immunité relative de l'ablation de ces tumeurs dans l'emploi de la ligature.

L'écrasement linéaire ou la ligature extemporanée sont également des moyens précieux, mais qui ne peuvent facilement être mis en usage que si le pédicule du fibrôme n'est pas situé à une grande profondeur.

C'est dans le but de parer à ces divers inconvénients que M. Richet a fait construire de fortes *pinces* analogues à de gros ciseaux dont les mors mousses sont munis de dentelures très-fines qui peuvent s'engrener quand les anneaux de la pince se rapprochent et qui sont, grâce à la laxité de l'articulation, animés d'un mouvement de latéralité ou de scie par lequel le pédicule est facilement *mâchonné*.

L'une de ces pinces est courbée sur ses bords, l'autre sur le plat de façon à atteindre le fond de l'utérus si besoin est. L'un ou l'autre de ces instruments, guidé sur l'indicateur de la main gauche, peut se placer aisément sur le pédicule du polype et en opérer la section avec sécurité sans la plus légère hémorrhagie.

c. HÉMORRHAGIE UTÉRINE GRAVE. — *Cautérisations intra-utérines.* — Depuis plus de 25 ans, M. Richet pratique, dans les cas d'hémorrhagies graves de l'utérus, la cautérisation intra-utérine à l'aide d'une *sonde porte-caustique* construite par Charrière en 1849.

Ce chirurgien regarde ce procédé comme préférable à celui de Récamier qui expose à laisser dans la cavité le crayon de nitrate d'argent, et comme bien moins dangereux que celui du Dr Barnes : ce dernier consiste à se servir d'une seringue remplie d'une solution de *perchlorure de fer* (1/2) et garnie d'un tube de 20 centimètres introduit avec précaution, de façon à injecter le liquide dans l'intérieur de l'utérus, doucement, mais sans interruption.

Il n'aurait en tout cas recours à ce moyen qu'après l'emploi infructueux des autres moyens et en particulier, la cautérisation au nitrate d'argent pratiquée avec son porte-caustique.

Quant à la *teinture d'iode*, préconisée dernièrement par le Dr Trask qui prétend qu'elle est aussi efficace et plus sûre que le perchlorure de fer, il ne l'a pas mise en usage et n'a pas d'opinion arrêtée à son égard.

Cette cautérisation intra-utérine avec la solution de nitrate d'argent nous paraîtrait pouvoir s'effectuer avec facilité à l'aide de l'instrument très simple désigné sous le nom *d'applicateur* par le Dr Woodbury (de Washington). — (De l'application locale d'acide nitrique dans l'endométrite du col et du corps de la matrice, *The american Journal of obstetrics*, 1er février 1875; traduit par le Dr A. Leblond. — *Annales de Gynécologie*, avril 1875). — Ce petit ins-

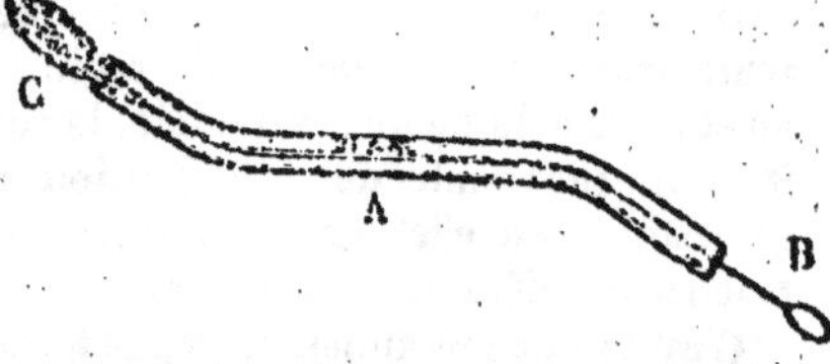


trument se compose d'un tube de verre A en S italique, percé à chacun de ses bouts arrondis à la lampe, d'une longueur de 17 à 18 centimètres, et dont le diamètre est réglé de façon à pénétrer aisément dans le col ; l'une des extrémités (utérine) offre une courbure analogue à celle de l'hystéromètre, et à l'autre extrémité (extérieure, libre) est disposée une autre courbure en sens inverse de la première, qui permet au chirurgien d'agir en dehors de l'axe du tube et de n'être aucunement gêné dans ses manœuvres. Un ressort d'acier d'une longueur un peu plus grande que celle du tube traverse sa cavité et se trouve muni à son extrémité utérine d'un tampon de coton C destiné à s'imbiber du liquide caustique, et à son extrémité postérieure ou libre, d'un anneau B que font mouvoir les doigts de l'opérateur.

M. Blanc, fabricant d'instruments de chirurgie, a remplacé, suivant les indications de M. le Dr A. Leblond, cette tige d'acier par un fil de cuivre recouvert de gutta percha, de façon à ce que le métal ne puisse être attaqué par les divers liquides employés.

« Voici comment il convient de se servir de cet instrument : la boulette de coton est imbibée du liquide caustique et elle est rentrée dans le tube, qu'elle ne doit pas dépasser; puis l'extrémité du tube une fois essuyée avec soin, est introduite à travers un spéculum jusque dans la cavité utérine. Il est quelquefois nécessaire d'opérer préalablement une certaine dilatation de l'orifice du col pour pouvoir laisser passer le tube. Lorsque le tube est introduit, on pousse doucement la tige de façon à faire saillir la boulette de coton en dehors du tube, et l'on cautérise la cavité du col ou du corps suivant les indications à remplir. On voit tout de suite qu'on peut agir ainsi juste au moment et à l'endroit que l'on veut (*loc. cit.*). »

*d.* POLYPES DE L'URÈTHRE (chez la femme). — *Excision suivie de cautérisation.* — Ces petites tumeurs (papillomes) qui sont rarement pédiculées et s'insèrent le plus souvent par une base assez large sur la face inférieure de la muqueuse et près de l'entrée du canal, donnent lieu fréquemment à des douleurs vives comparables à celle de la fissure, à du ténesme vésical et à une gêne considérable lors des rapports sexuels.

Le traitement avec des mèches intra-vaginales enduites d'*onguent belladoné*, n'est que palliatif et ne produit qu'un soulagement momentané.

M. Richet regarde aussi la *cautérisation* comme un moyen insuffisant : c'est à la *tonsure* ou *excision* que ce chirurgien a recours, en saisissant la petite masse avec des pinces à griffes. Phillips avait fait construire pour enlever ces tumeurs un instrument analogue à l'amygdalotome (le polypotome de Wilde, décrit dans notre Répertoire du 15 mars 1875, pourrait aussi servir) parce qu'il croyait à leur pédiculisation, ce qui est une erreur selon M. Richet. Après avoir pratiqué l'excision à l'aide de petits ciseaux courbes, il est bon de cautériser la surface de section avec le crayon d'azotate d'argent pour prévenir la repullulation; une sonde est introduite dans le canal, mais le rétrécissement de l'urèthre n'est pas à craindre.

*e.* TESTICULE TUBERCULEUX (caséeux). — *Castration.* — En présence du sarcocèle tuberculeux, le chirurgien, il faut l'avouer, se trouve souvent dans un grand embarras. Doit-il ne faire que de l'expectation? C'est assez notre avis au moins dans la première période de l'affection et avant le développement des abcès. Doit-il avoir recours à la castration?

Ce ne serait, en tout cas, que dans la période ultime, lorsqu'une suppuration abondante et incessamment entretenue aurait détruit le parenchyme du testicule et transformé en un organe complétement inutile, ce ne serait, dis-je, qu'en pareil cas, qu'on pourrait en arriver à cette extrémité.

M. Richet pense que dans bien des exemples de ce genre, réputés testicules tuberculeux, on a plutôt affaire à des suppurations chroniques dont la cause principale réside dans de vieilles blennorrhagies. Il décrit ces formes sous la dénomination de *caséeuses* et paraît incliner, dans la plupart des cas, vers l'opportunité de l'ablation, d'autant plus, dit-il, qu'outre l'inutilité d'un organe détruit par le pus, il y a grand danger, si on laisse persister le foyer, de voir survenir des accidents d'infection, et de laisser se développer, par exemple, la phthisie.

Nous lui avons vu pratiquer, il y a quelque temps dans ces circonstances, la castration chez deux malades, actuellement guéris : sur l'un d'eux, les troubles respiratoires, qui étaient manifestes avant l'opération, semblaient s'être plutôt amendés au bout de quelques mois, au moment de la sortie du malade.

La castration n'en est pas moins une opération grave et qui frappe surtout l'imagination du patient, même lorsque le testicule ne possède plus du tout ses propriétés physiologiques; aussi Malgaigne avait-il imaginé l'*abrasion* de tous les tissus ulcérés et fongueux, et le professeur Verneuil préfère-t-il la *cautérisation intersti-*

*tielle*, qui consiste à tarir la suppuration en plongeant dans la masse plusieurs cautères pointus chauffés à blanc.

## 3° Affections de la bouche, de l'œsophage, du cou.

*a.* GRENOUILLETTE. — *Seton.* — *Excision suivie de cautérisation.* — Le *séton*, préconisé par Laugier, est un procédé tout à fait inoffensif, mais souvent insuffisant et qui nécessite qu'on réapplique plusieurs fois le fil sans cependant obtenir toujours le résultat désiré. — Il en est de même de la ponction suivie de l'injection iodée ou vineuse.

M. Richet préfère, comme la plupart de nos chirurgiens modernes, l'excision d'un segment de la poche, qu'il fait suivre immédiatement de la cautérisation de la paroi interne du kyste; il renouvelle cette dernière pendant plusieurs jours.

*b.* EPITHÉLIOMA DE LA LANGUE. — *Chlorate de potasse.* — *Ligature.* — M. Richet a été un des premiers à vanter l'emploi du *chlorate de potasse* contre certaines ulcérations de mauvaise nature de la langue. — Lorsque ce moyen échoue, il pratique l'extirpation de la tumeur de la manière suivante: il passe à la base de la tumeur deux aiguilles courbes en croix en ayant soin de dépasser la limite du mal; puis il entoure la masse morbide par un fil solide du serre-nœud qu'il place au-dessous des aiguilles: la mortification ne se fait pas longtemps attendre.

Dans les épithéliomas du plancher de la bouche, situés à la région antérieure et adhérents au maxillaire, il pratique la résection de la partie moyenne de l'os à l'aide d'un double trait de scie à chaine; Dans ces cas où, après la section osseuse, on rapproche les deux moitiés du maxillaire, il a signalé le *refoulement de la langue en arrière.*

Ce refoulement, qu'il distingue de la rétraction de la langue en arrière par action musculaire, résulte, selon lui, du rétrécissement subi par l'espace parabolique dans lequel se trouve moulé l'organe. C'est là un accident qui peut aller jusqu'à une véritable asphyxie par le fait de l'occlusion du larynx recouvert par la langue chassée en arrière; pour la faire cesser il suffit de relâcher les moyens d'union qui maintiennent le rapprochement des os et des parties molles.

*c.* PERFORATION DE LA VOUTE PALATINE. — *Uranoplastie.* — *Procédé de Baizeau et Langenbeck.* — Le procédé à *double pont* de M. Baizeau est regardé par ce chirurgien comme le meilleur de tous. En taillant les deux lambeaux latéraux il a grand soin de faire porter les incisions externes très-près des arcades dentaires, puis à l'aide d'une spatule et suivant le conseil donné par Langenbeck, il racle la voûte palatine et enlève le périoste.

Dans ce temps, qui est le seul un peu difficile pour le chirurgien et le plus douloureux pour le malade, on rencontre les nombreuses aspérités naturelles à la voûte que l'on détache par le raclage et qu'on laisse attachées à la face profonde du lambeau.

On voit que c'est là une véritable ostéoplastie et pourtant il n'y a pas toujours reproduction osseuse ou persistance de la portion osseuse reproduite, cette dernière se résorbant parfois ultérieurement: le plus souvent il existe au lieu de tissu osseux une masse fibreuse dure qui remplit l'orifice et suffit à une guérison entière et durable.

Nous avons vu M. Richet opérer avec succès deux cas par ce procédé, l'un à l'hôpital de clinique, l'autre à l'Hôtel-Dieu. — Dans un autre rapporté par lui à la Société de chirurgie, en 1862, le succès était tellement complet qu'on ne pouvait s'apercevoir ni de la perforation, ni des incisions, ni des surfaces dénudées.

Dans ce bel exemple, les deux lambeaux, après le décollement, se rapprochèrent spontanément et tellement bien qu'ils se touchaient en quelque sorte par leurs bords internes. M. Richet n'en a pas moins passé 3 fils pour les maintenir au contact: le lendemain la réunion était parfaite non-seulement par le bord, mais encore aux niveaux des arcades dentaires: ils semblait que les lambeaux s'étaient étalés pour recouvrir une plus large surface.

Les lambeaux que l'on produit dans cette excellente opération sont épais, bien nourris, non exposés à la gangrène, pourvu, comme l'a indiqué M. Tillaux, qu'on se reporte très en dehors et tout près du rebord dentaire afin de comprendre dans leur épaisseur l'artère palatine postérieure. Dans un cas déjà cité dans un de nos répertoires et qui est dû à M. Legouest, une hémorrhagie eut lieu et put s'arrêter par l'application de morceaux de glace sur la voûte du palais.

*d.* RÉTRÉCISSEMENT FIBREUX DE L'ŒSOPHAGE. — *Bougies œsophagiennes plombées.* — Les *boules* d'ivoire ou de métal employées communément dans le traitement des rétrécissements de l'œsophage, malgré leur série de numéros de plus en plus volumineux, ne dilatent pas toujours le conduit d'une façon aussi graduée qu'on peut l'espérer.

M. Richet leur substitue, dans biens des cas, les *longues bougies*, de divers calibres, qu'il a fait construire pour cet usage et qui sont lestées à l'intérieur avec du plomb, de façon à leur permettre de descendre par leur propre poids dans le conduit œsophagien. Chacune d'elles porte en bas un renflement olivaire, l'autre extrémité est vissée à un mandrin terminé par un anneau qui permet de manier l'instrument avec commodité.

Ce chirurgien n'a pas encore expérimenté le procédé que M. Chassaigny a exposé tout récemment à la Société de chirurgie et qui consiste à remplacer, dans le cathétérisme œsophagien, les olives d'ivoire par des boules également d'ivoire ou de métal, mais *plates*.

L'usage des boules arrondies a paru à ce dernier expérimentateur occasionner parfois une douleur assez vive et provoquer des efforts de vomissement fort pénibles; les boules plates, au contraire (même celles qui possèdent un diamètre transversal plus considérable que celui des rondes) dépriment facilement et sans souffrance le conduit œsophagien et constituent, par conséquent, un moyen de dilatation plus efficace et qui est bien mieux toléré par les malades.

Ce qu'il faut éviter, avant tout, dans ce cathétérisme, c'est de dilater ou comprimer dans le sens antéro-postérieur pour que le larynx et la trachée ne soient pas mis en cause.

*e.* PLAIE PÉNÉTRANTE DU COU. — *Suture des deux bouts trachéaux.* — *Tubes articulés dans la trachée.* — Si la trachée est sectionnée seulement dans une partie de son étendue, on parvient par la flexion forcée du cou, et s'il est besoin par l'apposition de quelques points de suture sur les lèvres des deux bouts, à combattre l'asphyxie et à rétablir la continuité du calibre trachéal. Mais la section du conduit aérien est-elle complète, les difficultés sont beaucoup plus grandes, le bout inférieur détaché des tissus voisins se rétracte avec force en bas derrière le sternum et il n'est pas aisé d'aller le saisir pour le suturer avec le bout laryngien.

Dans le cas même où l'on peut réussir à réunir les deux extrémités du conduit, il est à craindre que les sutures déchirent les cerceaux cartilagineux et que le bout inférieur, se rétractant à nouveau, ne détermine une suffocation imminente; que faire en pareille circonstance?

Dans un cas relaté à la Soc. de ch., t. V., p. 236, pour remédier aux accidents d'asphyxie si pressants, M. Richet fit construire un appareil composé de *deux tubes articulés* et pouvant s'emboîter exactement; il plaça l'un deux dans le bout inférieur et l'autre dans le bout supérieur de la trachée de façon à combler les *7 centim. d'écartement* qui existaient entre les deux extrémités du conduit aérien: ces deux tubes s'ouvraient à l'extérieur par un orifice muni d'une soupape, de sorte que la respiration s'effectuait de la façon suivante:

Dans le mouvement d'inspiration, l'air pénétrait librement par la bouche et par l'orifice commun que présentaient ces deux tubes emboîtés et qui était situé à la partie antérieure du cou: dans l'expiration, au contraire, la soupape se fermant, l'air pouvait s'échapper par le larynx, ce qui laissait au malade la faculté de parler: dix ans après, le malade vivait et respirait aussi bien que s'il avait possédé une trachée naturelle.

*f.* TUMEURS DU COU. — *Peu partisan des ligatures d'artères du cou, préalables.* — M. Richet ne croit pas que la ligature préalable des grosses artères pour l'ablation des tumeurs du cou doive être adoptée en principe.

Il ne concevrait guère ces ligatures préalables :

1° Que pour les tumeurs cancéreuses qui enveloppent et absorbent en totalité les vaisseaux cervicaux dans leur épaisseur;

2° Que pour les tumeurs parotidiennes, parce que l'hémorrhagie produite par la lésion de l'artère carotide interne peut être fatale : dans ce dernier cas, il préférerait même s'abstenir de toute tentative opératoire. De plus, dans la ligature préalable de la carotide externe le fil étreint souvent le vaisseau au-delà de la naissance de la linguale et de la thyroïdienne supérieure et, par conséquent, on court risque de n'avoir apporté qu'un obstacle illusoire à l'hémorrhagie.

## 4° Affections kystiques.

*a.* GANGLION OU KYSTE SYNOVIAL DU POIGNET (face dorsale). — *Scarification.* — Dans ces sortes de tumeurs, la *ponction* est toujours insuffisante et bien souvent l'*écrasement* ne peut être effectué ou bien est suivi de récidive. M. Richet préfère de beaucoup le procédé dit par *scarification* : une lame très-étroite est introduite (façon sous-cutanée) dans la poche et la divise dans le sens antéro-postérieur, puis circulairement : le liquide contenu dans le kyste se répand alors dans le tissu cellulaire périphérique.

Ces scarifications doivent surtout être effectuées longitudinalement et non suivant la direction transversale pour éviter de sectionner en même temps des filets nerveux, ce qui déterminerait une anesthésie partielle des téguments.

A l'aide de cette opération, qui est du reste très-simple et pratiquée aujourd'hui par bien des chirurgiens depuis que Marchal de Calvi (*Annales chir. franç. et étrang.* 1855) a appelé l'attention sur elle, il se fait une sécrétion plastique qui favorise le recollement des deux parois du kyste. Elle a constamment réussi entre les mains de M. Richet.

*b.* KYSTE SÉBACÉ DU CUIR CHEVELU. — *Injection interstitielle au chlorure de zinc.* — M. Richet a essayé depuis 1869 avec assez d'avantage l'usage du chlorure de zinc liquide injecté au centre des loupes du cuir chevelu : la mortification a lieu peu à peu et la tumeur est rendue plus facilement énucléable. Il se sert à cet effet de la seringue d'Anel qui lui permet de pousser au centre de la masse de 1 à 4 gouttes du liquide constitué par la déliquescence du chlorure de zinc abandonné à l'air libre; au moment de l'injection il imprime à la canule-trocart de petits mouvements, en sens divers, de façon à dilacérer les mailles du tissu et à porter le liquide en différents endroits. Souvent, dit-il, il lui a suffi d'une seule goutte pour débarrasser les malades. Au bout de quelques jours, l'orifice que le caustique a déterminé sur le point où a pénétré le trocart permet de donner issue au contenu de la masse, puis la mortification suit sa marche. Nous lui avons vu appliquer ce procédé à l'Hôtel-Dieu.

*c.* GOITRE. — *Même thérapeutique, méthode de Luton, injections iodées interstitielles.* — Ce professeur a également essayé le même mode de traitement dans un goitre volumineux dont la relation se trouve *Gaz. des hôpit.* 1869. Il s'agissait d'un jeune homme portant un goître énorme dans le lobe médian duquel une première injection, faite avec le chlorure de zinc étendu d'eau, ne donna lieu à aucun résultat. Une seconde tentative fut effectuée avec le chlorure à l'*état sirupeux*. Mortification de la peau dans l'étendue de 2 centimètres. Vive inflammation avec induration du lobe médian. Diminution, dégorgement et souplesse redevenue plus grande des deux lobes latéraux.

Dans ces essais, M. Richet ne semble pas avoir été guidé par les mêmes vues, les mêmes principes qui ont été exposés par M. le Dr Luton de Reims : le principal avantage qu'il reconnaît à cette méthode c'est de déterminer une mortification plus inoffensive que celle que provoque l'emploi des flèches caustiques qui exposent assez souvent aux hémorrhagies.

C'est surtout à la forme de *goître hypertrophique*, dans laquelle il y a seulement accroissement de la masse sans altération notable de tissu, que convient tout particulièrement la méthode des *injections interstitielles iodées* de M. Luton (*Traité des injections sous-cutanées à effet local*. Méthode de traitement applicable aux névralgies, aux points douloureux, au goître, aux tumeurs, etc. J.-B. Baillière, 1875). « C'est dans ces conditions, dit cet habile » expérimentateur, que nous avons obtenu » nos plus beaux résultats et les plus rapi» des. » Il résume du reste dans le tableau suivant les divers cas qu'il a eu à traiter.

| | | Guér. | Amélior. | Insuc. |
|---|---|---|---|---|
| Goître diffus. | 16 | 16 | 0 | 0 |
| Goître lobé. | 37 | 23 | 11 | 1 |
| Goît. dégén. | 12 | 4 | 7 | 1 |
| Goît. vascul. | 4 | 2 | 1 | 3 |
| Totaux. | 69 | 44 | 22 | 5 |

C'est surtout la teinture d'iode qu'il met en usage, puis viennent les solutions iodo-iodurées, la solution d'iodure de potassium, l'acide iodique, l'huile iodée. De tous ces cas, il n'a eu qu'un exemple d'inflammation suppurative de la tumeur qu'il attribue à ce qu'il s'était servi d'une solution concentrée d'iodure de potassium qui est véritablement caustique. Voilà des résultats qui tiennent presque du merveilleux, et M. Luton doit bien regretter de voir sa méthode si peu mise en usage dans nos hôpitaux de Paris.

## 5° Affections des orteils.

ONGLE INCARNÉ. — *Anesthésie locale*. — *Ablation de l'ongle*. — M. Richet emploie ici comme dans toutes celles dites : « petites opérations chirurgicales », ouverture d'abcès, etc., l'anesthésie locale pratiquée au moyen de l'éther versé goutte à goutte et évaporé par l'insufflation, ou avec l'appareil plus commode de Richardson.

Il enlève l'ongle soit en introduisant entre la production cornée et les chairs, le bec d'une sonde cannelée, soit en le coupant préalablement et arrachant ses deux moitiés latérales. Quant à l'excision de la matrice, il n'y a recours que si elle est par trop dégénérée. Une bonne précaution qui est prise par le chirurgien avant de procéder à l'opération est de serrer la racine de l'orteil avec un ruban de fil, de manière à interrompre la circulation veineuse : nous l'avons vue également employée par M. Tillaux à Lariboisière.

Rien n'est variable, du reste, dans nos hôpitaux, comme le traitement appliqué à l'ongle incarné. Mais le plus souvent c'est à l'arrachement de l'ongle et à l'excision de la matrice qu'on a recours : nous pensons toutefois qu'on fait peut-être un peu abus de cette thérapeutique sanglante ; on se hâte trop d'opérer certains sujets qui, certainement *et avec le temps* auraient pu s'améliorer et même guérir en introduisant patiemment et adroitement, soit de la charpie, soit une lame de plomb ou de gutta-percha entre l'ongle et les chairs ; de plus, l'opération sanglante laisse toujours à sa suite une déformation plus ou moins grande. Le procédé de M. Guyon (autoplastie par glissement — déplacement de la portion ulcérée) est un de ceux qui donnent certainement le moins de déformation, mais il est délicat, sinon difficile à réussir; nous l'avons vu échouer entre les mains de chefs de service qui ne l'avaient pas exécuté convenablement. M. Dolbeau ne se hâte pas d'opérer et conseille l'écartement des chairs et l'introduction de quelques brins de charpie entre elles et l'ongle.

M. Després, en fait d'ongle incarné, est également *conservateur*, et il n'en vient à l'opération sanglante que lorsque l'ulcération est entretenue par des fongosités rebelles qui réclament impérieusement l'intervention chirurgicale.

## HOPITAL St-ANTOINE.

### Service de M. le Dr Duplay.

### 1° Affections des organes génito-urinaires (homme). — Affections de la mamelle (femme).

*a*. Hypospadias périnéo scrotal. — *Susceptible de guérison. — Redresser la verge. — Restauration du méat urinaire. — Création d'un nouveau canal en plusieurs temps.* — Ce chirurgien a cherché depuis quelques années à démontrer, avec des preuves à l'appui de son assertion, que l'*hypospadias*, même dans sa variété la plus grave, est cependant justiciable de la chirurgie par une méthode thérapeutique *dont le succès*, dit-il, *est assuré d'avance, pourvu qu'on y mette du temps et de la patience*. Au point de vue de l'étude anatomique et physiologique de ce vice de conformation, M. Duplay (*Arch. gén. de méd.*, mai et juin 1874, *De l'hypospadias périnéo-scrotal et de son traitement chirurgical*) ne se contente pas des dénominations un peu arbitraires de *scrotale* et *périnéale* de M. Bouisson (*De l'hypospadias et de son traitement chirurgical. Tribut à la chirurgie*, t. 2, p. 487. Paris, 1861). Il leur substitue celles de *péno-scrotale* et *périnéo-scrotale*.

Dans cette dernière variété qui représente le degré le plus prononcé de la malformation, l'incurvation de la verge est due, non-seulement à l'existence de la bride cutanéo-muqueuse qui s'étend du gland à l'ouverture hypospadienne, mais encore et surtout, à l'arrêt de développement qui frappe les corps caverneux à leur partie inférieure.

Grâce à la méthode opératoire imaginée par M. Duplay, l'*hypospadias périnéo-scrotal ou vulviforme* de Dugès, qui, jusqu'ici, avait été considéré comme à peu près incurable, est susceptible d'une restauration qui peut non-seulement corriger la difformité, mais encore rétablir des fonctions annihilées ou tout au moins notablement entravées par cette disposition vicieuse.

Dans cette malformation, la face inférieure de la verge est considérablement diminuée d'étendue d'avant en arrière ou même n'existe pas; cette brièveté est due à l'absence de l'urèthre remplacé lui-même par la bride cutanéo-muqueuse qui s'étend depuis la base du gland imperforé, et seulement échancré jusqu'à l'ouverture hypospadienne.

Quelle que soit la méthode que l'on mette en usage, la première indication à remplir est donc de *redresser la verge incurvée*, ce que M. Bouisson exécute en incisant transversalement la bride d'une part, puis en pratiquant la section sous-cutanée de l'enveloppe fibreuse et de la cloison des corps caverneux.

Le procédé employé par M. Duplay diffère essentiellement :

1° De celui du professeur de Montpellier (employé toutefois pour des degrés moins avancés), qui consiste dans la taille d'un long lambeau autoplastique scrotal, longitudinal et médian qui est renversé en travers sur sa propre longueur, de façon à se doubler lui-même. La face cutanée constitue la paroi inférieure du canal, et les lèvres de deux incisions pratiquées sur la face inférieure de la verge sont suturées aux bords du lambeau qu'elles reçoivent et emboîtent (procédé ayant échoué chez un jeune homme de 25 ans).

2° De celui de M. Moutet, dans lequel on taille un lambeau scrotal sur la face cruentée duquel on fait basculer au-dessous de la verge un lambeau pubien (sphacèle de ce dernier et désunion du premier, dans un cas).

3° De celui de M. Th. Anger (procédé en double pont ou en volets) analogue à celui que le professeur Thiersch de Leipzig a appliqué pour l'épispadias en 1869 et qui consiste, la face inférieure étant re-

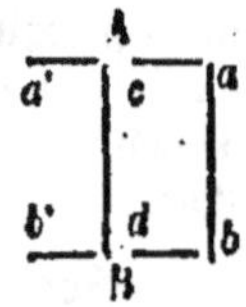


présentée par A B, à décrire et à disséquer un petit lambeau quadrilatère, *a b c d*, à le renverser comme un ourlet pour former la paroi inférieure du canal, puis à rabattre sur sa face cruentée un second lambeau de même forme et de même dimension, *a' b'*. (Succès très-beau présenté à la Société de chirurgie, 21 janv. 1871, pour un cas d'hypospadias péno-scrotal, mais obtenu au prix d'accidents graves.)

Le principe général de la méthode de M. Duplay, applicable à l'hypospadias périnéo-scrotal, est *d'éviter de restaurer d'un seul coup la totalité de l'urèthre*. Elle comprend les deux temps suivants :

a. *Redresser la verge.*

b. *Créer un nouveau canal* depuis l'ouverture hypospadienne jusqu'à l'extrémité glandaire.

*a.* REDRESSER LA VERGE. — C'est là un temps capital qui fait disparaître l'incurvation de l'organe, permet la copulation et met le chirurgien à son aise pour la construction du nouveau canal. M. Duplay adopte la manière de faire du professeur Bouisson. Il sectionne couche par couche et d'une façon transversale la bride cutanéo-muqueuse, puis l'enveloppe fibreuse du corps caverneux et de la cloison et il ne s'arrête que lorsqu il a corrigé toute la courbure pénienne.

Cette section opérée, la verge rejetée en haut présente à sa face inférieure une plaie losangique *a b c d* (fig. 1) dont on réunit les bords par des points de suture horizontaux pour les angles aigus du losange et d'autres verticaux pour ses angles obtus, de façon à obtenir une cicatrisation en croix représentée dans la fig. 2.

Ce redressement de la verge s'opère dès

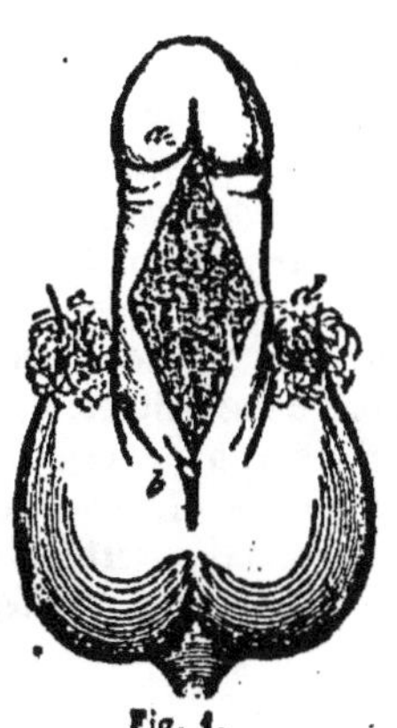
Fig. 1.

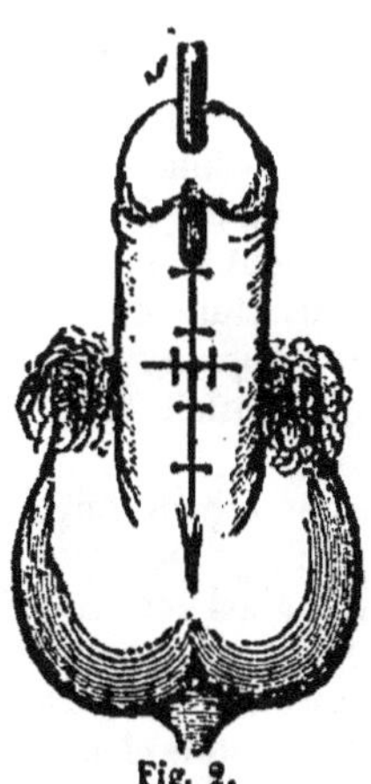
Fig. 2.

les premières années, mais il est indispensable d'attendre, pour procéder au second temps de l'opération, 6 ou 8 mois pour s'assurer qu'on n'a pas à craindre une nouvelle incurvation par rétraction secondaire.

*b.* CRÉATION D'UN NOUVEAU CANAL (*à la face inférieure de la verge*). — Il est aussi très-avantageux de procéder à ce temps dès les premières années de l'existence, mais M. Duplay évite, comme dans les procédés de MM. Bouisson, Moutet et Anger, de fabriquer tout d'une pièce ce nouveau canal. Trois temps principaux, présidant à cette ingénieuse restauration, consistent :

1° *A refaire le méat.*

2° *A créer un canal depuis le méat jusqu'à une petite distance seulement* de l'ouverture hypospadienne (en laissant une ouverture fistuleuse en arrière).

3° *A boucher les deux portions de l'urèthre*, c'est-à-dire à obturer la fistule hypospadienne laissée ouverte avec intention.

1° La *restauration du méat* sur laquelle M. Duplay insiste beaucoup, car elle a non-seulement au point de vue de la conformation, mais au point de vue fonctionnel (miction-éjaculation) une importance des plus grandes, cette restauration peut s'effectuer soit peu de temps, soit même le jour où se pratique le redressement de la verge comme l'indique la figure 2. Ce chirurgien la pratique de la façon suivante (fig. 3, 4, 5) :

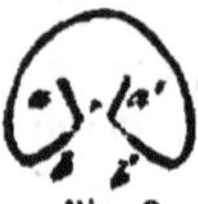
Fig. 3.

Fig. 4.

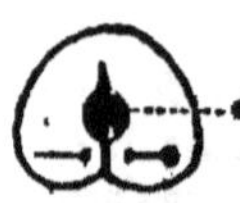
Fig. 5.

Il avive les deux lèvres *bb'* (3 et 4) de l'échancrure qui constitue le méat incomplet de l'hypospade, et les suture à l'aide d'une ou de deux épingles au-dessous d'un petit tronçon de sonde élastique (fig. 5); s'il juge que le nouveau méat est trop étroit, il n'hésite pas à pratiquer dans le tissu même du gland une petite incision médiane verticale (fig. 4, *a*) ou deux petites sections latérales (fig. 3 *a a'*).

En parlant d'un de ses opérés, M. Duplay dit, *loc. cit.* : « Le résultat a été » aussi satisfaisant que possible et dans » l'examen du sujet, qui a été fait à la » Société de chirurgie, tout le monde a » pu constater que l'ouverture du méat » *ne laissait nullement soupçonner* la dis- » position vicieuse qui existait auparavant. »

2° Le deuxième temps a pour but de *créer, au-dessous de la verge, un nouvel urèthre depuis le méat* ainsi reconstitué *jusqu'à 1 cent. ou 1/2 cent. de l'ouverture hypospadienne*, par conséquent en laissant persister en arrière une fistule dont on s'occupera plus tard. Ce temps-là répond donc essentiellement à ce principe formulé plus haut, ne pas reconstituer le canal d'emblée, d'une seule pièce.

C'est le temps le plus délicat, le plus long, qu'il est souvent impossible de réaliser complétement du premier coup et qui, par conséquent, nécessite presque toujours des *retouches* ; mais ces opérations complémentaires destinées à combler les brèches restantes sont bien moins laborieuses que la première.

Ce temps consiste d'abord à disséquer deux petits lambeaux longitudinaux quadrilatères *a b*, *a' b'* (fig. 6), chacun de chaque côté de la ligne médiane et n'allant pas jusqu'à l'ouverture hypospadienne. On fait basculer alors ces deux lambeaux sans les superposer, de façon à renverser leur face cutanée en dedans sur la sonde élastique *ss'* introduite dans le méat et à laisser leur face cruentée à l'extérieur. En prolongeant ensuite en dehors les petites incisions transversales qui ont limité les lambeaux en haut et en bas, on peut disséquer la peau de chaque côté (*cd'*, *c'd'*) de manière à pouvoir l'attirer en dedans : on fait, en un mot, une autoplastie par glissement qui amène la peau assez lâche des parties latérales sur la face cruentée des deux premiers lambeaux.

Il existe donc ainsi quatre lambeaux superposés deux à deux que l'on traverse en même temps et d'un côté à l'autre avec des épingles (suture entortillée) ou des fils métalliques *a* (fig. 7). Les bords libres antérieurs de ces lambeaux sont également suturés au bord inférieur du gland *ee'* (fig. 6) et *bb'* (fig. 7.)

3° Le dernier temps qui a pour but *l'occlusion de la fistule persistante s'* (fig. 6, 7) *par l'abouchement des deux portions de l'urèthre*, ne doit être tenté, selon M. Duplay, qu'à l'époque de la puberté pour compter sur le concours intelligent de l'opéré qui doit retenir le plus possible ses urines afin de favoriser le succès de la réunion. — Il consiste dans un large avivement de l'ouverture hypospadienne suivi de sutures superficielles et profondes pour que l'affrontement soit aussi exact que possible.

Une sonde à demeure (*s*, *s*) pénètre dans la cavité vésicale par le nouveau canal construit cette fois complétement et pour ainsi dire par étape, et laisse écouler l'urine à mesure qu'elle arrive dans la vessie ; on en favorise l'évacuation en engageant le malade à rester couché dans un décubitus latéral continu : il est nécessaire d'empêcher l'obstruction de la sonde en faisant de fréquentes injections.

Une observation digne d'intérêt, au point de vue de l'uréthrogénie et qui a été faite par M. Duplay, est que le nouvel urèthre ainsi constitué suit un développement parallèle à celui de la verge.

*b.* Épispadias. — *Mêmes principes.* —

*Modification du procédé précédent.* — C'est en se guidant encore sur les mêmes principes que M. Duplay traite l'épispadias. Il n'aurait recours aux procédés de Nélaton et de Dolbeau (canal reconstitué exclusivement par la peau) que dans les cas les plus compliqués, dans ceux par exemple où il existe un écartement de la symphyse.

Jusqu'à présent on a hésité à intéresser les corps caverneux et à s'en servir dans ces sortes d'autoplastie, de peur de déterminer des hémorrhagies inquiétantes : c'est une crainte que ne partage pas M. Duplay.

Dans cette uréthroplastie de même que dans la précédente, il ne faut pas, selon lui, essayer de reconstituer le canal de toutes pièces et d'un seul coup, sous peine d'insuccès. On doit procéder graduellement et par étapes sans faire de grands lambeaux.

1° Il redresse ou plutôt *abaisse* cette fois *la verge* en pratiquant de chaque côté de la gouttière épispadiaque une incision qui est sous-cutanée et intéresse la face supérieure des corps caverneux dans une grande partie de leur épaisseur.

2° Il crée une *fistule périnéale*, véritable canal de dérivation pour que l'urine ne vienne pas entraver la réunion.

3° Il procède à la *restauration du canal* en allant d'avant en arrière.

*a.* Le *méat* est d'abord reconstitué soit

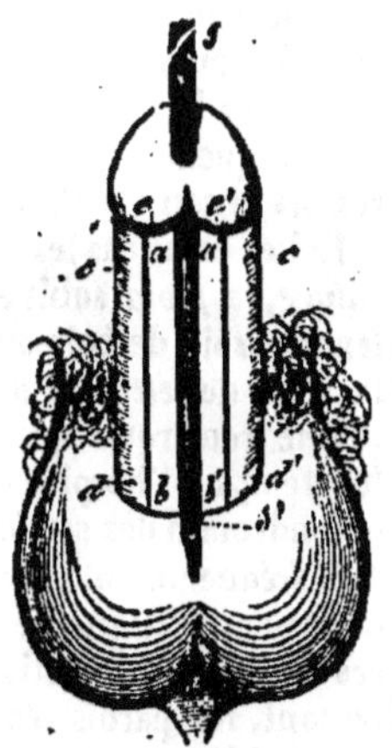

Fig. 6.

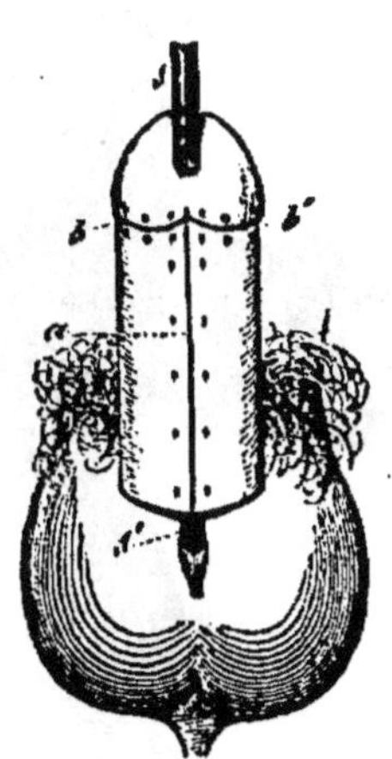

Fig. 7.

de la manière indiquée plus haut pour l'hypospadias, soit en se servant du prépuce si le gland est trop aplati.

*b.* Pour refaire l'urèthre, le procédé de Thiersch, de Leipzig (deux petits lambeaux se superposant), est très-bon, mais ces lambeaux sont susceptibles de se gangréner : de plus, ils se tordent et se réappliquent mal. Dans ces cas, M. Duplay (et c'est là ce qui constitue la modification de la méthode appliquée à l'hypospadias) ne dessine pas de lambeaux proprement dit. Il se sert simplement des corps caverneux qu'il avive rectangulairement sur une large surface et à travers la surface cruentée desquels il passe des sutures métalliques au-dessus d'un bout d'une sonde, qu'il a introduit dans le canal en voie de construction. — Bandelettes collodionnées. — Quant à l'orifice ou infundibulum postérieur, il l'obture en prenant un petit lambeau abdominal.

Enfin il ne ferme, la fistule périnéale produite avec intention, que plus tard et quand le canal est parfaitement rétabli. Ce dernier temps est difficile, et pour le réussir le chirurgien devra s'y reprendre à plusieurs fois.

*c.* PHIMOSIS. — *Circoncision de la peau seule.* — *Incision de la muqueuse.* — Dans cette opération, M. Duplay ne croit pas qu'il y ait avantage à saisir en même temps avec la pince, la peau et la muqueuse :

du reste, lorsqu'on agit ainsi, cette dernière se coupe irrégulièrement et si elle est adhérente au gland elle ne peut suivre le prépuce dans son glissement en avant.

Le mieux est, comme le représente la figure ci-jointe empruntée à la médecine opératoire du Dr Dubrueil, de tirer très-modérément sur l'extrémité préputiale, de fixer ensuite cette peau avec une pince et de sectionner en deçà et d'un seul coup avec de gros ciseaux toute cette extrémité, sans s'inquiéter de la muqueuse : la pince étant relâchée, l'ouverture du prépuce se rétracte. On s'occupe alors de la muqueuse; on voit si elle est adhérente et on l'incise sur la face dorsale. M. Duplay resèque une partie des angles de cette muqueuse ; mais chez l'enfant on peut se dispenser de le faire.—Serres-fines laissées peu de temps

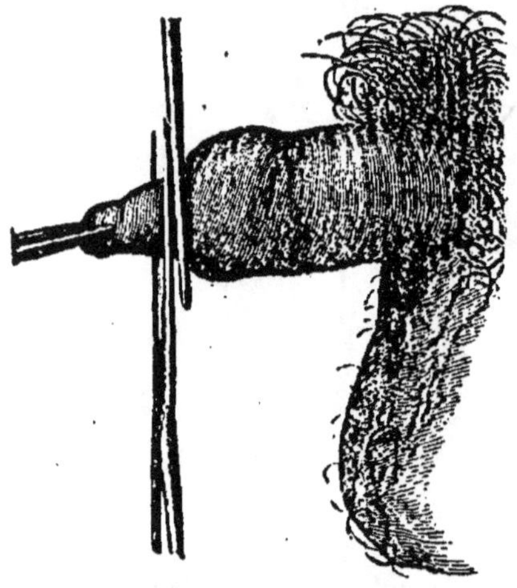

de crainte d'eschares. En procédant ainsi, la circoncision produite est régulière, non suivie de récidive et de plus le malade garde un prépuce qui peut, comme à l'état physiologique, recouvrir le gland. Cette traction modérée de l'extrémité du prépuce nous semble un temps bien préférable à celui qui consiste à entraîner fortement cette peau en avant : dans ce cas, en effet, la verge peut se trouver dépouillée sur une large surface parce que les téguments se retirent trop en arrière et le gland, après la guérison, reste complétement à découvert, ce qui n'est pas sans inconvénient.

*d.* HYPERTROPHIE DE LA PROSTATE. — *Cathétérisme répété.* — *Injection d'eau froide.* — *Electricité.* — Il existe une relation intime entre l'hypertrophie prostatique et les troubles de la fonction urinaire : cette hypertrophie peut d'abord constituer par elle-même un obstacle matériel au cours de l'urine, de plus elle représente un corps étranger qui gêne le col de la vessie, entrave sa contraction et produit par conséquent l'*incontinence*. Il survient en outre consécutivement une altération de la vessie.

Règle générale, lorsqu'un obstacle s'établit sur le trajet d'un conduit excréteur, le réservoir auquel correspond ce conduit s'hypertrophie, ses parois ne s'appliquent plus l'une sur l'autre avec autant de facilité, elles deviennent rigides et la cavité ne se vide plus aussi bien, c'est ce qui a lieu pour la vessie : la *rétention* forcée qui en est la conséquence fait perdre à cet organe son ressort et son élasticité.

Eviter en ce cas les *variations de température*, le *froid* subit et les *excès*, soit de femme, soit de boissons, qui peuvent être la cause de *rétention d'urine brusque*.

Une remarque qui a été faite depuis longtemps à l'hospice de Bicêtre, c'est que le lendemain des sorties l'interne de garde était fréquemment appelé auprès des vieillards pour pratiquer le cathétérisme. Dans ces cas où la congestion joue un rôle important, les parois vésicales, quoique hypertrophiées, sont paralysées ; la vessie représente alors un vase inerte qui donne lieu à la fois à la rétention et à l'incontinence d'urine.

Le *traitement* principal est le cathétérisme. Si ce dernier est facile, le malade peut s'en charger : mais si on éprouve quelque difficulté à franchir le col de la vessie, il ne faut pas laisser les sujets se sonder eux-mêmes. Un grand inconvénient dans ces explorations est le changement de main et de chirurgien : aussi l'usage de la *sonde à demeure*, selon M. Duplay, est un bon moyen qui, bien que condamné par certains spécialistes et dans les livres, n'en offre pas moins des avantages qui l'emportent en nombre sur les inconvénients.

Si le cathétérisme n'est point difficile il

faut proscrire la sonde à demeure. A-t on directement prise sur l'hypertrophie de la prostate elle-même ? Heine a pratiqué des injections interstitielles de teinture d'iode à travers le rectum, dans plusieurs exemples de prostate hypertrophiée ; deux fois il aurait obtenu la guérison de l'hypertrophie ou du moins il aurait vu les phénomènes de cette affection s'amender (*Archiv. für Klinische chirurgie*, 1872) ; les détails de ces observations ne sont pas connus. M. Duplay considère avec raison ces tentatives comme d'une mauvaise pratique. Le mieux, comme indication, est de prévenir les congestions passagères du côté de ces organes, par la *sobriété* et la protection contre les *impressions du froid* ; on devra s'attacher à diminuer le travail des parois de la vessie ou à combattre l'inertie de cet organe et pour cela on *pratiquera le cathétérisme*, matin et soir, *alors même que le malade vous dira qu'il a uriné.*

Les injections d'eau froide, les bains de siége et les lavements froids agissent aussi comme stimulants : on obtient aussi de bons effets de l'*électricité*. Nous nous souvenons que notre maître Michon obtint à la Pitié d'heureux résultats, pour cette inertie vésicale, en établissant un courant électrique entre la paroi abdominale et un cathéter métallique plongeant dans la cavité de l'organe.

*e.* ADÉNOÏDE DE LA MAMELLE. — *Bénignité relative.* — *Nécessité de l'extirpation.* — En clinique, le diagnostic de la tumeur adénoïde est généralement facile si on se contente de la designer par ce mot générique, mais la difficulté est tout autre quand on veut en indiquer la nature anatomique. En un mot, cette variété de tumeur ne répond pas toujours à une lésion anatomique très-claire, ce qui ne laisse pas que de jouer un rôle important dans la *théropeutique* que l'on doit mettre en usage en pareil cas.

D'après Velpeau, la tumeur peut bien résulter d'une hypertrophie partielle de la glande, mais le plus souvent elle en est indépendante, a pour origine fréquente une contusion et est de nature fibreuse.

Depuis Lebert, on a eu coutume de la considérer comme une véritable hypertrophie d'un prolongement du tissu glandulaire dont le développement imparfait est surtout relatif à la production d'une *grande quantité d'éléments épithéliaux* et à l'absence de conduit excréteur.

Enfin d'autres observateurs l'ont regardée, dans bon nombre de cas, comme de nature *sarcomateuse.*

M. Duplay ne croit pas, au point de vue du traitement de ces sortes de tumeurs, qu'il faille s'arrêter à cette opinion exclusive qui veut, d'après Velpeau, que la tumeur adénoïde, en raison de son extrême bénignité, doive être respectée et non enlevée. Certaines d'entre elles sont des sarcomes qui peuvent revêtir le caractère épithélial. M. Ranvier a démontré du reste que bien des tumeurs fibro-cystiques de la mamelle ont commencé par être de simples adénoïdes. Elles ont certainement moins de tendance à se généraliser et à envahir la glande, mais à un moment donné elles peuvent devenir d'énormes sarcomes accompagnés de kystes qu'il est indispensable d'opérer, car ces néoplasmes finissent par être tout aussi graves que les tumeurs cancéreuses elles-mêmes.

Il ne faut donc pas trop se fier au caractère de bénignité indiqué par Velpeau et ne pas toujours les abandonner à elles-mêmes. On emploiera par conséquent les moyens doux, en commençant, pour recourir bientôt à leur extirpation.

La *compression* ne réussit que lorsqu'on a affaire à un véritable adénome, c'est-à-dire à une hypertrophie glandulaire vraie. Elle n'est d'aucun résultat si la tumeur est sarcomateuse; aussi lorsque cette compression appliquée pendant 15 jours, un mois au plus, n'est suivie d'aucun effet, on s'adressera à *l'extirpation* — Incision, *énucléation.*

*f.* MAMELLE IRRITABLE. — *Ablation des noyaux indurés.* — *Traitement général.* — Décrite par Colles, de Dublin, cette névralgie mammaire a été considérée par A Cooper comme s'accompagnant de *nodosités* fréquentes. Velpeau lui a consacré dans son traité un chapitre sous le nom de *tumeurs imaginaires de la mamelle.*

Elle s'observe principalement aux deux extrêmes de la vie, c'est-à-dire sur les jeunes sujets et à l'époque de la ménopause et chez des femmes à susceptibilité nerveuse très-accentuée. Elle s'accompagne de troubles menstruels et comme elle se manifeste même chez des personnes à teint foncé, à système pileux développé (chlorotiques brunes), on peut la considérer comme étant liée à un état général qu'il faut traiter.

Préparations ferrugineuses — valériane — hydrothérapie — vésicatoires.

Si les indurations sont assez limitées, M. Duplay en pratique l'ablation. Il aurait plutôt recours ici, que dans le cas d'adénome vrai, aux *injections interstitielles.* M. Luton cite dans son *Traité des injections sous-cutanées à effet local*, 1875, deux observations dues à M. le Dr J. Bertin, de Gray, et qui sont ainsi désignées :

D'une part : *Tumeur douloureuse du sein datant d'un an, deux injections de teinture d'iode : guérison.*

D'autre part : *Tumeur du sein dure et douloureuse, diminution de volume et cessation de la douleur par suite de deux injections de teinture d'iode.*

## 2° Affections osseuses, articulaires et péri-articulaires.

*a.* ARTHRITE SÈCHE ou plutôt DÉFORMANTE. — Traitement ext. : *teint. d'iode, révulsif*, etc. ; traitement int. : *eaux sulfureuses.* — D'une façon générale lorsque la nature intime d'une affection vous échappe, on a bien du mal à poser ses indications thérapeutiques : c'est précisément ce qui a lieu pour *l'arthrite déformante.* Depuis les travaux modernes dont elle a été l'objet, on en connaît les lésions intra et extra-articulaires (état velouté des cartilages, productions arborescentes de la synoviale, éburnation et transformation en *têtes d'ivoire*, ossifications des ligaments, des muscles, pointes et stalactites, corps étrangers); mais les conditions étiologiques en sont bien mal déterminées : tantôt un précédent traumatique est indubitable (entorse, fracture intra-articulaire, luxation) ; tantôt on découvre une diathèse, principalement rhumatismale ; tantôt rien.

On a décrit cependant tout récemment une variété d'arthrite dite *trophique*, développée sous l'influence d'une altération des centres nerveux : M. Duplay aurait tendance à regarder dans bien des cas l'arthrite déformante comme le résultat d'un *trouble trophique*, d'une *aberration de nutrition* de la jointure ; aussi pour lui le terme d'arthrite est-il assez impropre, car l'inflammation est certes l'élément le moins accusé.

La *thérapeutique* de cette affection mal définie est plutôt celle des complications qu'elle entraîne à sa suite. C'est ainsi qu'elle s'accompagne fréquemment d'épanchements articulaires même très-abondants, de fongosités, etc. ; il faut alors avoir recours aux révulsifs, aux vésicatoires, à la compression méthodique de la jointure, aux badigeonnages de teinture d'iode, etc.

M. Duplay conseille de ne pas trop insister sur *l'immobilisation* qui rend si grand service, comme on le sait, dans le traitement des autres variétés d'arthrite. En effet dans l'arthrite sèche, malgré la grande déformation qui est le caractère fondamental de la maladie, les mouvements de la jointure sont en partie conservés quoiqu'avec les frottements et craquements que l'on connaît si bien. Or, en condamnant une pareille articulation à l'immobilisation trop prolongée, on fait perdre le seul bénéfice que lui laisse l'affection elle-même, la *conservation de quelques mouvements*, car on n'ignore pas que tout article sain soumis à l'immobilité perd en partie ses fonctions, et à plus forte raison lorsqu'il est malade. — M. Duplay regarde les *préparations iodées* et l'iodure de potassium en particulier, comme jouissant d'une certaine efficacité : mais un modificateur puissant, que l'on ne peut malheureusement mettre en usage que chez les personnes aisées, est le traitement par *les eaux sulfureuses* : plusieurs saisons à Plombières ou à Néris, dont les eaux conviennent au rhumatisme chronique, rendent parfois de grands services aux malades atteints d'arthrite déformante.

: *b*. PÉRI-ARTHRITE SCAPULO-HUMÉRALE. — *Rupture des adhérences et des brides fibreuses, douches, électricité, massages.* — M. Duplay a décrit il y a 3 ans dans les *Archives générales de médecine* (nov. 187?), une affection chronique extra-articulaire qui jusqu'à présent avait été considérée comme siégeant dans l'intérieur de l'articulation scapulo-humérale : cette inflammation péri-articulaire porte en elle des conséquences qui, par suite de la disposition anatomique de la région, revêtissent un cachet tout spécial. Une autopsie qu'il a pu faire lui ont montré :

« 1° Que chez un individu présentant » au plus haut degré les symptômes d'une » ankylose fibreuse de l'épaule, suite de » luxation réduite aisément, l'articulation » scapulo humérale était intacte.

» 2° Que la cause de la roideur de l'é- » paule résidait dans les lésions extra-arti- » culaires.

» 3° Enfin que ces lésions évidemment » d'origine inflammatoire et consécutives » au traumatisme, consistaient dans un » *épaississement de la bourse séreuse sous-* » *acromiale* et surtout dans des adhérences » fibreuses entre la face profonde du » deltoïde et l'extrémité supérieure de » l'humérus (*loc. cit.*). »

Cette péri-arthrite, localisée par M. Duplay *dans la bourse sous-acromiale* et dans *le tissu cellulaire sous-deltoïdien* qui s'épaississent et s'indurent, a donc pour caractère essentiel la production de tractus fibreux qui entravent le jeu de la tête humérale sous le deltoïde et sous la voûte acromio-claviculaire. Ses principaux caractères sont :

Le peu de tuméfaction de l'articulation.—La gêne des mouvements spontanés et provoqués de l'épaule.—L'omoplate suit complètement la tête humérale dans ses mouvements.—C'est le mouvement d'abduction qui est le plus gravement compromis.—Douleurs spontanées (à la suite de ces mouvements) ayant leur siége de prédilection ainsi que les douleurs provoquées par pression au-dessous de l'acromion, au niveau des attaches humérales du deltoïde, au niveau de l'apophyse coracoïde.

Le moyen diagnostique d'avec l'*ankylose fibreuse articulaire* est, d'une part, l'absence de douleur au niveau de la jointure, et, d'autre part, l'innocuité absolue de la rupture de ces brides pour l'articulation qui, consécutivement, n'est le siége d'aucune tuméfaction, d'aucune douleur et dont les mouvements redeviennent plus faciles.

Une thérapeutique active (rupture des brides) doit être appliquée le plus tôt possible à la péri-arthrite, car plus on a tend, plus ces adhérences deviennent résistantes et plus l'atrophie des muscles rotateurs et élévateurs du bras sont à craindre.

M. Duplay pense que l'atrophie du deltoïde, qui parfois survient assez rapidement, est due en partie à la compression du nerf circonflexe, par les tissus fibreux de nouvelle formation. Les moyens extérieurs, tels que douches, frictions, massages, sont complétement insuffisants; il faut de toute nécessité rompre et allonger ces brides.

M. Duplay pratique une anesthésie complète et fixe le scapulum avec deux alèzes (l'une passée en cravate sur la région interne de l'aisselle, l'autre sur la partie supérieure du moignon de l'épaule), puis il imprime à l'humérus des mouvements prononcés, d'abord dans le sens de l'abduction, puis en avant, en arrière, dans la rotation et enfin en circumduction. Ces divers mouvements s'accompagnent de crépitation et le plus souvent de *craquements* si marqués qu'ils sont perceptibles et par la main de l'opérateur et par l'oreille des assistants : leur intensité est telle parfois qu'il semble qu'on ait produit une rupture de l'extrémité supérieure de l'humérus, comme cela a eu lieu chez le premier malade qu'a eu à traiter M. Duplay.

On répète cette manœuvre tant que le bras ne joue pas facilement sur l'omoplate.

*Traitement complémentaire.* — Ce n'est que lorsqu'on a achevé ce premier temps indispensable qu'on est en droit d'appliquer un traitement complémentaire consistant en douches, massages, gymnastique et électricité, destiné à ranimer la contractilité des muscles de l'épaule.

Si ultérieurement les mouvements de l'articulation ne reprennent pas leur intégrité d'une façon complète, il est indiqué de procéder à une deuxième séance de rupture des brides extra-articulaires.

c. HYGROMA. — *Traitement différent suivant la variété à laquelle on a affaire.* —Il existe une différence aussi grande entre l'*hygroma* proprement dit (hydropisie) et l'*inflammation de la bourse* (avec épanchement) qu'il y en a une entre l'*hydrocèle* et la *vaginalite*, ou bien entre l'*hydarthrose* et l'*arthrite*; aussi ces deux affections nécessitent-elles, comme ces dernières, des moyens thérapeutiques essentiellement opposés.

1° *L'inflammation sub-aiguë* de la bourse prérotulienne, avec épanchement, est un état d'hypersécrétion momentanée comparable à celle de la vaginalite; aussi cet épanchement est-il susceptible, comme celui de cette dernière, de disparaître spontanément par le repos, les cataplasmes et la compression. Ce sont même très-probablement des cas de cette espèce qui ont été regardés par certains chirurgiens comme des exemples d'hygroma guéris par l'application de compresses d'hydrochlorate d'ammoniaque.

Si l'inflammation prend un caractère sur-aigu (gonflement, rougeur et douleur considérable), les menaces ou la présence de la suppuration sont de nature à prescrire l'ouverture du foyer, de peur de voir se propager le processus inflammatoire, et se développer par voisinage ou par rupture un phlegmon diffus du membre (bourse rétro-olécranienne, bourse prérotulienne).

2° Dans le cas d'*hygroma* proprement dit, il n'y a au contraire aucune tendance à la guérison spontanée; dans ce cas, il y a hydropisie, comme dans l'hydrocèle, l'hydarthrose, c'est-à-dire une modification de nutrition : la sécrétion de la cavité séreuse l'emporte sur le phénomène de l'absorption. L'affection suit alors une marche croissante non rétrograde et peut par une circonstance fortuite, un froissement, une chute, en un mot un traumatisme quelconque, prendre un caractère inflammatoire qui ajoute, on le comprend, à sa gravité.

Dans l'hygroma véritable ou chronique il y a encore à établir, au point de vue de la méthode thérapeutique à employer, une différence qui dépend à la fois et de l'état des parois et de la nature du contenu de la poche.

Lorsque les parois sont molles et minces et que le contenu est séreux ou sanguinolent, comme cela s'observe très-fréquemment, on peut espérer en employant la méthode adhésive voir se produire des adhérences entre ces parois et par suite la guérison ; aussi dans ces cas on réussit en employant la *ponction*, avec le trocart à hydrocèle, suivie de l'*injection iodée* : on peut même espérer ce bon résultat, mais avec plusieurs chances en moins, même s'il existe, nageant dans le liquide, quelques petits grains rhiziformes qu'on a le soin d'entraîner en faisant des lavages répétés dans la poche.

Mais si on a affaire à un de ces vieux *hygromas professionnels* à peau épaisse et dont les parois ont acquis avec le temps une consistance très-grande et une dureté presque cartilagineuse, s'il existe des grains rhiziformes en grande abondance, libres ou adhérents par suite de la végétation de la face interne de la poche, évidemment les parois ne peuvent se rapprocher ultérieurement. Aussi ne doit-on fonder aucune espérance sur la méthode adhésive. Pour éviter du temps, des douleurs au malade et prévenir certains accidents inflammatoires qui pourraient survenir, même à la suite d'une injection iodée intempestive, il vaut mieux débuter franchement par la *méthode suppurative*, de façon à produire des végétations à la face interne et à amener un affaissement des parois par réunion secondaire.

On devra, dans ces cas, choisir le *séton*, le *drainage*, ou mieux l'*incision large* ou *cruciale* de l'hygroma dont la suppuration sera entretenue par la présence de la charpie.

## 1° Affections osseuses et articulaires.

*a.* FRACTURE DE LA JAMBE AVEC PLAIE. — *Se laisser guider surtout par l'état des parties molles.* — Dans les fractures compliquées de plaie, ce chirurgien pense que c'est surtout l'état des parties molles qui doit vous indiquer la marche à suivre. Il ne pratique guère *d'amputation immédiate* que lorsque les téguments sont extrêmement contusionnés et déchirés en surface et en profondeur, comme dans les traumatismes de chemin de fer où un phlegmon diffus très-grave est inévitable : dans ces cas, ce n'est pas l'amputation de la jambe, mais bien celle de la cuisse à laquelle il faut avoir le plus souvent recours, et surtout avant que la fièvre traumatique ne se soit déclarée.

Dans tous les autres exemples où les téguments sont à peu près conservés, quand bien même le squelette est le siége d'une solution de continuité extrêmement comminutive, il tente la conservation du membre — usage des gouttières et attelles plâtrées, pansement humide. — Il n'emploie pas l'irrigation continue.

La même conduite s'applique aux fractures par coups de feu et la question est jugée au moins actuellement en faveur de *l'expectative*, lors même que la fracture est comminutive et que les téguments et les muscles ont subi un désordre assez étendu. Dans le *Recueil de mémoires de médecine et de chirurgie militaire* (juillet et août 1874), M. Cuignet, médecin principal, sur 21 cas de fractures comminutives du tibia, a pu obtenir la guérison chez tous ses malades (guérison parfaite 7 fois, résultat passable dans 7 autres, membre hors de service dans les 7 derniers). Dans 13 cas la lésion siégeait en haut, dans 4 au milieu et dans 4 autres en bas.

D'autre part, le professeur Volkmann (de Halle) *London medic. Record* (avril 1873), dit que sur 91 cas de ce genre traités à Trautenau par la conservation du membre, il n'y a eu que 16 décès, soit 17,5 0/0, tandis que 18 traités par l'amputation ont donné 9 morts. Dans la campagne d'Italie, la proportion des pertes des fractures de jambe traitées par la conservation n'a été que que de 17 0/0. — Billroth, à Wissembourg, et Socin, à Carlsruhe, n'ont eu qu'une mortalité de 14 pour 100.

Ce sont évidemment des résultats qui plaident d'eux-mêmes en faveur de la conservation.

*b.* PÉRIOSTITE PHLEGMONEUSE DIFFUSE DU TIBIA. — *Résection précoce.* — Dans une note académique récente, M. Giraldès a émis cette opinion que dans le cas de périostite phlegmoneuse diffuse des membres, il était préférable, au lieu d'attendre, de faire la résection osseuse de bonne heure. C'est là un avis que partage entièrement M. Duplay, car en supposant que les malades échappent tout d'abord aux *symptômes locaux* (fusées purulentes, très-étendues sous-périostiques, articulations voisines envahies) et aux *phénomènes généraux* si graves en pareille circonstance (typhus, pyohémie des membres), ils ont encore à lutter consécutivement contre des accidents non moins sérieux (nécrose du tibia baignant complétement dans le pus — séquestre invaginé — cloaques — suppuration prolongée — nécessité d'une opération laborieuse). Il y a donc indication à agir le plus promptement possible. Si les jointures adjacentes sont prises, il ne reste plus que l'alternative entre l'amputation de la cuisse ou la désarticulation du genou, mais si ces articulations sont encore saines, c'est à la *résection sous-périostée* qu'il faut avoir recours.

C'est cette dernière opération qu'il a pratiquée récemment à Saint-Antoine sur deux enfants dans des circonstances un peu différentes.

Chez le *premier*, un garçon de 14 ans, qui avait présenté une ostéite épiphysaire d'un doigt de la main droite, fut pris, un peu après, d'une périostite phlegmoneuse diffuse du tibia gauche ayant débuté par l'épiphyse inférieure et dont la marche fut des plus rapides : divers abcès se manifestèrent de bas en haut et nécessitèrent plusieurs incisions à travers lesquelles le stylet arrivait sur l'os dénudé : le tibia baignait en totalité dans la suppuration.

mais les jointures voisines n'étaient pas envahies. Les phénomènes généraux offraient également un caractère de gravité des plus intenses. — Ne pensant pas comme Holmes que la pyohémie précède chez ces enfants le développement de la périostite phlegmoneuse diffuse, M. Duplay se décida à intervenir d'une façon hâtive, car le petit malade était en danger de mort.

Une longue incision fut pratiquée sur toute la longueur du tibia, après l'application de la bande d'Esmarch, et le périoste fut décollé facilement. L'os fut sectionné en haut, à une petite distance de son épiphyse et se détacha de lui-même de l'épiphyse inférieure sans qu'on eût besoin d'avoir recours de nouveau à la scie à chaîne : 26 *centimètres de tibia avaient été enlevés*; le membre fut placé dans une gouttière plâtrée; deux mois après *un os nouveau* était presque complétement reproduit, excepté à la partie inférieure où, pendant l'opération, un lambeau de périoste avait été arraché par mégarde.

Chez le *second* (enfant de 15 ans), il s'agissait d'une périostite phlegmoneuse diffuse du radius gauche (partie inférieure). Le malade échappa aux accidents locaux et généraux, mais il restait au bout de 7 semaines avec un membre impotent beaucoup plus volumineux, présentant des fistules et clapiers indiquant la présence d'un séquestre. M. Duplay fit une incision sur le trajet du radius, sectionna l'os à la limite supérieure du mal, et, le détachant en bas au-dessus de son épiphyse inférieure, enleva une longueur de 8 centimètres représentant un sequestre formé par l'os ancien et qui *commençait manifestement à s'invaginer*; si on avait attendu plus longtemps l'opération, qu'aurait sans aucun doute nécessité l'ablation de ce sequestre, aurait été beaucoup plus laborieuse que celle qui a été faite prématurément chez ce jeune malade.

*c.* Abcès du tibia gauche (partie infér.). — *Trépanation.* — M. Duplay pense que l'on redoute un peu trop l'usage du trépan dans cette variété d'abcès décrite sous le nom d'*abcès douloureux des épiphyses*, par Brodie et par M. Cruveilhier fils dans sa thèse inaugurale.

Il vient d'employer cette méthode avec succès chez un malade de 27 ans, à Saint-Antoine, qui dans l'espace d'une douzaine d'années, avait présenté sur la face interne du tibia 20 abcès qui s'ouvraient ou étaient ouverts, restaient fistuleux un certain temps, puis se fermaient. — Le 3 janvier 1873, le malade entre pour un nouvel abcès qui s'ouvre et se cicatrise. Les souffrances sont cependant continues, offrent une recrudescence marquée à l'époque des abcès, mais persistent surtout avec un caractère sourd et contus dans la marche et dans la position déclive : pendant la nuit et dans le décubitus elles disparaissent en grande partie. Rentrée le 14 décembre 1874 avec des douleurs plus vives, formation d'un nouvel abcès de la grosseur d'une petite noix : incision cruciale, donnant issue au pus du petit foyer absolument indépendant de l'os : à ce niveau, le périoste est épais et plus adhérent.

M. Duplay applique *une couronne de trépan* à 7 centimètres environ de l'extrémité de la malléole interne et n'obtient aucun résultat : une deuxième couronne fut appliquée à 2 centimètres au-dessous et donna issue à une *cuillerée de pus* renfermée dans une cavité régulière, tapissée d'une membrane rouge tomenteuse et sensible à l'attouchement : l'os n'était pas nécrosé et les parois de l'abcès étaient intactes. — Tube en caoutchouc au fond de cette cavité, guérison en un mois. La cicatrice résultant de l'opération est adhérente, le malade boite encore un peu, mais toute douleur a disparu.

*d.* Luxation de la rotule (de champ). — *Emploi des griffes de Malgaigne pour la réduction.* — Si les tentatives de réduction faites même avec l'anesthésie chloroformique ne sont pas suivies de résultat, M. Duplay se sert pour ébranler la rotule d'un instrument analogue à la pince à griffes de Malgaigne.

La face antérieure de l'os étant tournée en dedans et le bord interne en bas et en arrière, les griffes sont fixées sous ce bord interne : il parvient alors en produisant des tractions énergiques de dedans en dehors, à dégager le bord interne de la rotule qui reprend sa position normale : chez un malade (Soc. chir. 1870-71), les conséquences de cette réduction furent des plus simples et la guérison s'est maintenue.

*e.* LUXATION DE L'ÉPAULE (ancienne). — *Emploi des moufles, ne pas dépasser 200 kilogrammes.* — Comme cause d'irréductibilité M. Duplay croit moins à la formation de brides et d'adhérences (comme cela est répété dans les livres classiques) qu'à *l'interposition permanente* soit d'un tendon ou de débris de muscle, ou de l'ancienne capsule qui constituent, en ce cas, une barrière infranchissable : plus on tire, plus l'obstacle acquiert de prépondérance. Ce qu'il faudrait obtenir, c'est la section de cet organe interposé; malheureusement comme on ne sait pas quel il est, il est impossible d'agir pour l'épaule comme on le fait, dans les cas désespérés, pour la luxation du pouce.

Jusqu'à quelle époque a-t-on quelque chance de réussir dans les tentatives de réduction? Il est assez difficile de répondre à cette question : à une certaine époque on agissait avec beaucoup plus de hardiesse, mais des faits malheureux se sont produits et on est redevenu timide.

La luxation la plus ancienne qu'on ait pu réduire est le cas d'une luxation de la hanche datant de cinq ans et rapportée par A. Cooper : il s'agissait d'un matelot ayant une luxation iliaque ; des tentatives furent faites en vain, mais sur le refus du malade ne purent être renouvelées : elle fut abandonnée; or, ce matelot étant tombé à l'eau en montant à un mât, fut repêché, et dans un violent effort qu'il fit pour monter à bord, la luxation se réduisit.

La plus ancienne des luxations de l'épaule qui ait été réduite, est celle publiée par Sédillot et datant de 1 an et 15 jours. Les autres datent de 8, 9 mois, la moyenne est de 3 ou 2 mois seulement.

Il y a à cet égard une distinction à établir entre les variétés antérieure et postérieure : ce sont en général les luxations antérieures internes qui ont surtout pu être réduites malgré leur ancienneté. M. Duplay croit que la limite moyenne au-delà de laquelle il est imprudent de faire des tentatives est 3 mois.

Il emploie ordinairement les procédés de douceur qui permettent de tourner l'obstacle, plutôt que d'en triompher par force, et ne fait usage du chloroforme qu'avec beaucoup de circonspection. Il fait cependant usage parfois de moufles munis du dynamomètre, instrument indispensable pour régler la force que l'on déploie, et de la pince à échappement de Nélaton.

Il engage à ne jamais dépasser le poids de 200 kil. : 100 kil. représentent déjà une force de traction très-raisonnable : il fait d'abord des tractions perpendiculaires au tronc, puis d'autres, le bras placé dans l'élévation ; enfin des tractions en bas : s'il échoue dans ces limites, il ne persévère pas, car les accidents mentionnés dans la science à la suite de ces tentatives sont aussi variés que redoutables : de plus il faut se souvenir que des luxations ne datant *même que de trois jours* ont été complétement irréductibles, le fait est rare, mais M. Duplay le croit d'une vérité absolue.

Une luxation étant irréductible, on doit faire subir au malade un traitement consécutif qui a surtout pour but *la gymnastique* du membre pour rendre les mouvements le moins gênés possible.

## 2° Affections de la bouche et du cou.

*a.* BEC-DE-LIÈVRE. — *Procédé ostéoplastique intéressant la sous-cloison de l'arcade alvéolaire.* — Dans le bec-de-lièvre unilatéral compliqué de division de la voûte palatine et de l'arcade alvéolo-dentaire, on sait qu'il existe d'habitude, comme déformation, non-seulement un aplatissement considérable de l'aile du nez du même côté, mais encore une disposition vicieuse du squelette, telle que les deux moitiés de l'arcade dentaire ne se trouvent plus sur le même plan, la moitié correspondant au bec-de-lièvre étant le plus souvent rejetée en arrière.

M. Duplay a apporté à l'opération du bec-de-lièvre une petite modification assez ingénieuse à laquelle nous pouvons donner l'épithète d'*ostéoplastique* et qui répond aux deux indications suivantes : corriger l'aplatissement de l'aile du nez en transportant la cloison vers le côté de la solution ; faire son possible pour que les deux moitiés de l'arcade alvéolo-dentaire se correspondent. Voici comment il opère :

1° Il satisfait à la première de ces indications, en sectionnant avec des ciseaux la portion cartilagineuse de la cloison, après avoir préparé les bords de la fissure labiale (il emploie la méthode à double lambeaux rabattus de Clémot), et après avoir pratiqué la dissection rapide de la muqueuse alvéolaire et des adhérences qui peuvent exister : ce premier temps effectué, il est alors facile de ramener le nez en masse, de façon à ce que le lobule se trouve placé sur la ligne médiane ; l'aplatissement disparaît en entier. Si le bec-de-lièvre est simple, il termine par une suture entortillée, en conservant les deux lambeaux labiaux, dont les extrémités libres forment une petite trompe qu'il sera toujours temps de raccourcir, s'il y a lieu.

2° S'il y a de plus, division de la voûte palatine et de l'arcade dentaire, avant de suturer les lambeaux de la lèvre, il corrige la différence des deux moitiés de cette arcade par l'ostéoplastie suivante : il détache de l'extrémité libre de l'une de ces moitiés (la plus antérieure, par conséquent celle du côté sain) un petit tubercule osseux qu'il laisse encore adhérer par sa partie postérieure et qu'il fait basculer pour le suturer avec l'extrémité libre de l'autre moitié de l'arcade, avivée préalablement. Ce dernier temps, comme on le voit, consiste à produire artificiellement une espèce de tubercule médian analogue à celui qui existe dans le bec-de-lièvre bilatéral. — Le fragment détaché, alimenté par les parties molles, se consolide parfaitement en comblant l'énorme hiatus du maxillaire et en régularisant l'arcade alvéolaire.

Dans un cas opéré par M. Duplay, le succès a été si complet, que les germes contenus dans le tubercule fracturé, en grande partie au moins, ont donné naissance à des dents, comme les autres points de l'arcade alvéolaire.

C'est là une modification heureuse ayant pour avantage de favoriser le travail d'oblitération qui doit combler ultérieurement la fissure palatine ; mais elle a l'inconvénient de prolonger la durée de l'opération et surtout de faire perdre à l'enfant, comme nous en avons été témoin, une quantité de sang considérable, ce qui n'est pas sans danger chez les très-jeunes sujets. C'est en un mot une opération délicate, nécessitant une grande sûreté de main de la part du chirurgien, et dans laquelle la rapidité d'exécution nous semble une condition indispensable à sa réussite.

6. Epithelioma de la lèvre inférieure. — *Emploi de l'instrument tranchant. — Incision libératrice.* — Ce chirurgien au lieu d'avoir recours aux caustiques, croit plus simple et plus avantageux de se servir du bistouri. Il fait saisir par les doigts d'un aide les deux côtés de la lèvre de façon à comprimer l'artère coronaire et enlève la tumeur en la circonscrivant par une incision en V ou plutôt par une double incision curviligne en C renversé. S'il existe en même temps que le néoplasme de la lèvre un ou deux ganglions médians sus-

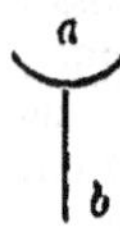


hyoïdiens, il en pratique également l'extirpation en faisant partir du milieu de la convexité de l'incision curviligne *a* une seconde incision verticale *a b* qui permet d'arriver sur ces ganglions. — Au point de vue de la conformation ultérieure de la région, il croit préférable d'employer ce procédé à cet autre qui consiste à faire une incision isolée sur les ganglions dégénérés. —

Rapprochement des surfaces cruentées et réunion par suture entortillée. — Un fait d'observation est que les pertes de substance qui paraissent au premier abord très-considérables et devoir rétrécir notablement l'orifice buccal, ne donnent lieu la plupart du temps, après la cicatrisation, qu'à une diminution fort minime de cet orifice et qui ne gêne en rien les fonctions de la cavité buccale.

c. RÉTRÉCISSEMENT DE L'ŒSOPHAGE. — *Dilatation à l'aide de grosses bougies.* — Les rétrécissements spasmodiques de ce conduit sont plus fréquents, selon M. Duplay, que ne le disent la plupart des auteurs. Ils sont susceptibles de se laisser vaincre par un cathétérisme répété et à cet effet, il fait usage de grosses bougies en gomme élastique à bout olivaire et de plus en plus volumineuses. Il n'a pas eu occasion d'expérimenter la méthode de dilatation par les olives aplaties de M. Chassaigny que nous avons citées dans notre avant dernier Répertoire. Voici comment il procède:

Après avoir introduit un doigt au fond de la gorge pour abaisser fortement la base de la langue, il introduit la grosse bougie élastique jusqu'à la paroi pharyngienne, puis il la pousse doucement dans le conduit œsophagien ; s'il se trouve arrêté, il ne va pas plus loin, il attend avant de donner une nouvelle propulsion à la bougie; si l'obstacle résiste toujours il laisse cette dernière en place et charge le malade de la pousser lui-même peu à peu : cette manœuvre gêne fort médiocrement le larynx, et ne produit que de rares mouvements de déglutition ou de régurgitation. On a bien soin d'attacher un ruban à l'extrémité extra-buccale de la bougie.

d. PERFORATION DE LA VOUTE PALATINE. — *Méthode de M. Baizeau.* — C'est à la méthode de M. Baizeau, à double pont, qu'il a recours : les incisions latérales sont reportées le plus près possible des arcades alvéolo-dentaires et les lambeaux sont détachés avec une rugine. — Nous lui avons vu opérer à Saint-Antoine par ce procédé, un garçon de 32 ans chez lequel une gomme palatine avait laissé une perforation à la suite de l'issue d'une esquille ; ce malade avait également présenté un coryza chronique. — Le passage de trois fils métalliques avait suffi : il n'était survenu aucun sphacèle et 48 heures après l'opération, l'orifice était complétement fermé. — Il est bon de recommander en pareil cas, au malade, de rester dans le décubitus dorsal après l'opération pour permettre aux mucosités de s'écouler dans le pharynx, de peur qu'elles n'entravent la réunion des bords de la plaie.

LYMPHADÉNOME ET LYMPHO-SARCOME PAROTIDEN. — *Intervention chirurgicale.* — Autrefois tout engorgement ganglionnaire chronique était regardé comme le résultat d'une irritation primitive (cuir chevelu, œil, nez, oreille, etc.). Cette doctrine défendue surtout par Velpeau, est évidemment beaucoup trop exclusive. Il en est qui sont parfaitement primitifs, appartenant à ce *groupe d'hyperplasie* nouvellement décrit, qui offre encore quelques obscurités, mais qui ne peut se rapporter directement ni à la scrofule, ni à l'inflammation, ni au cancer proprement dit. Ces hyperplasies se présentent à nous sous diverses formes qui se trouvent en rapport avec la structure intime du ganglion lui-même, en effet ce dernier se compose, d'une façon générale :

*a.* D'un *réticulum* de tissu conjonctif;

*b.* D'*éléments figurés* (*éléments cellulaires*).

Or, dans une *première variété* il y a hyperplasie simple, *lymphadénome*, c'est-à-dire développement régulier et égal de ces deux éléments, le réticulum conjonctif et l'élément cellule prenant simultanément de l'extension. Au point de vue de la *théropeutique* et du pronostic, ce premier degré offre déjà une gravité différente suivant que l'affection reste limitée au ganglion ou a tendance à envahir une grande surface et à se généraliser. L'histologie ne révèle pas pour quelle raison tantôt la maladie reste localisée, tantôt elle prend au contraire une plus grande extension.

Dans une *deuxième variété*, c'est l'un des deux éléments précédents qui se développe outre mésure, on a alors le *lympho-sarcome*, lympho-sarcome *dur* de Ranvier (à réseau large et épais), quand c'est l'élément conjonctif qui prédomine, lympho-sarcome *mou* ou *à grosses cellules* des Allemands, quand c'est l'élément cellulaire.

Eu égard à la thérapeutique, il serait important de pouvoir dire si on a affaire, en clinique, à un lymphadénome qui restera localisé, ou à un lympho-sarcome susceptible de se généraliser. Or, c'est là un point du diagnostic très-délicat et qu'il est impossible de préciser.

Quant à l'intervention chirurgicale, elle est jugée différemment par les chirurgiens de notre époque. Ainsi M. Trélat n'est pas d'avis que l'on touche à ces sortes de tumeurs, par la raison qu'il en a enlevé bon nombre et qu'il a observé des morts à la suite de généralisation. M. Verneuil, d'autre part, professe une opinion totalement différente et il croit qu'en intervenant de bonne heure il est, jusqu'à un certain point, possible d'empêcher la généralisation. C'est là du reste une question qui ne sera jugée que plus tard, lorsqu'un grand nombre de faits viendront plaider en faveur de l'une ou de l'autre de ces méthodes thérapeutiques.

M. Duplay, en pareil cas, pense que, dans le doute, il vaut mieux agir et se régler suivant la situation et les rapports de la tumeur, surtout quand on a affaire à une tumeur de la région parotidienne. Il opère quand la maladie reste limitée et ne semble pas avoir tendance à l'envahissement des parties voisines, parce qu'il y a dans la science des exemples où l'ablation n'a pas été suivie de généralisation.

La pommade à l'*iodure de potassium* et le *phosphore* à l'intérieur ont été également conseillés pour les tumeurs de cette nature.

## 3° Affections des yeux.

*a*. Ectropion. — *Procédé de M. Richet*. — *Blépharoraphie*. — M. Duplay choisit selon la variété à laquelle il a affaire : soit la méthode française, dite *par glissement*, soit la méthode indienne, déplacement d'un lambeau autoplastique.

*Méthode française*. — Dans l'ectropion cicatriciel, suite de brûlure, par exemple, le procédé de W. Jones est souvent inefficace parce qu'il peut ne pas exister une quantité suffisante d'étoffe pour relever la paupière et corriger la luxation plus ou moins complète du cartilage tarse qui s'est produite.

Le procédé de M. Richet permet, dans certains cas, de redresser plus facilement la paupière basculée. Il consiste, par une double incision sous-palpébrale, semi-lunaire et concentrique, à circonscrire un *lambeau* ou *pont* que l'on fait glisser en haut. Ce glissement laisse une surface cruentée que le chirurgien prend soin de combler à l'aide d'un second lambeau de même forme ou *deuxième pont* pris plus bas et remonté également par glissement après l'avoir disséqué. Ces deux ponts, pour faciliter leur déploiement, peuvent être séparés en deux par une ligne verticale, de façon à représenter après les sutures le dessin ci-contre :

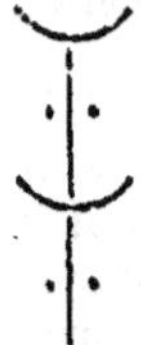

Quant à la *méthode indienne*, elle consiste à emprunter, si la perte de substance faite pour redresser la paupière est trop grande, un lambeau sur une région voisine, le plus souvent la région temporale, et à le faire pivoter autour d'un pédicule adhérent de manière à ce qu'il vienne combler cette perte de substance.

Dans ces opérations, une précaution qui doit primer toutes les autres et sur laquelle Denonvilliers a insisté avec tant de raison, est de pratiquer la *blépharoraphie* ou suture des paupières qui est de nature à contre-balancer le renversement ayant tendance à se produire après toute opération d'ectropion.

Pour pratiquer cette blépharoraphie, on avive le bord de chacune des paupières, mais on a le soin, dans ce temps, de ne faire cet avivement que sur le bord glandulaire et non sur le bord ciliaire : c'est avec des ciseaux courbes fins qu'on peut enlever le plus commodément une petite lanière étroite de ce bord libre.

Le chirurgien, pour éviter toute récidive doit prendre à tâche de laisser cette suture palpébrale intacte pendant plusieurs mois, une année même ; puis, lorsqu'il juge que le tissu cicatriciel a perdu presque complétement ses propriétés rétractiles, de ne procéder que graduellement à la désunion des bords des deux paupières et de temps en temps par petit coup de ciseaux.

*b.* CATARACTE. — *Procédé de de Græfe.* — C'est le procédé de *de Græfe* (extraction linéaire périphérique avec iridectomie) qu'emploie le plus souvent M. Duplay, — il opère, le malade étant couché, se met en arrière pour l'œil droit et en avant ou de côté pour l'œil gauche : il ne se sert pas de blépharostat, mais des doigts d'un aide pour écarter les paupières ; pour fixer l'œil il saisit la conjonctive avec la pince de Waldau qui permet de diriger le globe oculaire en bas : le couteau de de Græfe étroit et pointu, et tenu le tranchant vers la partie supérieure, est enfoncé dans la sclérotique à un millimètre environ de la circonférence cornéenne et à deux millimètres au-dessous de la ligne horizontale tangente à la partie supérieure de cette membrane transparente. On fait cheminer ce couteau dans la chambre antérieure de façon à ce que sa pointe vienne ressortir au point diamétralement opposé à son entrée ; quelques petits mouvements de va-et-vient suffisent pour diviser la sclérotique.

La section de l'iris se pratique en deux temps de la manière suivante : une pince à iridectomie attirant cette membrane au dehors, la main d'un aide armée de petits ciseaux courbes sectionne la moitié du segment de l'iris qui est rendu saillant, le chirurgien continue à tirer sur cet iris et les ciseaux achèvent la section de ce qui reste : pour faire sortir le cristallin il emploie le kystisome droit ou coudé, et, s'il est besoin, la curette en caoutchouc durci de de Græfe. — Pansement avec des rondelles de charpie superposées sur chacun des yeux et légère compression avec une bande de flanelle.

S'il y a douleurs oculaires le soir, injections répétées sous-cutanées de chlorhydrate de morphine au niveau de la tempe.

## 4° Affections des organes génito-urinaires.

*a.* HYDROCÈLE VAGINALE. — *Injection iodée.* — M. Duplay préfère le traitement classique (ponction et injection iodée) à la méthode de Monod (injection de quelques grammes d'alcool rectifié après évacuation) et à celle de Defer de Metz, décrite dans notre Répertoire du 15 mars : cette dernière a donné entre ses mains une suppuration de la tunique vaginale ; il a essayé l'année dernière à St-Antoine, chez un jeune homme porteur d'une hydrocèle simple de la tunique vaginale, la méthode par *séton filiforme* introduit à travers la poche et laissé seulement 24 heures dans le but de modifier le contenu et d'activer l'absorption du liquide : des accidents inflammatoires d'un certaine gravité, survenus dans ce cas, ne l'ont pas engagé à renouveler pareilles tentatives sur d'autres malades.

*b.* RÉTRÉCISSEMENT DE L'URÈTHRE. — *Dilatation permanente.* — Dans la thérapeutique des retrécissements du canal de l'urèthre, M. Duplay fait usage :

1° Des *méthodes chirurgicales* ;

2° De la *méthode* dite *physiologique*.

Il regarde les *méthodes chirurgicales* dites mécaniques comme méthodes d'exception. Elles répondent toutes à des variétés particulières, et, pour appliquer chacune d'elles, il est nécessaire, bien entendu, que l'indication existe.

La *méthode physiologique* consistant dans la dilatation lente et progressive, est considérée par ce chirurgien comme méthode de choix, méthode courante : cette dilatation est ou bien *temporaire* ou bien *permanente*.

La *dilatation temporaire* n'est pas celle qu'il choisit de préférence : elle exige bien souvent, car il ne faut jamais violenter le canal, un tâtonnement répété qui a le grand inconvénient de produire sur la muqueuse de l'urèthre de petites déchirures, de la faire saigner par conséquent et d'exposer les malades aux accidents de la fièvre uréthrale ; il n'aurait donc tendance à l'employer que si les numéros des bougies pouvant se succéder sans aucun effort : en somme, d'après M. Duplay, cette méthode, d'une façon générale, présente plus d'inconvénients que d'avantages.

Il regarde au contraire la *dilatation permanente* comme préférable. Il laisse la sonde à demeure, en renouvelle bien moins souvent l'introduction et quand il juge à propos d'en passer une nouvelle, il peut sauter plusieurs numéros, c'est-à-dire franchir la série indispensable à la dilatation temporaire, en cathétérisant moins fréquemment, en excoriant beaucoup moins la muqueuse uréthrale. — Dans l'application de cette méthode il ne faut jamais violenter le passage et attendre, avant de faire succéder une sonde à une autre, que la première joue facilement dans l'urèthre et qu'il y ait apparition au niveau du méat d'un écoulement muco-purulent, indice que le rétrécissement a subi un travail de ramollissement salutaire. Quel est le processus en ce cas, quel est le mécanisme suivant lequel agit cette forme de dilatation? C'est à M. Voillemier, promoteur de cette méthode depuis longtemps, qu'on en doit l'explication la plus logique.

Dans cette dilatation permanente, l'*action* véritablement *mécanique* n'entre que pour une bien faible part, et on se trompe en croyant que plus grosse on met la sonde, plus on agit sur le canal d'une façon prompte et efficace : l'*action physiologique* est au contraire presque tout : la sonde ou bougie constitue un corps étranger qui développe un travail inflammatoire dont le seul but est son expulsion : tout d'abord cette inflammation donne lieu à un gonflement de la muqueuse qui exagère encore la constriction, puis les tissus se retirent sur le corps étranger en se ramollissant et devenant le siége de la suppuration : tant que cet écoulement muco-purulent ne se produit pas, on peut être sûr que le rétrécissement ne se ramollit pas.

Avec la dilatation temporaire on est loin de pouvoir parvenir toujours à vaincre les rétrécissements, aussi a-t-on recours souvent, en pareil cas, à des moyens chirurgicaux (uréthrotomie) qui sont graves. M. Duplay ne veut pas dire cependant que la dilatation permanente soit entièrement exempte de tout danger, elle oblige à rester plus longtemps au repos et à porter, si on se lève, un suspensoir; mais il croit qu'elle fait bénéficier le malade d'avantages plus grands que l'autre méthode ; aussi nous la lui avons vu appliquer fréquemment à l'hôpital St-Antoine.

---

## HOPITAL COCHIN.

### Service de M. Dr Desprès.

### 1° Affections du tube digestif.

*a.* Hernie étranglée. — *Kélotomie de bonne heure.* — M. Desprès est d'avis qu'il faut opérer la hernie étranglée le plus tôt possible : au-delà de 12 ou 15 heures pour les hernies de petit volume, on perd un temps précieux ; on suit même une pratique nuisible en voulant tenter autre chose que la kélotomie, c'est-à-dire en employant le taxis, qui rend certainement l'opération plus dangereuse, ou bien les ponctions évacuatrices, méthode qu'il repousse presque absolument.

C'est ainsi, selon ce chirurgien, qu'on est arrivé dans notre pays à posséder des statistiques de kélotomie dans les hernies étranglées s'élevant au chiffre si déplorable de 86 0/0 de mortalité, tandis que les statistiques anglaises donnent des mortalités de 30 et 50 0/0 : la cause doit en être attribuée à ce que chez nous on retarde beaucoup trop l'opération. Pour lui, le taxis est nuisible toutes les fois qu'il ne réussit pas.

Fixer l'époque précise à laquelle il faut opérer n'est certes pas chose facile, car on voit des étranglements par le collet du sac datant de 5 jours au moins, guéris par la kélotomie; mais M. Desprès pose en principe que pour les *petites hernies*, surtout crurales, on ne saurait opérer trop tôt; l'ouverture du sac est, en pareil cas, la meilleure conduite à suivre : pour les *grosses hernies* entéro-épiplocèle), il faut également se hâter, et dans les deux premiers jours qui suivent l'étranglement c'est surtout à la kélotomie sans ouverture du sac que l'on doit s'adresser.

Il ne réserverait tout au plus le taxis et la temporisation qu'aux cas dans lesquels la hernie, maintenue habituellement réduite par un bandage, s'est étranglée soudainement depuis quelques heures par un effort.

Voici les conditions dans lesquelles il se place et qu'il ne néglige jamais dans le cours de la kélotomie.

Il opère sans recourir au chloroforme qui lui paraît avoir pour effet immédiat d'abattre les malades et de déterminer des efforts de vomissements qu'il est utile d'éviter. — Du reste l'incision de la peau est le seul temps un peu douloureux de l'opération, mais ce n'est pas là une raison suffisante pour obliger à l'anesthésie.

Une fois le sac ouvert et le débridement effectué, il attire un peu l'anse intestinale pour se rendre un compte exact de l'état qu'elle présente au niveau du point étranglé, et avant de procéder à la réduction de l'intestin, il prend soin de *le laver avec de l'eau chaude.* Ce lavage a non-seulement pour résultat de nettoyer les organes qui doivent être repoussés dans le ventre et d'éviter par conséquent une poussée de péritonite provoquée directement, mais il a aussi pour effet presque immédiat, d'après la remarque qui en a été faite par ce chirurgien, de redonner de la vie à l'anse herniée : la circulation s'y rétablit, ce qui est surabondamment prouvé par le changement de couleur qui se produit : la paroi intestinale en effet perd sa coloration bleuâtre, semi-asphyxique et reprend un *aspect rosé* tout à fait de bonne nature.

Comment se comporte-t-il avec l'épiploon? Un premier point capital, c'est qu'il ne le rentre jamais et le maintient, au dehors, dans la plaie. La marche à suivre dépend toutefois du volume de cette masse épiploïque : si elle est peu considérable, et si elle n'a pas été lésée, la simple ligature suffit : on voit alors ce bouchon graisseux ou bien se mortifier en totalité ou en partie, ou bien se ratatiner en suppurant et finir presque par se résorber en entier : c'est du reste ce que nous avons vu, il y a quelque temps, se produire chez un homme du service de M. Richet, dont l'épiploon laissé au dehors constituait une masse énorme.

S'il y a une grande quantité d'épiploon, M. Després en pratique la ligature, la section, puis la cautérisation à l'aide du perchlorure de fer. — Sur 9 cas de ligature de l'épiploon, il a eu 6 guérisons, soit 66 0/0.

*b.* RÉTRÉCISSEMENT DU RECTUM (fibreux). — *Dilatation intermittente.* — Le rétrécissement, d'après ce chirurgien (*chancre phagédénique du rectum* : *Arch. de méd.* 1868 et *Revue phot. des hôpitaux* 1869), peut toujours se rattacher à une lésion des premiers âges de la syphilis ou à des antécédents vénériens : en un mot, selon lui, cette variété de rétrécissement est *la cicatrice d'une ulcération développée sur un chancre*, creusant à la fois en surface et en profondeur par une sorte de phagédénisme térébrant, *ou sur des plaques muqueuses ulcérées de l'anus.* — La plupart de ces rétrécissements seraient très-lents à se produire et ne se manifesteraient par des troubles bien accusés que plusieurs années après leur début : selon ce chirurgien, l'affection a toujours plus que l'âge qu'on lui suppose.

M. Després ne considère le plus souvent les opérations de *rectotomie* que comme palliatives et ne donnant pas de meilleurs résultats que la dilatation temporaire. Il croit même qu'il faut toujours dilater après l'incision, sous peine de voir la coarctation se reproduire ; aussi se borne-t-il à prescrire la *dilatation intermittente*, tantôt avec les mèches, tantôt avec la canule et à conseiller de fréquents lavements.

La dilatation n'est pas elle-même, du reste exempte de tout danger, nous l'avons vue suivie d'accidents de péritonite à l'hôpital Cochin. En 1872 M. Lannelongue a observé un cas de mort à la suite d'un simple toucher rectal chez une malade atteinte de rétrécissement : aussi les plus grands ménagements doivent-ils être apportés dans l'exploration et les tentatives opératoires de ce genre d'affection.

*c*. ABCÈS RÉTRO-PHARYNGIEN (idiopathique). — *Ouverture avec le trocart.* — M. Desprès rattache souvent l'origine de ces collections purulentes à une adénite, comme M. Verneuil (*Bull. Soc. de chir.* 1863) l'avait déjà avancé il y a quelques années et comme nous l'avons démontré par nos recherches anatomiques et les observations publiées dans notre *thèse inaugurale de* 1867. La position et la forme de ces abcès nous semblent bien en rapport avec le siége ganglionnaire probable que nous leur avons assigné. Si on a répété souvent que la forme est toujours globuleuse, c'est parce qu'on ne la cherche pas avec soin au commencement de l'affection, sans cela on constaterait que la tumeur débute *latéralement* et est tout d'abord plus étendue en longueur: ce n'est que plus tard que gagnant en étendue, elle arrive à la ligne médiane, la dépasse même et prend alors une disposition globuleuse.

J'ai indiqué dans mon travail une manière assez commode de percevoir facilement la fluctuation : faisant asseoir le malade sur une chaise et me plaçant derrière lui, je lui appuie contre ma poitrine la partie postérieure de la tête que je le force à relever légèrement; maintenant les mâchoires écartées, j'enfonce profondément dans l'arrière-gorge mes deux indicateurs recourbés en crochets qui sentent par leur pulpe la fluctuation aussi nettement que possible. Il y a grand avantage à pratiquer l'exploration de cette manière, parce que la tête du malade se trouvant bien fixée, ne peut reculer, ce qui a lieu inévitablement quand on l'examine par la partie antérieure.

L'indication est d'évacuer le pus et d'empêcher le malade d'être asphyxié par le liquide au moment de l'ouverture que M. Desprès pratique, à cet effet, en deux temps. La plus grande partie du pus est évacuée par un trocart, ce qui prévient sa chute dans le larynx; puis une fois que la poche s'est sensiblement affaissée, on agrandit l'orifice ce qui permet au liquide de s'écouler librement avec régularité. Ce dernier temps nous paraît indispensable, car il y a danger à laisser persister un orifice trop étroit qui est la cause de la stagnation du pus dans la cavité.

## 2° Affections des os et des articulations.

*a*. RÉSECTION DE LA HANCHE. — *Procédé de Syme* (*). — Le procédé de Ch. White

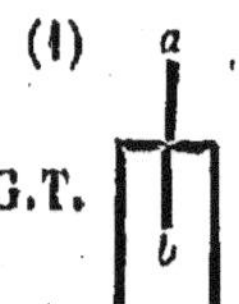


consistant (1) à faire une seule incision rectiligne (a b) située sur le côté externe de l'articulation, et par conséquent sur le grand trochanter G. T., n'est pas adopté par M. Desprès, parce qu'il ne découvre pas suffisamment bien l'articulation.

Il préfère le procédé de Syme (2) qui

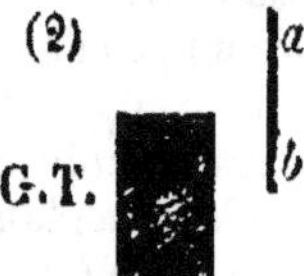


n'est qu'une *incision rectiligne* (*a b*) décrite longitudinalement un peu en arrière du grand trochanter. C'est aussi celui que nous avons vu pratiquer par le professeur Gosselin à l'hôpital de la Charité. En imprimant une légère courbure à cette incision, on découvre plus aisément les parties constituantes de l'articulation.

Le choix du procédé nous paraît devoir être du reste subordonné à la portion du squelette que l'on va sacrifier : si l'on se contente de réséquer la tête fémorale, il est évident que la première incision des parties molles doit chercher à ménager l'insertion des divers muscles trochantériens : aussi y aura-t-il avantage à employer l'une des deux méthodes précédentes ou celle de Langenbeck dans laquelle le chirurgien décrit une incision de 6 à 10 centimètres qui a son point de départ

(*) Chacune de ces figures représente la partie externe de l'articulation coxo-fémorale du côté gauche.

sur la partie moyenne du grand trochanter et qui se dirige vers l'épine iliaque postéro-inférieure.

Le procédé de O. Heyfelder (3), dit par *incision en ligne brisée*, est peut-être plus commode, mais donne lieu à un délabrement plus considérable des parties molles.

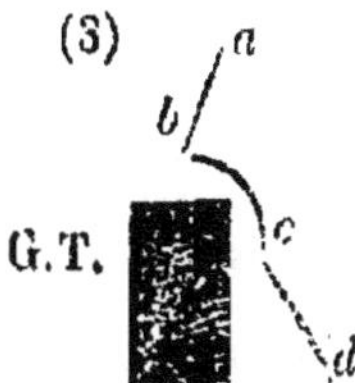


Cette incision part à 5 ou 6 centimètres au-dessus et un peu en arrière du grand trochanter vers lequel elle se dirige (*a b*) obliquement : elle contourne ce dernier en formant une courbe à concavité antérieure (*b c*), puis redevient rectiligne (*c d*) et oblique en bas et en arrière pour finir sur la face postérieure de la diaphyse.

Si l'on doit réséquer en entier l'extrémité supérieure du fémur, il n'y a pas lieu de vouloir ménager l'insertion des muscles trochantériens et, par l'incision que l'on pratique, on doit surtout avoir pour but de se donner le plus de jour possible pour attaquer l'articulation malade.

*L'incision semi-elliptique* (4) de Billroth et qui a été adoptée par M. A. Guérin est certainement une des plus commodes. Elle circonscrit par sa courbure antérieure (*a b*)

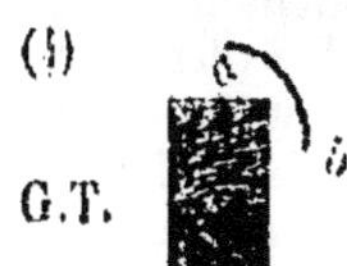


toute la partie postérieure du grand trochanter et rend la dissection des parties molles profondes beaucoup plus facile.

Du reste, en thèse générale, nous pouvons dire que comme difficulté, rien ne ressemble moins à la résection faite sur le vivant que la même opération pratiquée sur le cadavre. Dans le premier cas, le temps de la désarticulation est grandement facilité par les altérations osseuses qui ont nécessité l'intervention chirurgicale et on arrive aisément au résultat que l'on se propose par l'une ou l'autre des méthodes, plus ou moins modifiées, que nous venons d'indiquer.

Sur le cadavre, c'est tout autre chose, les difficultés sont toujours extrêmes pour parvenir à faire sortir la tête fémorale de l'intérieur de la cavité cotyloïde lorsqu'on emploie les incisions longitudinales plus ou moins parallèles aux fibres du grand fessier : aussi avions-nous l'habitude, à l'École pratique, de faire répéter aux élèves cette résection par le procédé suivant qui, s'il est bien exécuté, permet à la tête de venir faire saillie hors de la plaie en quelques secondes : le couteau plongeant dans les parties molles en avant du grand trochanter décrit tout autour de l'extrémité supérieure de cette apophyse une incision curviligne (5) *a b*, à concavité dirigée en bas, qui s'arrête à sa partie postérieure ; en deux ou trois coups tous les tissus mous superficiels et profonds sont divisés ; le chirurgien porte alors le tranchant de l'instrument en avant sur le ligament capsulaire antérieur, et le sectionne : reste à produire la luxation : le genou est fléchi et porté fortement en dedans et en avant : mais il ne faut pas chercher dans ce premier temps d'adduction et de rotation en dedans du fémur, à faire sortir brusquement la tête, on n'y parviendrait pas ; on exécute cette rotation puis on relâche la cuisse, l'air entre dans la cavité articulaire et une légère propulsion du fémur en dedans suffit à produire l'issue de la tête qui s'échappe presque d'elle-même de sa cavité de réception; on achève alors la section du ligament rond. Ce procédé, tel que nous venons de le décrire, n'est peut-être bien qu'un simple procédé d'amphithéâtre, mais on pourrait appliquer quelqu'un de ses temps à l'exécution de cette résection sur le vivant : en tout cas, il est prompt et facile

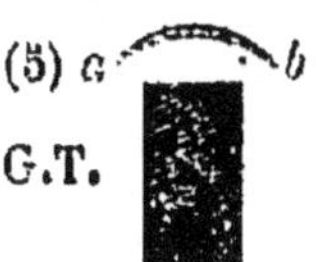

sur le cadavre quel que soit le volume des muscles trochantériens.

La scie à chaîne, dont on fait habituellement usage pour retrancher la tête du fémur, n'est pas non plus toujours d'un maniement commode, aussi pensons-nous qu'on peut procéder aisément à la section de cette extrémité à l'aide d'une scie à main et en protégeant les parties molles postérieures par l'interposition simple d'une attelle entre l'os et les chairs. La scie de Butcher, modifiée par M. Trélat, qui a l'avantage de pouvoir sectionner des régions profondes aux parties superficielles peut, en cette circonstance, rendre de grands services.

*b.* Pied valgus accidentel. — *Thérapeutique différente suivant la variété à laquelle on a affaire.* — *Electricité, ténotomie.* — Il existe deux variétés principales :

1° Le pied plat valgus douloureux ;

2° Le pied creux valgus douloureux.

Chacune de ces variétés offre, au point de vue anatomique et par conséquent thérapeutique, des différences très-marquées.

Dans la première variété (*pied plat valgus douloureux*) qui répond à ce que M. Gosselin appelle *tarsalgie des adolescents*, parce que ce professeur rapporte le renversement du pied en dehors à une arthrite des articulations tarsiennes, dans cette première variété, dis-je, où les douleurs sont dues certainement, en grande partie, au tiraillement des ligaments dans l'intérieur desquels M. Sappey a démontré la présence de nombreux filets nerveux, il n'y a pas, à proprement parler, *paralysie*, mais *affaiblissement* plus ou moins prononcé des long et court péroniers latéraux et du péronier antérieur (muscle plutôt abducteur qu'extenseur) : par suite de l'affaiblissement de ces muscles, l'action du jambier antérieur, qui est leur antagoniste, s'exagère pour lutter contre la production du valgus et son tendon devient saillant sur le dos du cou-de-pied, dans ce cas le pied est réellement plat.

Les recherches de Soemmering, de Bourgery, de Duchenne de Boulogne, nous ont en effet démontré, quant à la physiologie du pied, que d'une part *le tendon du long péronier latéral* est un vrai ligament actif, qui abaisse la saillie sous-métatarsienne et creuse par conséquent la voûte plantaire, que d'autre part *le tendon du jambier antérieur* détruit au contraire cette voûte en élevant la saillie sous-métatarsienne, ce qui rend le pied plat.

Ces deux faits anatomiques étant acquis, le pied plat valgus est-il justiciable de la médecine opératoire? nous ne le croyons pas, car si la contracture du jambier antérieur peut exister, elle est rare, et en tout cas la section de ce tendon serait le plus souvent inutile, cette 1re *variété* étant due essentiellement à l'impotence du muscle long péronier latéral : c'est donc à ce dernier qu'il faut s'adresser, non pas le sectionner comme l'a fait trop souvent l'empirisme, mais chercher à lui rendre sa puissance au moyen de l'électricité par induction, c'est-à-dire de la faradisation.

Dans la seconde variété (*pied creux valgus douloureux*) il y a exagération de la voûte plantaire par contracture des long et court péroniers latéraux et par défaut de puissance du jambier antérieur qui est en quelque sorte frappé de déchéance. Dans ces cas, le traitement doit être chirurgical et consister dans la section des tendons des péroniers et on peut y joindre la faradisation du muscle antagoniste, c'est-à-dire du jambier antérieur; toutefois c'est surtout à la ténotomie des péroniers, en deux endroits différents, que l'on doit s'adresser et éviter, par l'électrisation, d'agir sur les autres muscles, ce qui n'aurait qu'un effet nuisible, augmenter la contracture (véritable crampe analogue à celle des écrivains).

En un mot 1° : C'est principalement à *l'électricité* (agir sur les péroniers) qu'on doit avoir recours dans le pied plat.

2° C'est principalement la *ténotomie* (des péroniers) qu'on emploiera sur le pied creux.

Ce n'est qu'accessoirement à moins d'indication formelle qu'on agira dans le muscle jambier antérieur.

*c.* Hydarthrose du genou. — *Dangers*

*des ponctions aspiratrices.* — M. Desprès se montre très-réservé dans l'emploi des ponctions aspiratrices et évacuatrices pour les collections séreuses ou hématiques des articulations, et nous ne saurions trop l'approuver, car une plaie articulaire quelque insignifiante qu'elle puisse paraître est loin d'être exempte de tout danger.

Dans un rapport lu à la Société de chirurgie (14 mai 1873) sur un travail de M. le Dr Dieulafoy, *des ponctions évacuatrices dans les épanchements articulaires du genou*, M. Desprès ne s'est pas déclaré, d'une façon générale, partisan de cette méthode thérapeutique et la majorité des membres de cette Société a adopté ses conclusions.

Il pense que dans les hydarthroses et hémo-hydarthroses d'origine traumatique, les méthodes anciennes portent en elles beaucoup plus de sécurité, et généralement une guérison tout aussi rapide et aussi efficace que l'emploi de l'aspirateur.

Dans les épanchements de sang articulaires son usage serait complétement contre-indiqué. A ce propos, nous devons rappeler que nous avons vu, il y a quelques années à Beaujon, Jarjavay pratiquer fréquemment des ponctions à l'aide d'une lancette dans les hémo-hydarthroses traumatiques du genou avec ou sans fracture de la rotule et obtenir des succès comme l'a consigné M. le Dr Thévenot dans sa thèse inaugurale, mais nous nous souvenons d'un cas de mort survenu à la suite d'une semblable pratique; le mieux, à notre avis, est évidemment de faire de la thérapeutique expectante plutôt que d'exposer les malades à des accidents, quelque rares qu'ils puissent être.

Pour les hydarthroses rhumatismales, les ponctions (en admettant même leur innocuité) ne sont pas d'une utilité plus grande, car il faut les renouveler à plusieurs reprises ce qui conduit, pour arriver à la guérison, à une période de 20 ou 25 jours, qui représente normalement le temps nécessaire pour obtenir le même résultat à l'aide des anciens moyens; il en est de même pour les arthrites blennorrhagiques. Toutefois, M. Desprès ne repousserait pas complétement l'aspiration dans les hydarthroses chroniques stationnaires qui se montrent rebelles au traitement classique. M. Duplay (*Loc. chir.*, 1873), a cependant rappelé un fait qui se trouve dans *The medical Record*, et qui est relatif à une mort ayant suivi la ponction pratiquée pour une hydarthrose chronique du genou.

*d.* RÉSECTION DU MAXILLAIRE SUPÉRIEUR. —*Procédé de Nélaton.*—*Pince de Liston.* — De tous les procédés mis en usage, M. Desprès préfère celui à lambeau de Nélaton dans lequel l'incision *brisée* divise la lèvre supérieure sur les côtés de la ligne médiane (*a*), contourne l'aile du nez (*b*) et vient rejoindre obliquement (*c*) le sillon

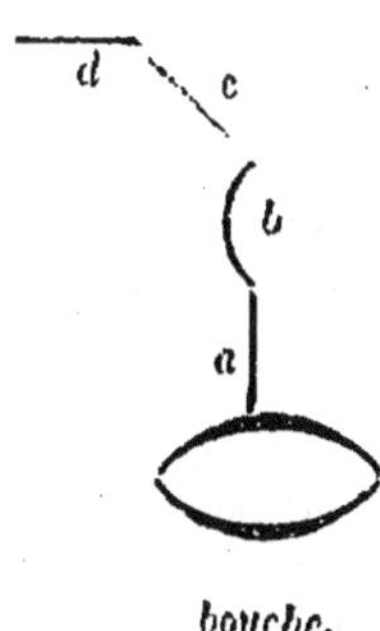

*bouche.*

oculo-palpébral qui est incisé (*d*) dans une grande partie de son étendue. — Dans les différents temps de cette opération il croit, comme le plus grand nombre des chirurgiens, que le plus délicat est celui de la section de l'os malaire. Dans un cas, il a eu les plus grandes difficultés à passer la scie à chaîne par la fente sphéno-maxillaire; aussi croit-il qu'il est préférable de sectionner le pont osseux à l'aide de la pince de Liston. Dans l'emploi de cet instrument il ne faut pas, du reste, s'évertuer à vouloir diviser l'os d'un seul coup, mais bien mordre successivement et à reprises différentes sur le squelette.

Pour les deux temps qui consistent à sectionner la branche montante et la voûte palatine, nous croyons, en effet, que l'usage de la pince de Liston ou de Columbat est indiqué, mais quant au 3e temps (section du prolongement malaire), la scie à chaîne lui convient bien mieux. D'une part, on arrive aisément jusqu'à la fente sphéno-maxillaire, si on a le soin de prolonger l'incision oculo-palpébrale jusqu'à la partie externe du rebord orbitaire; d'autre part on peut passer avec facilité la scie à chaîne par la fente en employant la sonde à résection pour l'humérus de M. Nicaise. Cette dernière est fabriquée sur le modèle de l'aiguille de Cooper : elle est constituée par un *ressort* demi-circulaire, dont l'une des extrémités se continue avec une tige rigide pourvue de manche et dont l'autre représente un bec mousse et un peu coudé qui est percé d'un chas destiné à laisser passer le fil de la chaîne.

De plus, cette scie à chaîne mise en place peut être plus sûrement maniée d'une main en la montant sur un arbre aux deux bouts duquel elle se trouve accrochée (arbre Collin, arbre Mathieu).— La section faite de cette manière est bien plus nette et sans esquilles, conséquence à craindre quand on emploie la pince coupante.

*e.* Amputation du bras. — *Méthode circulaire.*— La méthode circulaire est celle que ce chirurgien préfère pour la plupart des amputations des membres : s'il opère sur le bras gauche, placé en dehors du membre, il fait lui-même la compression pendant qu'il coupe les chairs ; il ne cherche pas à réunir par première intention et met en usage principalement le pansement humide (charpie et compresses mouillées: arroser le pansement avec de l'eau et de l'alcool camphré).

Ce pansement est renouvelé quotidiennement : lorsque les bourgeons charnus apparaissent dans la plaie, il évite avec le plus grand soin de les faire saigner, et, au bout de 6 à 8 jours, il remplace le pansement humide par un linge cératé et de la charpie sèche, puis simplement par le diachylon.

Il ne rejette pas le pansement ouaté, mais il croit bon de surveiller les plaies : les soins minutieux que l'on apporte aux solutions de continuité et l'humidité du pansement doivent, selon lui, entrer en ligne de compte dans les succès qu'on obtient.

*f.* Contusion chronique profonde du talon par compression. — *Repos : semelle de paille et de caoutchouc.* — M. Desprès vient d'attirer l'attention des élèves sur une affection douloureuse du talon, encore bien peu connue dans sa nature intime, et particulière à ceux dont la profession réclame soit des marches forcées, soit plutôt une station verticale trop prolongée. Il l'a observée trois fois et toujours chez les *gardiens de la paix.*

L'un d'eux, garçon de taille moyenne et de constitution assez délicate, entre à l'hôpital, il y a deux ans, pour des douleurs persistantes au talon droit, mais seulement quand cette partie du corps repose sur le sol depuis un certain temps ; on l'examine, il n'y a aucune apparence extérieure de lésion ; la pression à la paume de la main ne détermine pas de souffrance, mais un doigt venant à appuyer fortement sur le milieu du talon, réveille immédiatement une sensibilité anormale ; le repos l'améliore, il quitte l'hôpital et reprend son service de gardien de la paix.

Au bout d'un mois, les douleurs recommencent, il rentre une seconde fois dans le service, le repos suffit de nouveau à l'améliorer; il sort, mais après 6 mois de travail, l'autre talon se prend, ce qui oblige cet homme à changer de profession.

Un second malade, également gardien de la paix, présentant les mêmes phénomènes, entre, il y a quelque temps, à Cochin. C'est encore le talon droit qui est le siége des douleurs : le repos finit par les calmer et cet homme peut se remettre au travail en portant une semelle en caoutchouc.

Un troisième gardien de la paix, de 41 ans (c'est celui que nous avons vu dans les salles de ce chirurgien), se plaint depuis 6 semaines de douleurs très-vives du talon gauche, il continue cependant son métier ; mais les souffrances deviennent si intenses qu'il est obligé de suspendre son service : le repos l'améliore en peu de temps.

Quelle est donc la nature de cette affection singulière où l'élément douleur est le seul symptôme appréciable et ne se manifeste spécialement que lors d'une station verticale trop continue ? M. Desprès croit pouvoir la rapporter (mais ce n'est là qu'une appréciation purement hypothétique) à une *contusion chronique profonde du talon par compression,* variété de contusion sur laquelle Velpeau a appelé l'attention dans sa thèse de concours, mais dont les lésions dans le cas en question ne sont pas aussi apparentes que dans les autres formes.

Cette contusion ne siége ni dans la peau dont l'intégrité est parfaite, ni sur le périoste, car alors il y aurait périostose, et, par suite, gonflement appréciable : *Elle porte exclusivement sur le coussinet graisseux* situé au-dessous du derme. Ce tissu adipeux ne ressemble pas à celui des autres régions, car, il est beaucoup plus dur, se tasse et subit une lésion moléculaire, point de départ de tous les désordres.

Une cause prédisposante de ce mal est l'amincissement du talon et la sudation abondante des extrémités, peut-être aussi les inégalités raboteuses du sol sur lequel le pied repose. Un dernier phénomène, important à mentionner, est que cette affection ne se montre à la fois que sur un seul pied comme d'autres maladies telles que le valgus, par exemple : pour quelle raison ? parce que si l'on reste longtemps debout, on se penche alternativement sur l'une ou sur l'autre jambe et que par habitude il en est une qui travaille plus ou supporte le poids du corps plus souvent que sa congénère : en un mot, il serait très-possible que l'on fût *droitier* ou *gaucher* des jambes absolument comme on l'est des mains : c'est là une explication dont nous laissons, bien entendu, l'entière responsabilité à ce chirurgien, car elle ne nous semble pas surabondamment prouvée ; elle n'est encore qu'à l'état d'hypothèse.

Quoi qu'il en soit, c'est par le repos que s'améliore ou se guérit cette affection. De plus, pour permettre aux malades de reprendre leurs occupations, il faut s'efforcer, suivant M. Desprès, de diminuer la compression de la couche cellulo-adipeuse du talon. Pour arriver à ce résultat, ce chirurgien fait porter une *semelle de paille* à laquelle se trouve superposée une autre *semelle en caoutchouc.* C'est donc à un *talon artificiel* qu'il a recours pour combattre la compression, cause de ces accidents.

## 2° Affections de la mamelle et du cou.

*a.* AMPUTATION DU SEIN. — *Pansement à plat, pas de réunion par première intention.* — M. Desprès insiste avec beaucoup de raison, dans le diagnostic des tumeurs de la mamelle, sur la rétraction même peu prononcée du mamelon et sur la nécessité qu'il y a, pour éviter la récidive autant que possible, à enlever la totalité de la glande avec toute son enveloppe cellulo-graisseuse, même lorsqu'une portion seulement semble envahie.

Il choisit l'instrument tranchant parce qu'il ne croit pas que l'emploi des caustiques (cautérisation en flèches) expose moins que le bistouri à l'érysipèle et aux autres complications. Le bistouri est du reste moins douloureux que la cautérisation. Si la tumeur est d'un volume considérable, il rejette absolument l'usage des caustiques.

M. Desprès chloroformise à peine la malade ; et, la faisant reposer sur le côté opposé à la lésion, il enlève toute la mamelle en la circonscrivant par deux incisions elliptiques, et en commençant par l'inférieure pour ne pas être gêné par le sang lorsqu'il pratique la supérieure.

Pas de réunion par première intention. Pansement à plat constitué par un large gâteau de *charpie imbibée d'alcool* camphré appliqué sur un linge cératé. Il termine par une légère compression avec des compresses et un bandage de corps. C'est surtout, en pareil cas, qu'il n'a pas recours au pansement ouaté. Pansement rare. On n'enlève le premier que lorsque la suppuration s'est établie et détache la charpie au dessous de laquelle on trouve une plaie à surface granuleuse vermeille, ne présentant pas de mauvaise odeur. Cautérisation avec le crayon de nitrate d'argent.

*b.* ABCÈS GANGLIONNAIRE DU COU. — *Drainage.* — A moins d'indications spéciales il ne se presse pas d'ouvrir et lorsque la collection purulente est entièrement formée, c'est à la méthode du *drainage* qu'il donne la préférence. L'abcès se vide aisément, peut-être même la matière en caoutchouc dont se compose le drain agit-elle comme agent modificateur de l'intérieur de la poche, et lorsque la guérison est complète, c'est à peine si les deux orifices par où passait le tube laissent une cicatrice appréciable.

c. TRACHÉOTOMIE. — *Emploi du bistouri et du doigt.* — Ni la trachéotomie pratiquée avec le bistouri rougi au feu (de Saint-Germain), ni celle faite en un seul temps (Chassaignac, Maisonneuve), ni celle où on se sert du galvano-cautère, n'est employée par ce chirurgien.

Rien ne vaut, selon lui, le *procédé classique* connu depuis longtemps et bien réglé par Trousseau et Guersent : il n'y a pas lieu, même chez l'adulte, d'avoir à redouter l'hémorrhagie. Les pinces, dites hémostatiques, qu'on laisse appliquées sur le vaisseau pendant un temps plus ou moins long, suffisent à arrêter l'écoulement. Quant à l'ouverture de la trachée, elle doit être faite, de toute nécessité, avec l'instrument tranchant et agrandie, s'il est besoin, avec un bistouri boutonné. M. Desprès ne se sert généralement pour l'introduction de la canule ni de dilatateur, ni des embouts perforés, soit celui de M. le Dr Henriette de Bruxelles, soit celui qui vient d'être construit tout récemment par M. Mathieu, sur les indications de M. Péan et dont nous donnons la figure ci-jointe.

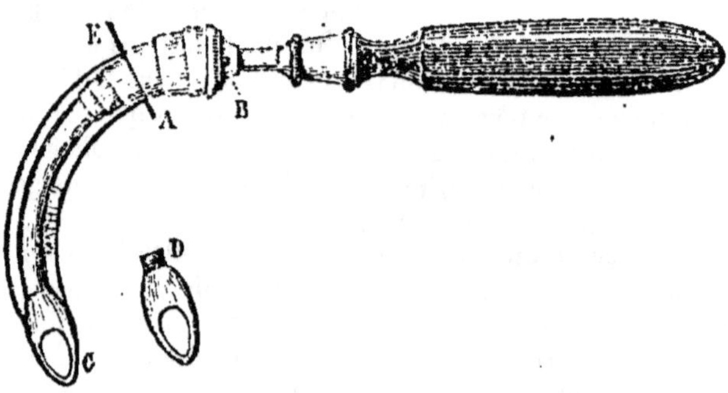


Cet instrument aurait pour but d'éviter, après l'ouverture de la trachée, la suffocation que détermine l'introduction de la canule AEC. C'est un embout creux dans toute sa longueur et qui permet, par conséquent, au malade de respirer librement pendant le dernier temps de l'opération.

Il est constitué par une tige tubulée courbe, montée par une extrémité sur un manche gradué à sa base par des échelons correspondants aux divers calibres de canules : son autre extrémité libre D est aplatie, conique et amincie, afin de pouvoir pénétrer sans difficulté par l'ouverture trachéale : cette tige est aussi fenêtrée que possible pour permettre le passage de l'air et des ouvertures B sont ménagées près du manche.

M. Desprès après avoir ponctionné la trachée l'incise, et complétant l'ouverture par l'introduction de la pulpe du doigt, il introduit la canule dans l'orifice trachéal comme dans la boutonnière d'un habit. Il ne considère pas la trachéotomie, même chez l'adulte, comme une opération extrêmement grave par elle-même : 4 fois il l'a pratiquée (chez l'adulte), et il n'a jamais obtenu aucun accident : ceux de ses opérés qui ont succombé sont morts de la maladie pour laquelle on avait dû pratiquer l'opération et non de l'opération elle-même ou de ses suites.

## 4° Kystes.

a. KYSTE HYDATIQUE DU FOIE. — *Cautère et ponction.* — Comme traitement curatif de ces sortes de tumeurs liquides, il ne s'adresse pas à la méthode aspiratrice : du reste, les ponctions simples et les ponctions capillaires aspiratrices ont déterminé parfois des accidents fort sérieux.

Le *procédé ancien de Récamier* (ouverture de la poche par des applications successives de caustique qui provoquent des adhérences péritonéales) a donné de bons résultats en faisant suppurer l'intérieur du kyste.

J'ai vu mon père en 1858, à l'hôpital des Enfants, employer avec un résultat fort satisfaisant cette méthode chez une jeune fille de 15 ans : vers la même époque il a même fait un rapport favorable à la Société médicale d'émulation, sur un travail de M. Leudet (de Rouen), ayant trait à ce procédé opératoire.

*La ponction* avec un trocart, de fort calibre suivie de l'introduction d'une *grosse sonde molle* qui permet de faire des injections iodées, a donné également des succès, soit en faisant suppurer, soit en produisant l'atrophie de la masse.

Ce ne sont pas, cependant, les moyens que choisit M. Desprès : il préfère employer la cautérisation combinée avec l'ouverture du kyste. Il commence par appliquer avec la pâte de Vienne un cautère sur la partie la plus inférieure de la tumeur ; après la chute de l'eschare et la cicatrisation de la plaie, il fait une nouvelle application du même caustique sur le point le plus saillant de la masse et entretient ce dernier cautère par des applications successives pour obtenir l'adhérence de la paroi abdominale avec le kyste. Lorsqu'il voit l'affection faire des progrès rapides et le malade présenter des phénomènes de dyspnée, il n'attend plus, car la rupture du kyste pourrait s'effectuer par suite d'inflammation et de tension exagérée, comme on en a observé plusieurs cas. Il choisit ce moment pour ponctionner la poche avec un trocart de moyen calibre introduit au centre du cautère qui représente la partie la plus mince. Il retire la canule aussitôt que le liquide est évacué et applique un cataplasme. L'ouverture faite à l'eschare par le trocart, permet au liquide de s'échapper pendant les jours qui suivent, toutefois il ne se produit aucune suppuration et la terminaison a lieu par atrophie. Il peut se faire cependant que le kyste se remplisse de nouveau et exige une seconde et même une troisième ponction, toujours au niveau de l'eschare qu'on aura eu le soin d'entretenir.

*b.* KYSTE OVARIQUE. — *Ponction et canule à demeure.* — Dans la séance du 4 juin 1873 M. Desprès a présenté à la Société de chirurgie, une femme qu'il avait complétement guérie d'un kyste uniloculaire de l'ovaire par *ponction* et la *canule à demeure.* Il croit qu'au lieu d'avoir recours à l'ovariotomie, pour cette espèce de kyste, comme la généralité des chirurgiens le font depuis une dizaine d'années, il y aurait peut-être moins de danger et plus de succès à espérer de cette méthode opératoire. Dans ce cas, il pratique des injections iodées et même la cautérisation des végétations situées dans l'intérieur de la poche.

*c.* KYSTE HORDÉIFORME DU POIGNET. — *Teinture d'iode. — Compression. — S'abstenir de toute opération prématurée.* — M. Desprès repousse complétement toute tentative opératoire prématurée sur les kystes hordéiformes du poignet et de la main : tant que l'ouverture spontanée de ces kystes n'est pas imminente, il se borne à faire un traitement palliatif (application de teinture d'iode par exemple et surtout compression ouatée qui longtemps continuée, et surtout répétée, peut amener une diminution notable dans la masse) : si au contraire la tumeur s'enflamme, il prévient son ouverture spontanée en ponctionnant, vidant la poche et faisant des lavages. C'est là une sage pratique, mais nous ne pensons pas cependant que toute ouverture de ces tumeurs, produite par le chirurgien, détermine inévitablement la suppuration et des complications graves du côté des tendons : M. Alph. Guérin n'hésite pas, dans certains cas, à ouvrir ces cavités et emploie le pansement ouaté qui lui a donné des guérisons sans la moindre roideur. M. Boinet a obtenu également des succès à la suite d'injection iodée et nous avons vu notamment, à l'hôpital Lariboisière, M. Tillaux guérir complétement une jeune fille, sans aucune adhérence des tendons, par une ponction faite avec le trocart et suivie d'injection iodée. Opérer dans tous les cas est évidemment un abus, rejeter d'un autre côté l'intervention chirurgicale dans certains autres, nous semble aussi une pratique un peu trop exclusive.

---

## HOPITAL DE LA PITIÉ.

Service de M. le professeur VERNEUIL.

### 1° Affections osseuses articulaires, et péri-articulaires.

*a.* ÉPANCHEMENT SANGUIN DANS LA BOURSE PRÉ-ROTULIENNE. — *Repos, applications résolutives.* — Nous avons entendu bien des fois M. Verneuil insister avec raison sur le danger qu'il y a à ouvrir les *poches sanguines* récentes qui ne sont pas arrivées à la période de suppuration.

Chez un homme entré dans le service et qui était tombé sur le genou, un épanchement sanguin se produisit dans la bourse pré-rotulienne et cela en quelques heures à peine. Inquiet de cette tuméfaction qui pourtant n'était accompagnée d'aucune douleur, le malade se fit lui-même avec la pointe d'un canif et au centre de la bosse une piqûre qui donna issue à un peu de sang, puis n'en continua pas moins à se livrer à son travail. Le lendemain, la douleur et le gonflement du genou le forçaient d'entrer à l'hôpital, une rougeur érythémateuse et angioleucitique se prolongeait sur la cuisse et la jambe avec œdème de tout le membre inférieur. Dans ce cas (et c'est la thérapeutique habituelle de ce professeur en pareille circonstance), le repos et les applications résolutives suffirent au bout de quelques jours à conjurer cette menace de phlegmon diffus.

*b.* PLAIE DU GENOU (PÉNÉTRANTE). — *Pansement ouaté. — En surveiller attentivement les effets.* — M. Verneuil est partisan, dans ce cas, de tenter la conservation, si les délabrements ne sont pas considérables, et d'appliquer *l'appareil ouaté* mais il est nécessaire, indispensable, dès que le pansement est fait, de surveiller avec une attention minutieuse s'il ne survient aucun accident : si l'on voit apparaître un engorgement ganglionnaire au niveau de l'aine; si le pouls s'élève un peu ainsi que la température, il faut enlever immédiatement cet appareil pour combattre les accidents inflammatoires dont le membre peut devenir le siége : car on n'est pas en droit de mettre l'apparition de ces symptômes sur le compte d'une fièvre traumatique précoce.

*c.* ÉCRASEMENT DE LA MAIN. — *Expectation. — Irrigation continue.* — Fidèle à ce principe, qui est entré maintenant dans le domaine de la thérapeutique chirurgicale raisonnée, à savoir, que le praticien ne doit ni amputer les phalanges écrasées, ni régulariser ces plaies, M. Verneuil emploie *l'expectation* et *l'irrigation continue.*

C'est à Velpeau, mais surtout à Denonvilliers que l'on doit d'avoir établi comme précepte, en pareil cas, de ne pas recourir à la chirurgie active employée par les Boyer, les Roux, les Lisfranc qui, sous prétexte de restaurer des plaies dont l'aspect n'est guère flatteur, il est vrai, substituaient des amputations faisant courir aux malades des dangers beaucoup plus sérieux que la lésion elle-même.

C'est là un fait acquis maintenant à la science, et tout chirurgien consciencieux ne doit plus s'écarter de cette règle de conduite : car, comme le dit très-judicieusement M. le Dr Bouglé dans les considérations intéressantes qu'il a émises sur les écrasements des doigts et des orteils (thèse inaug. 1863), le reproche le plus grave qui puisse être adressé à la chirurgie active, en pareil cas, est de retrancher des portions de doigts qui, une fois conservées, rendont encore de grands services aux ouvriers qui sont souvent victimes de ces blessures.

Nous observons en ce moment dans le service de M. B. Anger, que nous remplaçons à l'hôpital St-Antoine, deux malades ayant eu des écrasements de la main, qui ont singulièrement bénéficié de cette thérapeutique conservatrice, car ils possèdent, après guérison, une pince didactyle, de cause traumatique, qui leur rendra pour leurs besoins journaliers des services incontestables.

S'il y a eu plaie à la face dorsale, et, afin de perfectionner le plus possible cette pince naturelle et d'empêcher un ou plusieurs doigts de rester raides, ce qui ne manque pas d'arriver par suite de la rétraction cicatricielle ayant lieu au niveau du dos de la main, M. Verneuil a parfois recours à la chirurgie restauratrice : voici comment il agit : il prend tout ce qu'il peut trouver de peau sur les bords des métacarpiens et sur les phalanges, et transplante ce lambeau sur la plaie de la face dorsale de la main ; il évite ainsi la raideur des doigts qui, légèrement attirés du côté de la face palmaire par la cicatrice produite par le chirurgien, répondent alors plus facilement à l'opposition du pouce.

Nous avons eu l'occasion de voir dans le service de ce chirurgien un malade dont la troisième phalange de l'annulaire et du médius avait été écrasée; la guérison, obtenue également par l'expectation et l'irrigation continue, était complète : mais, dans ce cas, un fait d'observation assez curieux, était, que chacune des cicatrices de l'extrémité digitale présentait un corps dur, une *substance cornée* qu'on aurait pu, par une analogie un peu complaisante, comparer à un ongle de nouvelle formation développé malgré l'absence totale de matrice et par le travail même de cicatrisation, fournissant une portion épidermique plus épaisse que dans les autres endroits. Cette production ne rappelait, du reste, en rien, l'aspect ni la configuration de l'ongle naturel.

*d.* MAL DE POTT. — *Corset. — Traitement général.* — Des modifications thérapeutiques importantes tant au point de vue local que général ont permis, dans ces dernières années, d'obtenir chez les enfants et chez les jeunes personnes des guérisons radicales.

Le principe de thérapeutique qui régit toutes les autres affections articulaires, à savoir, l'*immobilisation*, est applicable à la colonne vertébrale tout aussi bien qu'au genou, à la hanche, etc.; aussi voit-on les orthopédistes arriver à de bons résultats (amélioration ou guérison) même dans les conditions les plus funestes et en apparence les plus défavorables.

Divers praticiens, M. Bergeron entre autres, condamne au repos le plus absolu: M. Verneuil pense que cette manière d'agir est nuisible, car cette affection coïncide généralement avec la diathèse scrofuleuse, or chez les scrofuleux l'exercice est un point essentiel.

Le mieux est d'immobiliser le rachis par un *corset* ou plutôt une *cuirasse* de cuir de 7 millimètres d'épaisseur qui est fabriquée sur un moule que l'on a pris exactement sur l'enfant. Cette cuirasse est composée de deux pièces principales dont la postérieure va de la nuque au bord supérieur du sacrum et dont l'antérieure mesure la distance comprise entre la fourchette sternale et la symphyse pubienne : ces deux plaques sont rattachées l'une à l'autre, comme dans la cuirasse des cuirassiers, par des *lacets* et sont rendues légères, autant que faire se peut, par l'*évidement* : leurs bords sont garnis par des renforts en acier.

Cet appareil constitue un progrès énorme, mais il a le grave inconvénient d'être coûteux; aussi pourrait-on lui substituer l'appareil lacé silicaté de M. Després dont nous avons parlé dans un de nos Répertoires de la 1re série. De plus, il empêche bien la flexion brusque, mais il ne lutte pas d'une façon bien efficace contre l'affaissement des corps vertébraux.

Enfin M. Verneuil applique dans toute sa rigueur le traitement anti-scrofuleux qui est *pharmaceutique*, *hygiénique* et comprend également le *régime*.

1° *Grand air.* L'habitation à Paris est insuffisante sinon funeste. *Stations maritimes* pendant plusieurs années consécutives.

2° *Huile de foie de morue*, remplacée, si elle n'est pas supportée, par le vin de Colliours ou de Bagnols, si chargé de tannin; ou bien par 1 litre de vin additionné de 25 gr. de teinture d'iode, une cuillerée matin et soir — Sirop de raifort iodé — sirop iodure de fer. — Il considère le phosphate de chaux comme une médication de premier ordre dans l'enfance chétive des scrofuleux dont il semble favoriser le développement : *phosphate de chaux tribasique*, 2 gr. par jour, poudre inerte que l'on fait prendre dans la soupe au lait.

3° *Aliments reconstituants.* Il prescrit

également pour les enfants scrofuleux, mais nous lui laissons l'entière responsabilité de cette opinion, une cuillerée à dessert de *rhum* ou *d'eau-de-vie.*

c. COXALGIE. — *Appareil inamovible.* — *Maillot, attelles en fer, bandes dextrinées.* — Dans la construction de l'appareil qu'il applique à cette affection articulaire, ce chirurgien n'apporte aucun principe nouveau : immobilisation, après avoir corrigé les attitudes vicieuses, tels sont les deux points sur lesquels il repose. Au dire de M. Verneuil lui-même (Th. Philipeaux, *coxalgie*), ce bandage diffère à peine de celui de Bonnet : il ne s'en distingue que par quelques amélioration qui le rendent plus solide, plus facile à supporter, un peu plus élégant et surtout beaucoup plus durable. Il regarde comme un grand avantage de pouvoir garder en place, pendant plusieurs mois, une demi-année et même une année entière un bandage qui remplit bien les conditions. Voici les pièces dont il se compose :

1° Maillot garni d'ouate;
2° Attelles en fil de fer;
3° Bandes sèches et dextrinées.

*Maillot.* — Pièce essentielle : caleçon de tricot en coton absolument collant, comme celui des acrobates et fermé par tout : il descend jusqu'à la cheville et remonte sur la poitrine jusqu'aux mamelons : il n'enveloppe pas le pied mais il maintient le genou immobile, c'est là un point capital. Ce maillot est garni extérieurement par une épaisse couche d'ouate fixée par des points de fil comme une douillette ouatée et qui, séparée du corps par le maillot, n'irrite pas la peau, ne se pénètre pas de sueur et ne se salit pas si vite.

*Attelles.* — Servent de soutien aux bandes solidifiables, de squelette intérieur, en fournissant une solidité et une résistance très-grande sans augmenter beaucoup le poids : Ces attelles sont en *fil de fer*, leur longueur et leur largeur sont proportionnées à l'âge du sujet : attelle externe courbée légèrement au niveau du grand trochanter et dont l'extrémité supérieure est fixée à une 2e attelle de même nature disposée en cercle; on peut leur substituer l'attelle en T dont la branche verticale descend le long du membre et dont l'horizontale se courbe facilement pour se mouler sur le tronc. Une 3e attelle soit antérieure, soit postérieure, est attachée supérieurement à l'attelle horizontale en ceinture.

Enfin on applique les *bandes sèches*, puis les *bandes dextrinées.*

## 2° Affections du système nerveux.

a. PARALYSIE TRAUMATIQUE DU NERF RADIAL. — *Veiller, autant que possible, à la conservation de l'intégrité de l'élément musculaire.* — Dans le cas où une paralysie traumatique de ce nerf, avec conservation de la sensibilité cependant, a donné lieu, au bout d'un certain temps, à une absence totale de contraction musculaire par l'application des électrodes, le chirurgien ne doit pas se décourager et ne se lasser de l'emploi de l'électricité qu'au bout d'un laps de temps considérable : d'autre part, se fondant sur ce que l'insensibilité est intacte et que le radial est mixte, ne peut-on espérer, admettre à la rigueur, qu'un nerf dont les fibres motrices ont perdu toute action, mais dont les fibres sensibles fonctionnent encore très-bien, n'a pas été détruit en totalité et reprendra tôt ou tard son rôle de conducteur du principe du mouvement?

A cette hypothèse, M. Verneuil répond, oui ; mais seulement quand on a affaire à un nerf du volume du sciatique : dans certains cas de lésion de ce tronc nerveux, dit-il, bien que les muscles correspondants des membres inférieurs soient paralysés, si le pied a conservé sa sensibilité on est en droit de dire que la section du nerf n'a pas été complète.

Mais quand il s'agit de l'avant-bras, il en est tout autrement : M. Paulet (*Un. méd.*, mars 1868) dans un mémoire présenté à la Société de chirurgie, intitulée : *Etudes sur les suites immédiates ou éloignées des lésions traumatiques des nerfs* et MM. Arloing et L. Tripier par leurs expériences sur le chien et le chat : (*Recherches sur la sensibilité des téguments et des nerfs de la main, — Arch. de physiologie*, 1869), ont démontré d'une manière péremptoire que les nerfs du membre supérieur peuvent se suppléer réciproquement et que la conservation de la sensibilité des points où se distribuent les filets du radial, par exemple, n'implique pas nécessairement *l'intégrité*, du moins partielle, du tronc nerveux lui-même.

Nous osons même aller, dans cette assertion, plus loin que le professeur de la Pitié, en disant qu'à la suite d'une lésion du nerf sciatique lui-même, la persistance de la sensibilité du membre inférieur n'est pas un signe suffisant pour laisser supposer toujours une section incomplète du tronc nerveux. Liégeois (*Soc. chirur.* 1869, p. 108), en effet, sur un chien auquel il avait coupé le nerf sciatique très-haut, et auquel la sensibilité s'était rétablie d'une façon parfaite, constata encore au bout d'un mois, à l'autopsie, un *écartement* de 5 à 6 *centimètres* entre les deux bouts du nerf.

Dans l'attente bien problématique d'une régénération nerveuse, le chirurgien ne doit pas, toutefois, se borner à un rôle passif. Une indication importante se présente à lui, à savoir : *Veiller à la conservation de l'intégrité de l'élément musculaire*, or, il remplira ce but à l'aide des deux moyens suivants :

1° Par une *attitude* convenable du membre empêchant les muscles extenseurs et supinateurs d'être sans cesse fatigués et tiraillés par la prédominance d'action des fléchisseurs et des pronateurs. La position doit avoir ici un rôle important, car on sait, par exemple, que si un muscle sain et animé par un nerf sain, est soumis à une distension prolongée, il s'altère et cesse de jouir de ses fonctions.

2° Par l'*excitation* et la *contraction musculaire artificielle* à l'aide de la faradisation. Nous savons, en effet, combien un muscle privé d'excitation depuis longtemps est sujet à l'atrophie, même s'il est en communication avec ses nerfs, et, d'autre part, l'expérience nous apprend en physiologie qu'un muscle, séparé de son nerf moteur, peut conserver sa contractilité très-longtemps et même indéfiniment, si on prend soin, à l'aide d'une pile électrique, de ne pas le laisser manquer d'une excitation fréquemment répétée.

*b*. TÉTANOS TRAUMATIQUE. — *Emploi du chloral* (*hydrate de*) *à l'intérieur*. — Les faits de tétanos guéris par l'administration du chloral sont aujourd'hui assez nombreux. D'autre part, on sait par expérience que le tétanos à forme chronique est surtout celui qui, spontanément ou par l'emploi de préparations pharmaceutiques si diverses, a donné des résultats favorables : aussi, des chirurgiens se fondent-ils sur cette dernière considération pour affirmer que tous les cas de tétanos guéris par le chloral, se seraient très-probablement terminés heureusement, si on n'avait pas fait usage de ce médicament.

C'est là un argument que M. Verneuil repousse avec raison de toutes ses forces, et il conseille le plus tôt possible l'emploi du chloral à l'intérieur, surtout par la bouche, car administré par la voie rectale, il est légèrement irritant et peut-être caustique : s'il arrive en ce cas, à formuler de bonne heure le diagnostic, il prescrit le chloral immédiatement (de 2 à 6 grammes par jour), persuadé qu'il peut modifier la marche de la maladie, et métamorphoser, d'une façon active, la forme aiguë en forme chronique. C'est une sage pratique sur laquelle nous ne saurions trop insister.

Sans affirmer que le tétanos à forme sur-aiguë soit incurable, sans nous préoccuper si la forme chronique est la seule qui soit susceptible de guérir, et s'il est vrai que cette grave affection guérisse toute seule, nous croyons qu'il est du devoir de tout chirurgien consciencieux, d'agir dès le début de la névrose, et qu'on serait coupable de ne rien tenter contre elle, sous prétexte que le tétanos assumera la forme chronique et guérira sans intervention.

Peu nous importe au point de vue de thérapeutique, le diagnostic de la marche de l'affection : il faut la traiter le plus près possible du commencement des accidents, dès qu'on voit apparaître certains phénomènes précurseurs, tels que fémissements et contractions passagères du mollet; or, à ce point de vue, nous devons reconnaître que le choral (injection stomacale) a rendu de grands services. Comme il a réussi, dans une série de faits nombreux, sans causer lui-même d'accident, nous sommes par cela même autorisé à l'essayer comme un des moyens les plus efficaces à calmer les spasmes, sans le regarder toutefois comme le médicament spécifique du tétanos, car quelle que soit la dose à laquelle il ait été administré (de 8 à 30 grammes par jour), il se comporte comme tous les agents anesthésiques, c'est-à-dire, qu'il n'agit pas sur la contracture de tous les muscles et surtout sur celle des muscles de l'appareil respiratoire (dépendance du bulbe) qui arrivant à la période ultime du tétanos, détermine l'asphyxie chez le malade.

C'est presque toujours à des doses élevées, quelquefois fort considérables, que ce médicament a été administré. Ainsi dans *The Lancet*, 4 avril 1874, nous voyons que le Dr Corillos, de Patras, en Grèce, a publié un cas de cette nature dans *The Allgem. Weiner med. Zeit.* et en relate encore deux cas semblables, l'un dû à sa pratique personnelle, et l'autre qui a été traité par le Dr Basilin.

Ce dernier exemple est relatif à une femme de 40 ans qui s'était fait une blessure au doigt avec une écharde qu'elle avait extraite elle-même. Ce fut près d'un mois après l'accident que survint le tétanos; en 24 heures elle n'avait pas eu moins de 10 accès complets. Le 16e jour, après la première attaque, la malade retira de la blessure un petit fragment de l'écharde du volume d'un pois qui avait été oublié; l'usage des narcotiques ayant échoué, on administra le chloral avec un plein succès. Le malade en prit 105 gr. en 20 jours.

Dans l'exemple du Dr Corillos, un homme d'une quarantaine d'années avait été blessé à la tempe gauche par l'extrémité pointue d'un roseau : le tétanos survint, et encore ici une portion du corps étranger ne fut enlevée que 12 jours après l'accident. On le mit d'abord à la dose de 15 grains (0,75 centigrammes) de chloral, ce qui amena déjà une amélioration sensible. Mais le tétanos revenant avec une nouvelle force, on éleva la dose jusqu'à 120 grammes (6 gr. par jour). Le malade recouvra entièrement la santé. Il avait pris en 30 jours 6 onces (180 gr.) de chloral.

Un jeune paysan (*Diction. ann.* 1873) qui guérit au bout d'un mois, en consomma 240 gr. sans le moindre accident.

Depuis longtemps M. Verneuil insiste sur ce fait que le trismus, qui est généralement considéré comme étant le phénomène initial du tétanos est, dans bon nombre de faits, précédé par un groupe de symptômes qui doivent mettre le chirurgien en éveil. Dans un rapport sur les mémoires de MM. Bourdy (du Mans) et Blain (d'Épernay) relatifs à quelques cas de tétanos traités par le chloral associé à la morphine (Soc. chir. 1875), M. Verneuil a dit qu'appelé plusieurs fois, pendant le siége de Paris, auprès de tétaniques qu'on lui disait atteints depuis quelques heures seulement, il a pu constater, par un interrogatoire attentif, que déjà la veille ou l'avant-veille le membre blessé avait été envahi par des douleurs fulgurantes et pris de secousses convulsives passagères ou de spasmes musculaires à marche centripète. C'est grâce à de semblables prodromes, qu'il y a tant d'intérêt à savoir bien interpréter, qu'on peut par l'administration du chloral immédiatement mise en pratique, espérer conjurer ces accidents formidables. Tout récemment à la Société de chirurgie ce professeur a rappelé cinq cas de guérison qu'il avait obtenus de cette façon et il a communiqué en même temps deux observations rédigées par M. Richelot fils, (on les retrouve dans sa *thèse d'agrégation*, pathogénie, marche, terminaisons du tétanos 1875), et qui ont trait à deux cas de tétanos guéris, l'un au bout de 22 jours (6 gr. de chloral par jour), l'autre au bout d'un mois (10 gr. par jour) : de plus il a ajouté une troisième observation recueillie chez un malade de M. Lasègue (guérison en 36 heures, 12 gr. de chloral) qu'il a seulement intitulée : Convulsions tétaniformes. Ce chirurgien est très-réservé sur l'usage du choral en *injection intra-veineuse.*

### 3° Affections kystiques.

KYSTE HYDATIQUE DU FOIE. — *Ponction.* — *Sonde molle à demeure.* — *Désinfection permanente.* — M. Verneuil ne considère pas la ponction avec la seringue aspiratrice comme méthode curative.

Nous partageons entièrement cette opinion. Plusieurs chirurgiens pensent cependant que cette ponction peut suffire à la guérison radicale, parce qu'une fois que le liquide a été évacué, les hydatides meurent, se ratatinent et sont inoffensives; c'est là une assertion à laquelle nous ne saurions nous rallier complétement. Après la sortie du liquide, les hydatides mortes, il est vrai, constituent de véritables corps étrangers qui, s'ils ne suppurent pas eux-mêmes, peuvent irriter au moins la paroi et la faire suppurer. Nous en avons vu un exemple l'année dernière à Beaujon, et cela après une simple ponction capillaire dans un kyste de cette nature : il en existe d'autres faits dans la science.

Dans les diverses méthodes thérapeutiques applicables aux kystes hydatiques du foie, le premier danger qu'il y a à craindre est la chute dans la cavité péritonéale d'un liquide qui pourtant, examiné à l'œil nu et au point de vue chimique, est loin de laisser soupçonner autant de nocuité; si cet épanchement a lieu, une péritonite très-aiguë s'ensuit et la mort survient en quelques heures. Aussi a-t-on cherché, pour diminuer les chances de ce terrible accident, à créer des points de contact entre la poche et la paroi abdominale, c'est-à-dire à provoquer des adhérences entre le péritoine hépatique et la séreuse pariétale.

Les uns, comme Récamier, appliquent des caustiques successivement au point le plus culminant de la poche. M. Verneuil ne considère pas cette méthode comme *le plus souvent suivie de mort*, ainsi que le fait a été avancé avec un peu d'exagération, dans un des derniers numéros de la *Gazette des hôpitaux* : cependant ce n'est pas là son procédé de prédilection. Les autres, Bégin par exemple, après avoir incisé la paroi abdominale, employaient encore les caustiques appliqués jusqu'à ce qu'on fût arrivé au péritoine, puis ils laissaient la plaie s'enflammer et les adhérences s'établir entre les séreuses pariétale et viscérale. D'autres enfin, après l'incision abdominale espéraient une sorte de hernie du kyste qui, en se dénudant, venait se souder aux bords de la solution de continuité.

Ce ne sont pas encore ces deux méthodes que M. Verneuil met en usage, car elles comptent plus de revers que de succès.

Quelles sont donc les exigences du problème à résoudre dans le traitement des kystes du foie?

1° Il faut de toute nécessité que le kyste vienne déverser son produit à l'extérieur et non dans la cavité péritonéale.

2° Il faut favoriser l'issue au dehors non-seulement du liquide, mais encore des productions solides (hydatides) de la poche : il est donc indispensable d'avoir une ouverture assez grande et permanente.

3° Et surtout, comme élément fondamental de thérapeutique, il faut combattre ou prévenir la putréfaction des liquides renfermés dans la poche. Selon M. Verneuil, cette *désinfection* doit être en quelque sorte *permanente*, car à cause des échanges des gaz abdominaux, par endosmose, ces poches deviennent le siége d'une putridité incessante même sans pénétration de l'air extérieur. Comment répondre à chacune de ces exigences?

M. Verneuil commence par *ponctionner* la partie la plus proéminente du kyste à l'aide d'un gros trocart armé de sa canule, et séance tenante, il introduit par cette dernière une *grosse sonde* en gomme élastique molle et malléable (de la variété qu'on emploie pour le cathétérisme dans certaines affections prostatiques et vésicales). Bientôt des adhérences s'établissent entre le péritoine pariétal et la séreuse viscérale, et l'écoulement étant continu et permanent, il n'y a point de rétention dans l'intérieur de la poche d'où les hydatides pourront s'éliminer facilement. Dès les premiers jours, il procède à des injections (désinfections phéniquées et alcooliques), qu'il répète avec persévérance jusqu'à ce qu'il juge que les parois se sont assez ratatinées sur elles-mêmes, pour espérer une cicatrisation prochaine.

Nous lui avons vu tout récemment opérer à la Pitié une jeune femme qui est complétement guérie et chez laquelle une éruption d'urticaire s'était manifestée immédiatement après la ponction comme on l'a observé depuis, pour plusieurs malades ; une thèse récente a appelé l'attention sur ce épiphénomène.

## 4° Plaies et ulcères.

ULCÈRE REBELLE ET DOULOUREUX DU MOLLET. — *Résection du nerf sciatique.* — Nous savons bien, depuis les travaux de MM. Brown-Séquard, Charcot, etc., que les inflammations nerveuses, (traumatiques ou autres), peuvent déterminer certains troubles de nutrition des tissus, principalement de la peau (phlyctènes, ulcérations, zona traumatique, etc.); mais la suppression d'un tronc nerveux, dont les ramifications correspondent à une partie du corps atteinte d'*ulcérations rebelles*, a-t-elle une influence quelconque sur la cicatrisation de ces dernières? C'est là un point qui est bien loin d'être résolu et que M. Verneuil, toujours en quête des services que la physiologie peut rendre à la pathologie, a essayé devant nous, il y a deux ans, pour ainsi dire en désespoir de cause, sur une malade de son service de la Pitié.

Il s'agissait d'une jeune fille de vingt et quelques années qui portait depuis fort longtemps à la partie moyenne de la région interne du mollet gauche plusieurs *ulcérations* perforantes profondément taillées à pic, ayant résisté à toute thérapeutique locale et générale, et accompagnées de douleurs névralgiques intolérables. Les ulcères, à fond grisâtre, infundibuliformes, à suppuration fétide et ichoreuse n'aboutissaient pas cependant à une dénudation osseuse, et nous ne saurions en donner une meilleure idée qu'en disant qu'elles nous ont paru représenter une sorte de *mal perforant du mollet*, dénomination qu'elles pourraient revendiquer, non pas seulement en raison de leur configuration, mais aussi à cause de leur résistance opiniâtre à tout essai thérapeutique.

M. Verneuil pratiqua chez cette jeune fille l'amputation de la jambe gauche au lieu d'élection. Tout marcha bien pendant les premiers temps; mais, au moment où la cicatrisation paraissait devoir s'achever prochainement, une ulcération du même caractère que les précédentes prit domicile à l'extrémité du moignon et s'accompagna comme elles, de douleurs névralgiques extrêmement intenses.

Que faire, en présence de cette double récidive de l'ulcère et de souffrances si épouvantables? amputer la cuisse était aller un peu trop vite en besogne : aussi, dans la pensée que la suppression du nerf sciatique calmerait l'élément douloureux, et dans celle, beaucoup plus hypothétique, que l'opération aurait en même temps une heureuse influence sur la cicatrisation du dernier ulcère perforant, M. Verneuil se décida à faire dans une étendue de 2 centimètres environ, la résection des sciatiques poplités interne et externe, en ayant grand soin d'arrêter tout écoulement sanguin venant des vaisseaux artériels et veineux qui se trouvent accolés aux tissus nerveux.

Au lieu d'avoir recours à cette résection nerveuse, n'aurait-on pas été en droit d'essayer, dans ce cas, la *dénudation* et l'*extension du nerf*, comme cela a été fait avec succès par le professeur Patruban, de Vienne, en 1872, dans un exemple d'ischialgie, et avant lui par le professeur Nussbaum, sur les branches du plexus brachial, dont les tiraillements à l'aide de crochets mousses firent disparaître la douleur (*Revue des sciences médic. en France et à l'étranger* : 187?, n° 2, p. 690 et 992).

## 5° Affections de l'appareil digestif.

*a* ANTHRAX DES LÈVRES. — *Cautérisation au fer rouge.* — M. Verneuil regardant l'anthrax de la face (lèvres, nez, paupières) comme plus grave que celui qu'on observe dans les autres régions du corps, croit qu'il est dangereux, en pareil cas, de se borner à la temporisation. — Tantôt il incise le plus tôt possible, tantôt (et c'est le mode de traitement qu'il préconise surtout) il emploie les *cautérisations énergiques* avec le fer rouge. — Il n'attend pas le développement des accidents généraux, il agit immédiatement.

*b*. FISTULE ANALE. — *Ecrasement linéaire*. — Sans rejeter complétement l'usage de la *ligature élastique* pour les petites fistules à l'anus, il ne regarde pas ce mode de thérapeutique comme supérieur aux autres. — Dans deux cas où il l'a employé, la douleur a été extrêmement vive : dans l'un, la section a nécessité plus de trois jours, et dans le second plus de quatre; c'est donc là un moyen douloureux et qui, surtout chez les personnes nerveuses, impressionnables, peut être la cause d'accidents.

Il y a évidemment des cas dans lesquels la ligature élastique peut convenir, mais il y en a d'autres où elle est contre-indiquée et on ne doit pas la regarder comme méthode générale.

Dans la séance du 14 avril 1875, ce professeur a relaté à la Société de chirurgie un fait où il a failli perdre un malade auquel il avait passé un fil élastique à travers un trajet fistuleux du gros orteil. Tout alla bien d'abord, mais deux jours après, ayant serré un peu plus la ligature, le malade fut pris de frisson et de fièvre intense (40°) avec tous les signes d'une lymphangite, il ne guérit qu'après avoir couru les plus grands dangers pendant plusieurs jours.

Ce n'est donc que pour satisfaire à certaines indications spéciales qu'il emploie la *ligature élastique lente ;* il en est de même de la *section par pression continue et mortification* qui n'agit qu'avec beaucoup de lenteur et en déterminant des douleurs fort vives : cette dernière méthode préconisée par Gerdy n'est du reste applicable que lorsque le trajet fistuleux est assez large pour pouvoir permettre l'introduction du mors épais et dentelé de l'entérotome de Dupuytren qui détermine une mortification linéaire.

Un mode opératoire qu'il n'a pas non plus l'habitude d'employer et qui pourtant nous paraît indiqué dans bien des cas est le procédé du Dr J. Félix, de Gand, mentionné dans la *Revue de thérapeutique* (15 août 1875) qui consiste à introduire dans le trajet de la fistule un *fil de soie tordue* (soie anglaise) et d'attacher chacune des extrémités de ce fil à une menotte qui permet d'imprimer un mouvement rapide de scie et de traction au fil pour sectionner en quelques minutes toute l'épaisseur du pont fistuleux.

Le moyen dont il se sert de préférence est l'*écrasement linéaire* qui met à l'abri de toute hémorrhagie, termine l'opération en quelques minutes et donne une section avec toute la précision désirable. Voici comment il opère :

Il soumet généralement le malade à certaines préparations d'usage; ainsi l'avant-veille il donne un bain entier; la veille il prescrit un purgatif salin et le matin même du jour de l'opération, un lavement simple est administré. Si on ne peut constater l'orifice interne de la fistule, il crée de toutes pièces cet orifice en perforant la paroi rectale avec une sonde cannelée malléable dont le bec est légèrement recourbé. Il introduit alors par le trajet qui a été ainsi complété, un stylet aiguillé entraînant un fort cordonnet et la chaîne de l'écraseur. — Il fait parcourir environ au pas de vis de la chaîne, 3 tours à la minute tout au plus, c'est-à-dire qu'il agit par conséquent avec beaucoup de lenteur. — Pour une fistule remontant à 8 ou 12 centimètres, il faut donc compter de 8 à 10 minutes; généralement il n'applique pas de mèche et se contente d'un cataplasme tiède maintenu par un bandage en T.

Nous lui avons vu employer à Lariboisière dans le cas de fistules multiples, l'*incision simple*, avec le bistouri ou les ciseaux, suivie de cautérisation par le fer rouge : ce moyen a pour effet non-seulement d'arrêter l'hémorrhagie immédiate, qui est parfois considérable, mais de développer sur la solution de continuité une croûte protectrice empêchant l'absorption des matériaux septiques qui s'écoulent par la voie rectale.

*c*. IMPERFORATION COMPLÈTE DE L'ANUS. — *Entérotomie périnéale*. — *Résection du coccyx*.—Lorsque le cul-de-sac rectal n'est pas très-éloigné du plancher périnéal, l'opération ne présente en général aucune difficulté très-sérieuse. Il en est tout autrement quand la distance qui sépare les deux ampoules anale et rectale dépasse 2 ou 3 centimètres et s'il existe des adhérences plus ou moins intimes entre le rectum et la face postérieure de la vessie, ce qui rend la mobilisation de l'intestin très-difficile : aussi M. Verneuil, afin de pouvoir parfaire l'opération par le périnée, sans être obligé d'y renoncer, a-t-il préconisé *la résection du coccyx* par laquelle la voie est singulièrement agrandie, et qui permet d'aborder beaucoup plus aisément le rectum qu'il est assez facile de suturer à la peau sans exercer sur lui des tiraillements toujours funestes.

Selon M. Verneuil ce nouveau temps de l'opération n'ajouterait aucun surcroît de danger et doit être effectué dès qu'on éprouve quelque difficulté, soit à trouver l'ampoule, soit à la faire glisser vers la partie inférieure pour la mettre en contact avec la peau. — La manière de procéder est du reste d'une simplicité extrême : à l'aide de 4 coups de ciseaux on sectionne les tissus : 1° jusqu'à la pointe du coccyx; et, 2° et 3° de chaque côté de cet os encore cartilagineux; puis, on resèque l'os lui-même dans une étendue de 1 centimètre à 1 centimètre 1/2 à partir de sa pointe.

Dans un cas fort remarquable communiqué récemment à la Société de chirurgie (14 juillet 1875) et intitulé : (*Anus imperforé : communication du rectum avec la vessie, opération : méconium solide : mort : autopsie : vice de conformation de l'œsophage qui communique avec la trachée*), M. Polaillon s'étant trouvé, pendant l'opération de l'atrésie rectale, dans la nécessité de prolonger l'incision périnéale assez loin en arrière, préféra à la résection, c'est-à-dire à la perte de substance d'une partie du coccyx, l'incision longitudinale de cet os, avec des ciseaux.

Enfin chez un enfant de 4 jours, opéré à Cochin, et qui présentait une communication de l'intestin avec les organes urinaires, M. Desprès n'a ni réséqué le coccyx comme le veut M. Verneuil, ni sectionné sur la ligne médiane comme l'a fait M. Polaillon; il a pratiqué simplement une incision sur le bord de cet os, ce qui a agrandi d'une façon suffisante le champ opératoire parfois si restreint quand on n'a pas recours à l'un ou l'autre de ces moyens.

## 6° Affections du périnée et des organes génitaux.

(Femme.)

*a*. DÉCHIRURE DU PÉRINÉE. — *Avivement et sutures sans toucher à la muqueuse rectale.* — Lorsque la déchirure est incomplète, qu'elle est de date récente et n'a pas une étendue trop considérable, il ne pratique pas tout d'abord l'opération, il attend et se contente de maintenir au contact les lèvres de la plaie à l'aide de serres-fines : nous croyons, dans ce cas, que les grosses serres-fines à mors plats et larges recouverts d'amadou de Marc Duval peuvent trouver leur indication : c'est ainsi que nous les avons employées avec succès chez une dame dont la déchirure, suite d'accouchement, s'était arrêtée en avant de l'anus et était par conséquent incomplète : ces serres-fines, en effet, ne sont pas pourvues de dents, et n'agissant que par simple pression (fort énergique du reste) ne lacèrent pas les tissus et ne produisent pas d'eschares — nous ne savons pas pourquoi vraiment elles ne sont pas plus employées dans les hôpitaux pour la réunion des plaies ou dans le cas de forcipressure.

Dans le cas de *déchirure complète*, il faut recourir évidemment à une restauration, mais nous croyons qu'il faut se garder d'opérer trop tôt : plus on attend, moins la perte de substance à réparer est considérable et on doit laisser la nature diminuer la brèche autant que possible.

M. Verneuil est un de ceux qui ont apporté dans le traitement des déchirures périnéales des modifications du plus haut intérêt. — Appliquant à la périnéoraphie le même principe qui domine dans l'opération de la fistule vésico-vaginale par le procédé américain, il avive obliquement la cloison recto-vaginale *sans intéresser la muqueuse intestinale* toujours moins tolérante que la muqueuse du vagin : cette dernière est également avivée dans l'étendue d'un centimètre à un centimètre et demi environ ; il procède ensuite aux sutures métalliques :

1° Une suture entrecoupée pratiquée du côté du vagin en évitant de comprendre la muqueuse du rectum, a pour but de réunir les *bords de la cloison recto-vaginale*.

2° *Pour le périnée*, il emploie la suture enchevillée en comprenant une épaisseur de parties molles d'autant plus grande qu'on est plus rapproché de la vulve : c'est là une conduite qu'il suit même pour les plus larges déchirures et il se dispense des incisions libératrices de Dieffenbach (convexe en dehors et s'arrêtant à un centimètre en avant de l'anus) ou de Jobert (plus étendue, convexe en dehors, dépassant en arrière l'orifice anal) qui ne lui semblent pas avoir une influence bien marquée sur le succès de l'opération.

En 1873, dans la séance du 19 février de la Société de chirurgie, M. Letenneur, de Nantes, communiquait une observation où l'opérateur a suivi cette méthode avec succès et qui a pour titre : (*Déchirure complète du périnée et d'une grande partie de la cloison recto-vaginale. Opération ; guérison.*)

*b.* FISTULE VÉSICO-VAGINALE. — *Procédé américain.* — Le *nitrate d'argent*, l'*ammoniaque liquide* ou la *teinture de cantharides* n'ont guère été recommandés que pour les fistules de dimension très-petite et surtout après l'opération de la fistule vésico-vaginale, lorsqu'il reste un pertuis étroit.

Nous nous souvenons avoir vu pendant notre internat, notre maître Michon, en 1861, à l'hôpital de la Pitié, guérir, par l'application successive de tampons de charpie imbibée d'ammoniaque, une fistule vésico-vaginale assez large pour laisser pénétrer la pulpe du doigt : l'occlusion mit plus d'une année à s'effectuer, mais elle fut complète au bout de ce laps de temps.

Si M. Verneuil emploie l'ammoniaque et la cantharide, c'est uniquement dans les cas de très-petites fistules anciennes ou récentes, dont le trajet est pour ainsi dire *épidermé*.

Il fait également usage de la *teinture d'iode*, mais seulement après l'opération, dans le but de modifier le tissu inodulaire en voie de formation. Or, cette teinture stimule les bourgeons charnus et les vivifie même en modérant la suppuration sans l'arrêter toutefois complétement. Elle favorise, en un mot, dans les cas de retard de la cicatrisation, la réunion secondaire des bords de la fistule opérée.

Une fois l'opération décidée, afin de mettre les tissus dans l'état le plus favorable, il prescrit un bain quotidien pendant quelques jours et des injections d'eau de guimauve ; l'avant-veille on administre un purgatif salin et le matin même un lavement émollient.

C'est le procédé américain du Dr Bozeman qu'il préfère pour ce genre de fistule. Il n'adopte pas telle position à l'exclusion de toutes les autres ; il choisit successivement, et pendant le cours même de l'opération, celles qui sont en même temps moins fatigantes pour la malade et plus commodes pour le chirurgien (décubitus dorsal, décubitus en pronation, décubitus latéral de Marion Sims).

Dans un Mémoire publié en 1862, dans les *Arch. génér. de médecine*, ce professeur fait observer avec beaucoup de raison que dans le décubitus abdominal, les malades ne s'appuient bientôt plus sur les coudes, comme au début, mais bien sur la partie supéro-antérieure du thorax, puis sur la mâchoire inférieure qu'elles font reposer sur les mains juxtaposées, enfin sur la paroi antérieure de l'abdomen qui vient toucher soit le lit, soit la face antérieure du coussin. Il a remarqué, d'autre part, que lorsque les malades sont placées sur les genoux et les coudes, la fistule devient plus profonde et, par conséquent, moins accessible au chirurgien, parce que l'utérus, en tombant en avant, entraîne avec lui la paroi antérieure du vagin qui se trouve par cela même déplissée. — Spéculum de Sims ou de Bozeman.

Il procède à l'avivement en pratiquant sur la muqueuse vaginale *seule*, à l'aide de la pointe du bistouri, une incision superficielle circulaire, parallèle au bord de l'ouverture et distante de 1 centimètre environ de ce bord; puis avec le tenaculum et les ciseaux courbes, il excise la muqueuse dans une étendue de 10 à 12 millimètres, de façon à respecter dans cet avivement le petit liséré qui se trouve à la réunion des muqueuses vésicale et vaginale.

On fait donc ainsi un avivement horizontal et non perpendiculaire comme dans les autres procédés anciens; de plus, en conservant ce liséré, on n'expose pas la fistule (en supposant que l'opération échoue) à augmenter d'étendue. Enfin ce même liséré est un point de repère pour l'entrée et l'émergence du fil.

Les points de suture (fils de soie) varient en nombre suivant l'étendue de la solution de continuité, mais respectent toujours la paroi vésicale. Un intervalle de 5 millimètres environ est laissé entre deux sutures adjacentes et ces dernières sont successivement passées depuis la partie qui se trouve la plus rapprochée de la vulve jusqu'à la partie la plus haute. — Substitution des fils d'argent aux fils de soie. — Plaque de plomb où se trouve une série de trous en nombre double à celui des fils. — Fils passés par les trous: 2 chefs introduits dans un trou de bouton ou dans le *tube de Galli*, en plomb.

La femme rapportée à son lit doit rester sur le dos, les jambes et les cuisses fléchies et les jarrets reposant sur un coussin. Une sonde en S est maintenue en permanence dans la vessie; pendant quelques jours on provoque la constipation par l'administration de l'opium et on combat la soif par l'usage de la glace.

Tout récemment (31 mars 1875) M. Verneuil a signalé à la Société de chirurgie, à propos de fistules vésico-vaginales, la possibilité de la *déviation de l'urèthre simulant une oblitération de ce canal chez les femmes affectées de cette lésion*. Ainsi, une malade portant une fistule occupant le bas-fond de la vessie, se présente; lorsqu'on veut introduire la sonde, un obstacle est perçu à 3 centimètres du méat et il est impossible de la faire pénétrer malgré les efforts que l'on tente. Avant de ne rien tenter, M. Verneuil fit un dernier essai au moyen d'une petite bougie flexible et la vit, avec étonnement, pénétrer dans la vessie. Cette bougie avait subi une flexion *à angle droit*. Pour corriger cette déviation uréthrale, il suffit d'introduire une sonde de caoutchouc dont les extrémités ramenées au dehors, l'une par l'urèthre, l'autre par le vagin, étaient maintenues accolées.

## 7° Plaies.

HÉMOSTASE PAR LA FORCIPRESSURE. — M. Verneuil est un des chirurgiens qui ont attiré récemment l'attention sur les moyens capables d'arrêter provisoirement et même d'une façon définitive l'hémorrhagie dans certains cas difficiles et graves où il est impossible d'appliquer la ligature ou de faire la torsion, et cela, *par le séjour prolongé dans la plaie* d'une pince (à mors variant de forme) avec laquelle on saisit le vaisseau d'une façon médiate, c'est-à-dire en comprimant les tissus qui l'entourent. Il a donné à ce procédé le nom de *forcipressure* (forceps, pince, tenaille).

La forcipressure ou plutôt la *forcipression* qui agit absolument comme le feraient les doigts, est une méthode de nécessité dont on retrouve du reste l'indication dans les ouvrages anciens, que nous avons vu employer, depuis quelques années, par bien des chirurgiens, et, entre autres, par M. Péan, à l'hôpital Saint-Louis, et qui nous paraît, comme le dit M. Verneuil, bien digne d'être vulgarisée. Elle peut surtout rendre de grands services dans le cours de grandes opérations où il faut agir rapidement et où l'application de plusieurs pinces hémostatiques est évidemment plus rapide et aussi sûr que l'emploi de la ligature; elle permet d'achever l'opération sans être arrêté à chaque instant par l'obligation où l'on est d'apposer un fil à ligature sur le vaisseau. Enfin lors des hémorrhagies qui ont lieu dans la profondeur des cavités (bouche, vagin) et où il est si difficile d'apposer une ligature, elle peut rendre de grands services.

Nous ne saurions mieux faire, du reste, qu'en rapportant textuellement les *conclusions* posées par M. Verneuil dans la séance du 19 mai 1875 de la Société de chirurgie.

« 1° La forcipressure appliquée sur de gros vaisseaux ; aux lieu et place de la ligature, a été introduite dans la pratique en 1790, par Desault, elle est donc d'origine essentiellement française.

» 2° Depuis elle a été étudiée, surtout théoriquement, en France, par Percy, Duret, etc., et pratiquée souvent en Italie, par Assolini et ses contemporains. Condamnée injustement et sans motif sérieux, elle a disparu longtemps pour renaître dans ces dernières années, en Angleterre d'abord, puis en France, où elle sera sans doute plus équitablement jugée.

» 3° Elle constitue l'un des deux modes, et, à notre avis, le meilleur de la méthode désignée sous le nom d'aplatissement des artères.

» 4° Pratiquée sur les plus gros vaisseaux, et dans les cas cliniques les plus variés et les plus graves, elle a donné d'assez bons résultats pour être placée parmi les meilleurs moyens d'hémostase définitive. Sur 26 cas, en effet, on relève seulement trois accidents légers, sans insuccès; dans un cas seulement il y eut hémorrhagie secondaire.

» 5° Elle paraît convenir surtout en cas d'anévrysme et d'hémorrhagies consécutives.

» 6° Comme innocuité et efficacité, elle vaut certainement la ligature, si elle ne lui est pas supérieure. Son application est fort aisée, et sa suppression surtout, très-facile. A ce dernier point de vue, elle remplace avec avantage tous les essais de ligature temporaire et amovible.

» 7° On a beaucoup exagéré la gêne qu'elle cause aux patients et les obstacles qu'elle apporte à l'opération. Ces inconvénients d'ailleurs peuvent être passagers, car au bout de 24 ou de 48 heures, en moyenne, l'oblitération vasculaire paraît assurée. Plus d'une fois, du reste, les pinces ont été laissées en place jusqu'à chute spontanée, sans déterminer d'accidents notables.

» 8° Les très-nombreux instruments employés peuvent se réduire à deux : 1° les pinces à mors lisses, à action graduelle par l'aplatissement vrai et simple des artères; 2° les pinces à anneaux, à mors dentés, qui aplatissent brusquement le vaisseau, l'obturent du premier coup, et lèsent plus ou moins les tuniques. Ces deux instruments produisent des effets entièrement différents. Par conséquent, chacun d'eux est capable de remplir des indications spéciales. Sauf exception, le second sera préféré parce qu'il se trouve partout et s'applique plus souvent que le premier.

» 9° Je reste convaincu que la forcipressure ne disparaîtra plus de la pratique chirurgicale. »

---

## HOPITAL DES ENFANTS MALADES

Service de M. de Saint-Germain.

### 1° Affections des os et des articulations.

*a.* Fracture de cuisse. — *Appareil de Scultet, appareil inamovible, store, appareil en gutta-percha, suivant l'âge du sujet.* — De toutes les fractures qui s'observent chez les enfants, celles de la cuisse sont de beaucoup les plus fréquentes. La fracture du col est rare : c'est principalement la partie moyenne de la cuisse qui est le siége habituel de la solution de continuité, et d'ordinaire elle se brise par un choc direct, par une chute ; car, ici, la contraction musculaire n'est pas assez puissante pour en être la cause déterminante. En général, il n'existe que peu de déplacement, par les deux raisons que le trait de la fracture est plutôt transversal et dentelé qu'oblique, et que la gaine périostale est conservée en partie ou en totalité : aussi voyons-nous ces fractures se consolider sans aucune déformation, sans raccourcissement, ce qui est, comme on le sait, l'exception dans l'âge adulte.

Au point de vue de la thérapeutique applicable à ces sortes de fractures, M. de St-Germain divise les enfants en trois catégories principales.

1° Les demi-adultes, c'est-à-dire les enfants de 10 ans et au-dessus.

2° Ceux de 2 à 10 ans.

3° Enfin ceux au-dessous de 2 ans.

*Dans le 1er groupe*, M. de St-Germain applique le mode de traitement dont il se sert chez l'adulte (appareil de Scultet, appareil plâtré ou silicaté). Il a observé assez souvent, en pareil cas, chez les enfants, ce symptôme ou plutôt cette complication décrite par M. Berger, dans sa thèse inaugurale, je veux parler de l'hydarthrose du genou qui est parfois bien rebelle aux divers moyens employés.

*Dans la seconde catégorie* (de 2 à 10 ans), l'emploi du *store* (V. Répertoire de la 1re série) pour le traitement de ces fractures chez les enfants, a été en quelque sorte vulgarisé par M. Giraldès. C'est du reste un bon moyen, fort commode, économique et très-efficace; plusieurs compresses longuettes entourant le membre après réduction, on immobilise ce dernier, soit avec deux valves de store, soit avec une longue plaque de même nature qui en fait deux fois le tour : le tout est fixé par une bande silicatée. Toutefois cet appareil est passible de quelques reproches : *si on le serre trop peu*, il se relâche, surtout à cause des mouvements que fait le petit malade, et on finit par le retrouver auprès du pied du lit : le déplacement peut alors se reproduire et le traitement est à recommencer.

*Si on le serre trop*, il survient des accidents, et la flexion incessante de la jambe (s'il s'agit d'une fracture de cuisse) sur le bord tranchant du store peut déterminer, à la longue, une escharre dans le creux poplité, comme nous en avons vu un cas dans le service de ce chirurgien; aussi M. de St-Germain a-t-il dû modifier un peu l'ensemble de l'appareil. Il commence par l'appliquer tel qu'il vient d'être décrit, puis il enveloppe la jambe et la cuisse par une épaisse couche de ouate maintenue à l'aide de tours de bande; il augmente encore l'immobilisation du membre par l'adjonction en dehors de la longue attelle (employée pour la coxalgie), qui longe toute la face externe de la cuisse et remonte au-dessus du bassin : de cette façon, le petit malade, dans l'impossibilité de s'asseoir, ne fléchit ni la jambe, ni la cuisse, et reste couché dans l'immobilité la plus absolue.

*Dans le troisième groupe*, c'est-à-dire chez les très-jeunes enfants, les appareils précédents ne sont guère commodes à appliquer à cause de la grande difficulté qu'il y a à les maintenir dans un état de propreté suffisant : aussi c'est dans ces cas surtout que *l'appareil en gutta-percha* imaginé par M. Guéniot (V. Répertoire de la 1re série) peut rendre des services.

Quant aux fractures chez les nouveau-nés, une valve de store ou plutôt une simple *carte à jouer* ou *carte de visite*, suffit pour maintenir les fragments en place.

*b.* PSEUDARTHROSE DE LA CUISSE. — *Galvano-cautère.* — *Électropuncture.* — M. de St-Germain a fait usage avec succès du galvano-cautère et de l'électroponcture. — Dans ce dernier cas il enfonce au centre de la fausse articulation deux aiguilles qu'il fait rougir sur place avec l'une des piles de Gaiffe. Celle qu'il emploie est le plus grand modèle de *batterie au chlorure d'argent*, qui malgré son volume, est encore très-portative : cette batterie comprend 20 à 60 couples qui peuvent marcher très-longtemps sans être renouvelées si on a le soin, lorsqu'on ne s'en sert pas, de placer le courant à zéro.

*c.* HYDARTHROSE DU GENOU. — *Compression; pointes de feu.* — *Peu partisan des ponctions aspiratrices.* — Si l'application de la *teinture d'iode*, des *vésicatoires* et de la *compression ouatée* fréquemment renouvelée, est insuffisante, il emploie les *pointes de feu* suivies d'une nouvelle compression ouatée. — Il n'a pas grande confiance dans les ponctions articulaires, même aspiratrices, qu'on a faites en quantité dans ces derniers temps, depuis qu'il a été obligé de pratiquer une amputation de cuisse pour une arthrite suppurée, survenue dans son service à la suite d'une de ces ponctions pratiquées dans une hydarthrose. Nous sommes, à cet égard, entièrement de son avis, et nous croyons que semblable thérapeutique ne peut s'appliquer que dans le cas où l'épanchement rebelle a résisté à tous les autres moyens et en particulier à la compression répétée et lorsque l'articulation est le siége d'épaississements des membranes, en un mot d'altérations qui autorisent à faire usage de ce moyen, en désespoir de cause. L'exemple, que M. Dubreuil a communiqué, il y a deux ans à la Société de chirurgie n'est pas de nature, en effet, à accorder à ces sortes de ponctions, une innocuité absolue. — Mieux vaut s'abstenir.

*d.* DÉVIATIONS DU RACHIS. — *Gymnastique en employant le poids du corps (méthode de M. Dubreuil-Chambardel de Marseille).* — Depuis plus d'une année M. de St-Germain à continué ce mode de traitement (V. Répertoire de la 1re série) applicable à la scoliose, à la cyphose, et à la lordose, et qui a pour principe de maintenir le malade couché en travers et latéralement sur les genoux du chirurgien assis, de sorte que toute la partie du corps du malade située au-dessus du fémur soit abandonnée à elle-même et arrive à être verticale, la tête étant la partie la plus déclive : le petit malade garde cette position pendant trois minutes puis il est relevé et placé dans une autre position identique et du coté opposé pour rester encore ainsi pendant le même temps.

M. de St-Germain ne place pas les malades sur ses genoux ; comme il l'a dit lui-même dans la séance du 4 novembre 1874 à la Société de chirurgie, cette pratique ayant l'inconvénient d'être longue et très-fatigante pour le chirurgien ; de plus elle a le défaut de permettre au sujet de prendre un point d'appui en touchant à terre et par conséquent de détruire tout le bénéfice que l'on peut tirer de la *suspension libre de l'avant-train.* Voici le procédé qu'il a substitué à celui de M. Dubreuil (de Marseille). Il dépose sur un lit ordinaire une série de planches juxtaposées qui représentent un plan résistant recouvert d'un petit matelas ; il place alors les malades en travers de manière que le bassin porte directement à faux sur le bord du lit et que l'avant-train soit perpendiculairement suspendu. Les pieds sont solidement attachés l'un à l'autre au niveau des malléoles : la suspension dure trois minutes, puis on retourne le malade de façon à reporter cette suspension de l'autre côté.

C'est surtout sur les *scolioses* qu'il a expérimenté et il a obtenu de très-bons résultats auxquels n'a cependant été étrangère l'application constante d'un corset. Cette méthode est facile et bien supportée par les enfants, mais à la condition qu'on ne l'emploie pas pour les déviations dues au mal de Pott, car dans ce cas elle peut produire des désordres considérables : nous en avons été le témoin chez un des premiers malades mis en expérimentation, au commencement de l'année dernière par M. Dubreuil (de Marseille).

*e.* TUMEUR BLANCHE DU GENOU. — *Cautérisations ponctuées.* — C'est à la *compression ouatée* et aux *cautérisations ponctuées* fréquemment répétées, que M. de St-Germain donne la préférence. Il n'emploie plus *l'ignipuncture* depuis que cette méthode a donné lieu, dans un cas, à une hémorragie rebelle ; il redresse aussi le genou, quand la déviation est trop forte, par l'extension graduelle.

## 2° Affections des organes génito-urinaires.

*a.* PLAIE DU SCROTUM. — *S'abstenir de suture.* — *Applications réfrigérantes.* — Dans ces cas on peut se borner à faire à la partie moyenne de la solution de continuité un seul point de suture plutôt pour s'opposer à l'enroulement des bords que pour espérer une réunion immédiate. Suspension des bourses, compresse *d'eau* où *d'eau alcoolisée* ou *de vin froid alcoolisé* : l'action excitante de l'eau est le plus souvent suffisante pour ramener le testicule à sa place et provoquer la rétraction des parois des bourses. Dans sa première leçon du mois de décembre 1874, ce chirurgien rappelait un cas de cette nature observé par M. Maisonneuve, dans lequel on s'abstint de suture et où un pansement alcoolisé suffit à une prompte guérison.

*b.* CALCUL VÉSICAL. — *Lithotritie.* — *Taille.*

—La lithotritie a été employée avec succès chez l'enfant par ce chirurgien, mais un accident qui vient de se produire chez un petit malade de son service auquel il pratiquait cette opération, est de nature à le rendre très-réservé dans l'application de cette méthode : lors d'un premier broiement d'un calcul phosphatique, le bec du lithotriteur trop chargé de poussière ne put être retirer qu'en violentant l'urèthre et par conséquent en produisant une déchirure de la muqueuse; il en résulta un phlegmon très-intense de la région pénienne terminé par gangrène partielle et fistule. L'étroitesse du canal est en effet une des raisons qui font, chez l'enfant, préférer la taille à la lithotritie.

## 3° Affections des voies digestives.

*a.* CORPS ÉTRANGERS DU TUBE DIGESTIF.— 1° DANS L'ŒSOPHAGE. — *Si on sent le contact du corps dur, panier de de Græffe; si on ne le sent pas, provoquer les vomissements.* — Il est fréquent de voir les mères amener à l'hôpital, des enfants qu'elles disent avoir avalé une pièce de monnaie, un noyau, etc. M. de Saint-Germain a coutume en pareil cas de ne tenter aucune investigation de l'œsophage avant d'avoir fait avaler à l'enfant un gros morceau de mie de pain ; si celui-ci passe, tout est dit; s'il est rejeté, cela indique que le conduit n'est pas perméable et démontre que les contractions faites par l'enfant pour avaler sont douloureuses : aussi est-il nécessaire de pratiquer le cathétérisme œsophagien : il se sert alors d'une de ces baleines terminées par une olive d'ivoire et qui servaient à Trousseau dans le cas d'œsophagisme : c'est la plus petite de la série des olives qu'il choisit tout d'abord et qu'il introduit le plus doucement possible. *S'il perçoit le choc du corps dur* arrêté dans l'œsophage, il emploie alors le panier de de Græffe, mais en ayant soin de ne pas forcer s'il rencontre de la résistance

Relativement au mécanisme suivant lequel on doit manœuvrer cet instrument, nous dirons qu'après lui avoir fait franchir l'obstacle, il faut le ramener vivement en haut de façon à expulser le corps étranger hors de la cavité buccale : c'est une pratique que nous avons entendu préconiser souvent par M. Giraldès et qui est le seul moyen de ne pas s'exposer à voir le corps du délit retomber par son propre poids dans les voies digestives.

*Si le cathétérisme ne donne pas la sensation d'un corps dur*, il y aurait danger à employer le panier de de Græffe qui pourrait produire une déchirure de la muqueuse œsophagienne (cette dernière coiffant et enchâtonnant selon toute probabilité le corps étranger). M. de Saint-Germain se contente alors de titiller l'œsophage, voire même l'estomac, de façon à provoquer des mouvements de régurgitation et des vomissements qui facilitent l'expulsion du corps étranger.

2° DANS LE TUBE INTESTINAL. — *Temporisation.* — Si le corps étranger a franchi l'orifice cardiaque, M. de Saint-Germain se prononce pour l'expectation. L'enfant présente-t-il quelques coliques, il prescrit un purgatif et c'est tout. Tant que l'on ne constate aucun accident, on doit laisser agir la nature. Du reste, comme en matière de corps introduits dans les voies digestives on a rencontré bien souvent et on rencontrera encore de l'imprévu, on doit se garder de se prononcer contre la possibilité de l'introduction d'un corps étranger, alors même que les troubles sont nuls et que la palpation donne un résultat négatif.

*b.* CHUTE DU RECTUM. — *Douche ascendante froide après réduction de la muqueuse.* — M. de Saint-Germain a essayé contre la procidence de la muqueuse rectale, chez l'enfant, bien des procédés, mais sans en retirer un bénéfice constant. La méthode par *cautérisations ponctuées* (fer rouge) appliquées sur le pourtour de l'anus, sans aller jusqu'au sphincter, que nous avons vu pratiquer avec succès par Guersent dans ce même hôpital, ne lui a pas donné de bons résultats, aussi y a-t-il renoncé; d'autre part, il regarde, à juste titre, comme procédés dangereux les *diverses ligatures*, l'*excision* partielle ou totale, l'*incision* en V de Robert, à pointe dirigée en arrière, suivie de perte de substance de la peau, du tissu adipeux et du sphincter.

C'est à la *douche ascendante froide* qu'il donne la préférence. Il commence par réduire la tumeur en la recouvrant d'un linge enduit d'un corps gras et en exerçant des pressions destinées à faire rentrer la partie centrale la première : il fait diriger ensuite, chaque matin, sur l'orifice anal et le périnée une douche ascendante pendant dix minutes : au bout de dix à quinze jours la chute de la muqueuse ne se reproduit plus. M. de Saint-Germain nous a dit, au mois d'avril de cette année 1875, avoir même guéri de cette manière un vieillard de 70 ans. — C'est une manière simple et commode et que l'on peut toujours essayer avant d'avoir recours à des moyens plus radicaux mais plus dangereux.

## 4o Affections des doigts.

*a.* SYNDACTYLIE CONGÉNITALE. — *S'occuper d'abord de la commissure, puis autoplastie par bordure de Didot, Sédillot, Nélaton.* — Ce chirurgien pense qu'il est d'une grande importance d'assurer tout d'abord la commissure interdigitale : il y arrive en faisant passer au travers de la palmature et à la partie la plus reculée, un tube de plomb ou un simple tube à drainage qu'il laisse en place jusqu'à la presqu'entière cicatrisation : ce premier résultat obtenu, il remplace le drain par un fil de fer servant d'écraseur et achève le second temps, c'est-à-dire la séparation des deux doigts : les solutions de continuité effectuées par l'écraseur ne se cicatrisent, comme on le sait, qu'avec lenteur et difficulté, aussi peut-on espérer de cette manière séparer les doigts définitivement, et éviter le retour de la syndactylie.

Cette section de la membrane interdigitale est souvent insuffisante, aussi après s'être occupé de la commissure, emploie-t-il :

*Ou bien* la méthode de Zeller ou plutôt de Krimer, qui l'a le premier décrite et qui consiste à tailler un lambeau dorsal triangulaire (base située au niveau de la tête des métacarpiens, sommet se trouvant entre les deux doigts soudés), à séparer ensuite les deux doigts et à rabattre le lambeau pour achever de matelasser la commissure :

*Ou bien* le procédé par bordure qui, imaginé par Didot de Liége, et Sédillot, a été également préconisé par Nélaton : il consiste, au lieu de tailler les deux lambeaux sur le même doigt, de façon à recouvrir l'un d'eux, tandis que l'autre reste complétement dépouillé, il consiste, dis-je, à diviser d'abord les tissus en lambeau rectangulaire adhérent à la face dorsale D de l'un

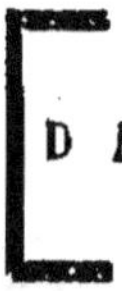

D *Face dorsale.*

des doigts : puis on décrit ensuite un autre lambeau, de même forme, adhérent à la face palmaire P de l'autre doigt : on sépare

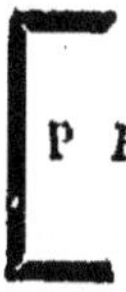

P *Face palmaire.*

ces deux lambeaux tégumentaires et chacun d'eux est rabattu sur la surface cruentée du doigt auquel il adhère, le premier de la face dorsale vers la face palmaire, le second de la face palmaire vers la face dorsale ; ils sont maintenus ou fixés par des bandelettes agglutinatives ou par quelques points de suture.

Ce procédé me semble bien préférable à celui de Zeller, et je crois, de plus, que dans cette opération, il est avantageux d'augmenter les chances de réussite en se servant de la greffe épidermique pour les points qui restent encore dénudés, comme je l'ai fait chez un de mes malades qui en a retiré un grand bénéfice.

*b.* POLYDACTYLIE. — *Emploi de la bande d'Esmarch.* — *Scier la phalange et ne pas la désarticuler.* — Lorsque le pouce supplémentaire ne tient à la main que par des parties molles, son ablation ne présente aucune difficulté ; mais s'il contient un squelette, une phalange articulée plus ou moins solidement soit à la tête du métacarpien, soit à celle de la première phalange du pouce, il est indiqué de ne pas ouvrir la grande articulation et, par conséquent, de ne pas pratiquer l'opération dans la contiguïté, mais bien dans la continuité du doigt surnuméraire : le temps qui consiste à scier la phalange est très-délicat, aussi pour faciliter la manœuvre autant que pour arrêter tout écoulement sanguin, M. de Saint-Germain trouve qu'il y a grand avantage à employer la compression par la bande d'Esmarch.

### 5° Affections du cou.

*a.* Abcès chaud. — *Séton filiforme.* — M. de Saint-Germain met en usage le séton filiforme pour les collections purulentes de petit volume dans les régions du corps, comme le visage et le cou, où il y a grand intérêt à prévenir une cicatrice difforme. La substance employée est un simple cordonnet ou un petit faisceau de fils de soie que l'on passe facilement à travers la poche, à l'aide d'un stylet aiguillé, par deux ouvertures pratiquées aux deux pôles de l'abcès. C'est là un moyen excellent, sur lequel M. Bonnafont a attiré tout spécialement l'attention (*Mémoire sur l'emploi du séton filiforme dans le traitement des collections purulentes en général et en particulier du bubon syphilitique. Acad. méd. et Revue thér.-méd.-chir.* 1856 et 1857); mais pour qu'il soit efficace, le malade devra chaque jour faire mouvoir à chaque pansement les extrémités du séton et presser sur la collection de façon à la vider et éviter la rétention du pus : si on néglige cette précaution, cette méthode de traitement est tout à fait insuffisante.

*b.* Tumeur érectile. — *Injection de perchlorure de fer.* — Pour les enfants non vaccinés, il emploie le *vaccin* dont il couvre entièrement la tumeur : mais c'est surtout *l'injection de perchlorure de fer* à l'aide de la seringue de Pravaz qu'il met en usage. Les cas de mort que nous avons rapportés dans l'*Union médicale* de l'année 1874, à la suite de ces injections, nous rendent très-réservé dans l'emploi de ce moyen et nous pensons que la *cautérisation centrale* pratiquée soit avec le galvano-cautère, soit avec de simples aiguilles ou stylet chauffés au rouge, est, si non plus efficace, du moins beaucoup plus inoffensive ; c'est donc ce moyen que nous placerions en première ligne pour les tumeurs érectiles de petite dimension.

*c.* Laryngotomie. — *Emploi du cautère actuel, bistouri chauffé au rouge blanc.* — Dans les conclusions qu'il a formulées à la suite des *Leçons Cliniques* fort originales, faites par lui à l'hôpital des Enfants, *sur la trachéotomie*, au commencement de cette année 1875, M. de St-Germain rappelait qu'en deux années de pratique, il a eu 10 guérisons sur 25 opérations. Dans ce nombre, sur 6 cas de l'hôpital, il a seulement eu une guérison, tandis que dans la clientèle il compte 9 malades guéris sur 19 opérés.

Ayant en vue les dangers et les difficultés que présente parfois la trachéotomie pratiquée par la méthode classique, et persuadé surtout qu'il y a grand intérêt à agir rapidement en se guidant sur des points de repère exacts, il a cherché, par le procédé *Trachéo-crico-thyroïdien*, à régler chacun des temps de cette opération et *il a cru* en simplifier l'exécution.

N'ayant pas encore essayé cette méthode et n'étant pas, d'autre part, aussi convaincu que ce chirurgien qu'il y a un réel avantage à opérer instantanément, nous nous en tenons à l'ancien procédé et nous ne voulons pas juger celui de M. de St-Germain ni en bien ni en mal : nous attendrons qu'il ait fait ses preuves et nous nous contenterons simplement de l'exposer tel que l'inventeur en a fait l'application.

Le procédé qui lui paraît le plus simple, le plus sûr, le plus rapide, est la trachéotomie *en un seul temps*, soit à froid, soit *à chaud*, c'est ce dernier que nous allons décrire.

Ouvrant l'arbre aérien *au niveau de la membrane crico-thyroïdienne* qui constitue pour lui un point de repère facile à constater, il ponctionne avec un *fer rouge de petit volume*, sur lequel nous reviendrons.

### 1. *Appareil instrumental.*

Comme la trachéotomie est essentiellement une opération d'urgence, M. de St-Germain pense, avec juste raison, que l'on ne doit employer pour la pratiquer que les instruments qui garnissent les trousses; il écarte tous ceux qui sont spéciaux et en particulier le galvano-cautère (*De la trachéotomie par le galvano-cautère, par Emm. Bourdon, Arch. gén. méd.* 1873), dont sa méthode, du reste, diffère absolument.

Il a vu deux fois opérer par le galvanocautère (sur un enfant et un adulte), et deux fois il y eut hémorrhagie, *on dut terminer avec le bistouri;* de plus, dans l'un des cas, il vit se développer de chaque côté de l'incision une eschare aussi large que deux pièces de 5 francs en argent.

Nous l'avons vu pratiquer également dans deux circonstances sur l'adulte : *la première fois* à la Pitié, chez un homme atteint d'œdème de la glotte; tout alla bien en commençant, mais le couteau galvanique rencontra une anomalie d'une artère thyroïdienne, il y eut une hémorrhagie qui obligea à terminer promptement l'opération après avoir fait des ligatures : l'hémorrhagie se reproduisit et le malade mourut. *La seconde fois*, à Lariboisière, chez un homme atteint d'un épithélioma ulcéré inopérable de l'arrière-gorge : nous fûmes tous émerveillés du résultat immédiat : M. Tillaux, qui tenait le couteau galvanique, put entrer dans la trachée sans *qu'on ait vu s'échapper une seule goutte*, un *seul globule de sang ;* le surlendemain, et les jours suivants, il se développa tout autour de l'incision une large eschare qui se limita heureusement, et se détacha en laissant une place granuleuse. Cette opération put prolonger pendant quelque temps les jours du malade. Ces eschares tiennent évidemment à la chaleur énorme et constante de l'instrument; aussi croyons-nous qu'on pourrait jusqu'à un certain point les éviter, si au lieu d'agir lentement et d'une manière continue, on sectionnait par saccades, par petites intermittences et rapidement.

*Bistouri spécial, lampe éolypile, dilatateur, canule garnie, écarteurs, bistouri boutonné, ciseaux.*

*Bistouri.* — Tout d'abord, ce chirurgien avait fait construire un instrument cautère, constitué par une tige de platine, à extrémité mousse, rentrant dans un manche d'ivoire d'où on pouvait la faire sortir à volonté : 1 centim. et 2 millim. de longueur chauffé au rouge, permettait de la faire pénétrer dans le larynx en l'appliquant perpendiculairement sur la membrane crico-thyroïdienne. L'essai de cet instrument ne fut fait, du reste, par ce chirurgien que sur le cadavre et sur les chiens vivants : il lui a substitué, pour opérer sur le vivant, le *petit bistouri droit mousse à lame tranchante*, qui se trouve toujours dans la boîte à trachéotomie, qui est arrondie au bout comme un couteau de table et dont il garnit le talon, dans une étendue de 1 cent. 1/2 environ d'un ruban de fil mouillé qui permet de manier l'instrument sans se brûler les doigts.

*Lampe.* — Pour chauffer le bistouri précédent, M. de St-Germain se contente d'une *forte lampe à alcool* ou du jet de la flamme d'une de ces *lampes à double courant* dites *éolypiles* qui fournissent rapidement un degré calorifique très-considérable.

*Dilatateur.* — M. de St-Germain le regarde comme indispensable, si indispensable même, qu'il préférerait, dit-il, *faire une trachéotomie sans canule que sans dilatateur.* Dans un de nos Répertoires précédents nous disions cependant avoir vu M. Després pratiquer cette opération sans l'emploi de cet instrument et faire pénétrer avec grande facilité la canule en se guidant sur l'index introduit dans l'incision trachéale. Nous venons de répéter la même manœuvre sur une malade de l'hôpital Saint-Antoine, que nous opérions pour un œdème de la glotte : la recherche de la trachée fut assez longue et pénible, mais une fois que nous avons eu le conduit à nu sous le doigt, nous avons pu inciser et introduire très-rapidement et avec une facilité extrême la canule sur l'indicateur de la main gauche engagé dans l'angle supérieur de l'incision trachéale, à la façon d'un bouton dans une boutonnière. Nous ne pouvons donc être, sous ce point de vue, aussi absolu que M. de St-Germain qui *condamne complétement cette manière de faire.*

Il préfère le dilatateur à deux branches. Il emploie aussi celui de Laborde qu'il a modifié en allongeant les branches de 2 centimètres au moins et en les amincissant à leur extrémité : il serait assez d'avis d'adapter au dilatateur à deux branches une crémaillère susceptible de limiter leur écartement et permettant de laisser l'instrument en place en attendant l'introduction de la canule. A défaut, il se contente d'une simple pince à pansement.

Ce chirurgien a l'habitude, quand il ne connaît pas ses aides, de placer son dilatateur dans la poche droite de son gilet, afin de l'avoir à sa portée et de le saisir aussi vite que possible.

*Canule garnie.* — Canules doubles : celles munies d'une plaque percée de deux trous sont préférables : il rejette l'emploi de celles qui portent des oreilles. Il ne fait pas non plus usage de canules portant un orifice sur leur convexité ; elles ne lui ont pas fourni de bons résultats.

### 2. *Disposition des aides.*

Trois ou quatre aides tout au plus. En employant le procédé de M. de St-Germain, deux seraient suffisants à la rigueur, l'un aux pieds, qui, à genoux ou assis, immobilise en même temps les bras et les jambes, l'autre qui se charge de la tête : car le chirurgien opère seul et n'a pas besoin, comme dans l'autre méthode, d'avoir un aide vis-à-vis de lui pour écarter ou éponger.

### 3. *Position à donner au malade.*

Il n'opère jamais sur le lit même du malade qui est trop bas ou trop mou, mais sur un plan résistant, bien maintenu, tel qu'une commode ou une table qu'il fait recouvrir d'un matelas. — La meilleure situation du patient est le décubitus horizontal avec extension de la tête, qui sera disposée sur un coussin ou un traversin dur de la façon suivante : c'est sous la nuque ou plutôt *sous les épaules* que l'on doit le placer : à défaut de ce coussin, en ville, M. de Saint-Germain en improvise un : il emploie un procédé sur lequel il a insisté dans ses leçons et qu'il tient de M. Archambault : il prend un oreiller roulé en boudin et au centre duquel il met une bouteille, le tout est solidement ficelé et constitue un coussin dur qui répond parfaitement aux besoins du moment.

### 4. *Eclairage.*

On place le malade en pleine lumière. Si l'on opère pendant la nuit, il conseille de ne pas se contenter en général d'un éclairage unique quelque intense qu'il soit. — On allume plusieurs lampes et une grande quantité de bougies dont la disposition est combinée de façon à projeter leurs rayons sur le cou du patient : il faut, selon lui, exagérer plutôt cet éclairage que de s'exposer, à un moment donné, à en avoir un insuffisant.

### 5. *Opération.*

Elle comprend trois temps principaux :
— Fixer le larynx ;
— Plonger le bistouri chauffé au rouge blanc et inciser ;
— Introduire la canule.

*Fixer le larynx.* — M. de Saint-Germain n'emploie aucun instrument fixateur spécial, il insiste tout particulièrement sur ce temps de l'opération qui est essentiel, quand on emploie son procédé : voici comment il l'a exposé lui-même dans ses *leçons cliniques* sur la LARYNGOTOMIE (recueillies par MM. Chenet et Tapret, internes — *Gaz. hôpit.* 8 avril 1875) « l'enfant étant tenu immobile, vous prenez » vos points de repère et vous marquez » avec l'ongle ou avec un crayon la limite inférieure du cartilage thyroïde, ce » signe n'est qu'un jalon : ce n'est pas à » ce point précis que vous enfoncerez peut-être votre bistouri, mais il est précieux » en ce sens qu'il vous donne le niveau de » votre incision et vous empêche de faire » un écart trop considérable. Ceci fait, vous » saisissez *fortement*, entendez-vous bien, » le larynx de l'enfant entre le pouce d'une

» part, l'index et le medius de la main » gauche, d'autre part; non pas par un » mouvement de pincement et d'écrase» ment, mais comme si vous vouliez l'é» nucléer, pour ainsi dire, le faire saillir » en avant en cherchant à faire rejoindre » le bout de vos doigts en arrière de lui— » de cette façon vous amenez le larynx et » la trachée au-devant de votre bistouri, et » vous évitez l'aplatissement de la trachée » qui aurait lieu infailliblement, si vous » vous borniez à le fixer par une pression » directe — vous remarquerez alors, au » niveau du point que vous avez tracé, » une dépression transversale, un pli ren» trant de la peau que vous avez ainsi for» tement tendue. Ce pli correspond exac» tement à la membrane crico-thyroï» dienne. Essayez cette manœuvre comme » je l'ai faite sur une quantité considé» rable d'enfants; et vous verrez combien » est précieux ce point de repère. *Voilà » donc le lieu d'élection pour votre ponc» tion.* » La fixation du larynx doit être maintenue jusqu'au moment où le dilatateur est introduit.

*Plonger le bistouri chauffé à blanc et inciser.* — On doit pratiquer l'incision le plus haut possible et regarder cette dépression, correspondant à la membrane crico-thyroïdienne comme la limite la plus élevée — alors le bistouri, sus-indiqué, chauffé au rouge blanc, garni de ruban de façon à laisser 1 cent. 1/4 de libre ou tenu de manière à ne laisser dépasser que cette longueur de la lame, est plongé *perpendiculairement* au milieu de la *dépression connue*. Le chirurgien sent bientôt une résistance vaincue ce qui lui indique que l'instrument est arrivé dans la cavité laryngienne, il sectionne alors *non par pression* mais en *sciant* et de haut en bas, le cartilage cricoïde et deux anneaux de la trachée : en ressortant on a le soin, en tenant l'instrument d'une façon oblique, de couper toujours, en sciant, les parties molles un peu plus bas que le conduit aérien.

*Introduire la canule.* — Une fois la trachée ouverte, ce qui vous est annoncé par le sifflement caractéristique, le chirurgien quitte le bistouri pour le dilatateur, tout en continuant à fixer le larynx de la main gauche (précaution indispensable). Cet instrument, saisi par son milieu, est introduit en prenant pour guide l'index gauche dans l'angle supérieur de l'incision : on peut alors attendre un instant, relever la tête du malade qui est pris d'une toux convulsive, placer le dilatateur perpendiculairement à la plaie en l'enfonçant et ne pas se trop presser pour introduire la canule qui, reposant sur les branches du dilatateur, est poussée horizontalement et subit un *demi-tour de maître*, une fois qu'on sent qu'elle rencontre la paroi postérieure du conduit. Le dilatateur est ensuite retiré; — fixation de la canule; — excitation de la surface trachéale avec une barbe de plume ou un petit goupillon bien solidement fixé, si les mouvements respiratoires ne paraissent pas se rétablir assez bien; — respiration artificielle très-longtemps continuée; — toilette de l'opéré; — cravate de mousseline au-devant de la plaie; — faire prendre à l'enfant quelques cuillerées d'une boisson légèrement excitante.

### 6. *Soins consécutifs.*

M. de Saint-Germain insiste avec beaucoup de raison sur les soins minutieux que vous devez prodiguer à l'enfant pendant les jours qui suivent l'opération, car ils décident souvent, soit de la guérison, soit de la mort du malade.

Et d'abord, la canule interne doit être nettoyée très-souvent, toutes les heures au moins; ce fut, faute de se conformer à cette règle, que les parents d'un de ses petits opérés ont vu succomber leur enfant— une autre précaution qui n'est pas moins importante que la précédente, est d'avoir soin, à chaque fois qu'on remet la canule interne, après l'avoir nettoyée, de l'enfoncer bien exactement jusqu'à l'extrémité de la canule externe — un père, qui le soignait lui-même, a eu à déplorer la mort de son enfant parce qu'il avait négligé de s'assurer du fait.

Chaque fois qu'on réintroduit la canule, on aura soin de tenir la tête de l'enfant droite, mais dans une légère extension.

M. de Saint-Germain n'est pas le seul

praticien qui ait songé du reste à appliquer le fer rouge dans l'exécution de l'opération de la trachéotomie. M. Palasciano (de Naples) l'a employé et MM. Ranse et Muron (*De la trachéotomie, par le cautère actuel, par F. de Ranse et A. Muron Gaz. méd. de Paris*, 1873), dans une série d'expériences instituées sur des chiens en 1873, ont également remplacé le bistouri par le cautère actuel : ils se sont servis d'un morceau de fer arrondi au bout, de 2 cent. de hauteur et à faces aplaties, et ont décrit aussi les divers temps de l'opération :

— Division de la peau et du tissu souscutané avec le cautère rougi à blanc.

— Ecartement des tissus avec une pince à ressort et division de tous les autres tissus jusqu'à la trachée exclusivement, toujours avec le même cautère.

— Section de la trachée avec le bistouri. On voit donc que cette méthode qui est en quelque sorte *mixte*, diffère surtout de celle de M. de Saint-Germain en ce que les expérimentateurs ne sectionnent que les parties molles extérieures à l'arbre aérien avec le cautère et se servent du bistouri pour entrer dans la trachée, de peur que le contact du fer rouge ne soit la cause ultérieure de la nécrose des anneaux de ce conduit. C'est une crainte qui ne semble pas partagée par M. de Saint-Germain.

---

## HOPITAL LARIBOISIÈRE.

### Service de M. le Dr Tillaux.

### 1° Affections de l'oreille.

*a*. Cathétérisme de la trompe d'Eustache. — *Engouement de la caisse. — Epanchement de sang dans l'oreille moyenne.* — M. Tillaux pratique le cathétérisme de la trompe d'Eustache en ayant soin de se servir d'une sonde d'argent (modèle de M. Bonnafont). — La courbure de cette dernière diffère de celle de la sonde d'Itard en ce qu'elle est de près de 31°, ce qui permet au bec de l'instrument de pénétrer plus avant, de 1 centim. environ, dans la trompe, la sonde d'Itard laissant échapper dans le pharynx la plus grande partie de l'air qui est insufflé.

Dans le mécanisme de ce cathétérisme, ce chirurgien insiste tout particulièrement sur la nécessité de faire suivre exactement au bec de la sonde, tourné en bas, la face supérieure de la voûte palatine, pour éviter de l'engager dans le méat moyen ; il l'enfonce doucement jusqu'à ce qu'il rencontre la face postérieure du pharynx (premier point de repère), et retirant peu à peu l'instrument, il lui fait décrire successivement un arc de cercle en dehors ; le bec qui a évité la fossette de Rosenmüller (située tout près de la paroi pharyngienne postérieure et derrière le pavillon), le bec, dis-je, rencontre une inégalité formée par le bord postérieur de ce dernier et sur lequel il glisse pour s'engager, en quelque sorte de lui-même, dans la cavité de la trompe.

Le cathétérisme, pratiqué avec la sonde d'argent, ne suffisant pas souvent à soulager le malade, on introduit dans la trompe, et en se servant toujours de l'algalie, une petite *bougie en baleine semi-rigide* et afin de ne point dépasser 3 ou 4 centim. (longueur approximative de ce conduit) on a soin de placer, sur la portion de la tige de baleine restée à l'extérieur, deux petits curseurs en fil indiquant la profondeur à laquelle pénètre l'instrument.

On peut, à cet effet, se servir comme le veut M. Bonnafont, de bougies graduées et filiformes de dimensions différentes (épaisseur depuis 1/2 jusqu'à 1 millim. 1/2) : les bougies sont également graduées au point de vue de la consistance qui varie depuis la souplesse la plus grande jusqu'à une résistance très-notable.

Cette bougie est laissée en place pendant 3/4 d'heure, deux jours après on recommence le même cathétérisme en laissant la bougie le même laps de temps, puis on le renouvelle autant qu'on le juge à propos.

*b*. Otite sèche. — *Tubes coudés terminés par un tamis.* — Chez certaines personnes qui présentent une otite peu douloureuse et avec conservation des osselets, mais avec un état de sécheresse et d'épaississement plus ou moins prononcé de la membrane du tympan, *sclérose*, M. Tillaux a parfois observé une conformation vicieuse du conduit auditif externe qui explique jusqu'à un certain point les altérations pathologiques qui en sont la conséquence; chez elles le conduit au lieu d'être *courbe* est *rectiligne*, de sorte que l'air et l'humidité qui l'accompagne arrivent directement au fond et agissent d'une façon nuisible sur la membrane du tympan; aussi a-t-il fait construire de petits tubes destinés à rendre provisoirement au conduit auditif externe, la courbure qui lui fait défaut. Chacun de ces *tubes métalliques* est terminé à son extrémité profonde par un *tamis* (toile métallique) percé d'une multitude de trous destinés à filtrer en quelque sorte l'air qui va porter les ondes sonores sur la membrane du tympan.

*c.* Destruction de la membrane du tympan. — *Tympan artificiel.* — Nous avons vu M. Tillaux employer, chez une jeune institutrice dont le tympan était détruit presque en totalité, le tympan artificiel de Toynbee représenté par un petit disque de caoutchouc très-mince qu'une tige filiforme permet d'introduire au fond du conduit auditif externe.

Au moment où le disque a été enfoncé nous avons pu nous rendre parfaitement compte que le tic-tac de la montre était perçu à une certaine distance, ce qui n'avait pas lieu auparavant. — Quoi qu'il en soit, nous croyons qu'un semblable moyen ne saurait être répété souvent sans déterminer une irritation qui peut à un moment être très-nuisible au malade, aussi nous ne croyons pas devoir le recommander, et nous préférons avoir simplement recours, en pareil cas, au moyen préconisé par Tood, Yearsley, Turnbull, Warkley, Bonnefont, c'est-à-dire à la *boulette de coton* imbibée de glycérine, mais sans l'enfoncer trop profondément dans le conduit externe.

Dans *the British medical Journal*, 19 juin 1875, nous trouvons que M. G. Field, chirurgien-auriste à l'hôpital Sainte-Marie, a imaginé une nouvelle variété de tympan artificiel qui n'est en quelque sorte qu'une modification de celui de Toynbee. Dans cet instrument le fil métallique F, qui sert de manche, se prolonge d'un quart de pouce au-delà du disque en caoutchouc C et vient se terminer à un

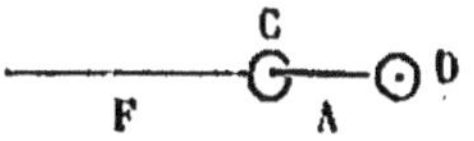

deuxième disque D, fait avec de la flanelle, l'intervalle A compris entre les deux disques est rempli de coton pouvant, comme absorbant, communiquer à la flanelle les diverses solutions médicamenteuses qu'il est utile d'appliquer à sa surface. Voici, au dire de l'inventeur lui-même, les principaux avantages que présente ce nouveau tympan artificiel.

1° Etant mou, il n'irrite pas la membrane tympanique et ne peut la blesser;

2° Par l'intermédiaire du coton, divers principes médicamenteux modificateurs peuvent être appliqués avec avantage sur le tympan;

3° En l'employant, on évite de laisser un disque en caoutchouc en contact direct avec la membrane;

4° En maintenant la région bien propre, il met cette membrane dans les meilleures conditions pour permettre à la perforation de se cicatriser;

5° Il est d'un usage facile et ne nécessite, pour être enlevé, l'usage d'aucune pince.

*d.* Ponction du tympan. — *Pénétrer au-dessous de l'ombilic et en avant du manche du marteau.* — Ce chirurgien pratique souvent la perforation chirurgicale de la membrane du tympan, soit dans un but analogue à celui qu'on cherche à atteindre pour l'œil en faisant l'iridectomie optique, et alors dans les cas d'épaississement du tympan, soit à l'effet, comme pour l'œil encore, de diminuer la tension de la caisse du tympan et de donner issue aux liquides séreux, sanguin ou purulent.

Pour faire cette ponction, il emploie tantôt un trépan, tantôt un petit instrument analogue à la pique fixatrice de Pamard, composée d'une lame A, pointue, d'une longueur de 4 millimètres, munie d'une arête ou talon B B destiné à empêcher cette lame de pénétrer plus avant, le manche D servant à manœuvrer l'instru-

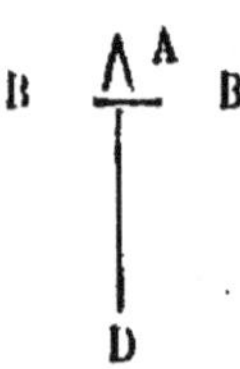


ment. — Dans cette délicate opération, on doit connaître le point où on enfoncera la lame et ne pas agir au hasard, car on s'exposerait à blesser certains organes (articulation du manche du marteau, corde du tympan) qu'on a tout intérêt à éviter. — M. Bonnafont conseille de faire cette ponction *à la partie postéro-inférieure* de la chambre où se trouve un espace assez grand pour y pratiquer une large ouverture sans crainte. M. Tillaux choisit comme lieu d'élection le point qui est au-dessous de l'ombilic et en avant du manche du marteau.

## 2° Affections des tendons et de leurs gaînes.

*a.* Section tendineuse. — *Greffe des tendons.* — Dans le cas où il a affaire à des tendons fraîchement divisés, il a recours à la ténorrhaphie classique et applique l'appareil ouaté. S'il s'agit d'une plaie ancienne dans laquelle deux bouts tendineux se sont cicatrisés isolément, il fait l'usage de la *greffe* des tendons comme nous la lui avons vu pratiquer chez un malade de Lariboisière.

Il s'agissait d'un charpentier de 52 ans, qui avait reçu sur la face dorsale de la main droite une plaie produite par un crochet d'emballeur, qui s'était cicatrisée en un mois, sans aucun accident. Au bout de ce temps, le malade s'aperçoit qu'il lui est impossible de mouvoir en extension les deux derniers doigts de la main blessée : l'annulaire et l'auriculaire restent, en effet, constamment fléchis dans la paume de la main, tandis que les autres doigts s'étendent aisément. A son entrée, dans le service, il est facile de se rendre compte de la lésion des tendons par la position fléchie et immobile des deux derniers doigts.

Persuadé que l'on peut tenter encore chez ce malade la ténorrhaphie, M. Tillaux incise verticalement sur la face dorsale de la main au niveau d'une petite saillie sentie derrière les 4e et 5e métacarpiens et qu'il croit être constituée par le bout central. Aux extrémités de cette première incision, il en fait tomber deux autres horizontales qui donnent deux petits volets, dont la dissection permet de constater que la petite saillie précédente est formée par le bout périphérique des tendons extenseurs du petit doigt et de l'annulaire ; le bout central s'était sans doute rétracté au loin, il n'y avait pas lieu de s'en préoccuper. Le chirurgien songe alors à greffer les deux tendons périphériques, au tendon intact du médius, opération analogue à celle que l'on a pratiquée avec succès pour les nerfs.

A travers une boutonnière faite au tendon médius, il introduit les extrémités disséquées et rafraîchies des deux tendons auriculaire et annulaire et les fixe au premier à l'aide de plusieurs points de suture métallique. La cicatrisation ultérieure de la plaie ne fut aucunement entravée et aujourd'hui le malade a recouvré les mouvements d'extension des deux derniers doigts de la main. Il emploie, dans ce cas, la compression avec la bande d'Esmarch qui lui permet d'agir sans le moindre écoulement sanguin, comme si on opérait sur une main de cadavre.

*b.* Kyste hordéiforme du poignet. — *Ponction et injection iodée.* — M. Tillaux ne semble pas redouter, comme bien de nos chirurgiens d'hôpitaux, l'intervention active dans les cas de kystes synoviaux de la main et du poignet. Toutefois il commence par employer les moyens palliatifs (teinture d'iode — compression — ponction aspiratrice). S'ils sont inefficaces, il a recours à la *ponction* par le trocart moyen, en écartant fortement la peau, c'est-à-dire en rendant cette ouverture le plus sous-cutanée possible, puis à *l'injection iodée*, après avoir vidé la poche de son contenu liquide et hordéiforme. Nous lui avons vu guérir à Lariboisière et par cette méthode, deux jeunes femmes qui portaient de semblables tumeurs ; chez l'une d'elles, une jeune fille, il n'est survenu absolument aucun accident et les doigts ont conservé les mouvements intacts sans qu'il en soit résulté de raideur consécutive : plusieurs guérisons ont été également obtenues par M. Boinet à l'aide du même procédé.

### 3° Affections des organes génito-urinaires (homme et femme).

*a.* Calcul vésical. — *Taille pré-rectale.* — A la taille latéralisée de frère Côme, employée surtout en Angleterre, et qui expose souvent à la section du bulbe et toujours à celle de l'artère transverse de ce dernier organe, M. Tillaux préfère la *taille pré-rectale* de Nélaton qui n'est pas plus la méthode de Dupuytren (bilatérale) que cette dernière est celle de Celse comme on le lui a parfois reproché : elle est difficile il est vrai, mais comme, dans son exécution, on suit le grand côté du triangle en disséquant les tissus sur le doigt placé dans le rectum, elle laisse une porte plus grande à la sortie du calcul et évite plus facilement la région bulbaire — Il introduit le cathéter cannelé dans l'urèthre avant de mettre le malade en position (abduction et flexion des membres inférieurs) et avant de lier ensemble les pieds aux poignets. Nous lui avons entendu raconter ce fait, que chez un malade opéré par Civiale et Nélaton, il avait été impossible de passer le cathéter parce qu'on avait commencé par attacher les jambes aux mains; dans ce cas, il avait fallu défaire les ligatures pour introduire l'algalie.— De plus il croit que chez les sujets calculeux paraissant même dans les plus mauvaises conditions (fièvre, météorisme, frisson, etc.) il n'y a pas lieu de se désespérer et de porter un pronostic des plus fâcheux; il faut évidemment, chez eux, rejeter toute tentative de lithotritie, mais on doit se hâter de pratiquer la taille. C'est dans de semblables conditions que nous lui avons vu opérer un homme de 35 ans, que nous avions bien tendance à considérer comme perdu, chez lequel les urines étaient d'une fétidité horrible et qui se trouvait sous le coup de l'infection urineuse : le soir même, la température et le pouls avaient baissé, et, trois semaines après, le malade était entièrement rétabli.

*b.* Hypospadias. — *Méthode mixte* (M. Duplay, M. Th. Anger). — Dans le cas d'hypospadias périnéo-scrotal, ce chirurgien emploie pour la taille des lambeaux le procédé en double pont et volets de M. Th. Anger, que nous avons déjà décrit et, pour la succession des temps de l'opération, celui de M. Duplay, également déjà décrit. — Il redresse d'abord la verge, puis plusieurs mois après il crée le nouveau canal en commençant par le méat, et en allant successivement jusqu'à l'ouverture postérieure qu'il laisse fistuleuse jusqu'à la restauration complète de toute la partie antérieure du canal ; pendant tout le temps de la réunion des quatre lambeaux superposés deux à deux, il maintient une sonde dans le nouveau conduit de peur qu'il ne se rétrécisse.

*c.* Castration. — *Ligature du cordon en quatre parties.* — La ligature en masse du cordon ne met pas assez sûrement l'opéré à l'abri des hémorrhagies, aussi emploie-t-il un moyen intermédiaire entre cette dernière et celle qui consiste à isoler chacun des vaisseaux et à l'étreindre par un fil. — Il commence, après avoir disséqué le cordon, par le diviser en quatre parties égales avec l'instrument tranchant, puis il applique une ligature solide sur chacune d'elles. Cette méthode qui est très-simple et qui certainement offre beaucoup plus de garantie contre les hémorrhagies, a cependant l'inconvénient, comme la ligature en masse, de comprendre, dans l'anse de chacun des fils, les filets nerveux de la masse funiculaire et par conséquent de prédisposer aux accidents nerveux et en particulier au tétanos.

*d.* Fistule vésico-rectale. — *Emploi du galvano-cautère.* — S'il n'existe qu'un petit pertuis, résultant de l'ouverture d'un abcès de la prostate dans la cavité rectale, M. Tillaux introduit dans son trajet un petit stylet recourbé qui rougit sur place par le courant galvanique. Sur un homme de 23 ans que nous avons vu dans son service, à Lariboisière, et qui, à la suite d'une blennorrhagie, avait présenté un accident de cette nature, cette méthode a été employée facilement grâce à l'usage du spéculum de Bozeman : au moment du passage du courant, le malade a ressenti une douleur très-vive surtout au niveau de la région glandaire.

*e.* Fistule recto-vaginale. — *Pince spéciale.* — Pour l'avivement des bords de la fistule et afin de ne pas être gêné par l'écoulement du sang, M. Tillaux a fait construire une pince (analogue à celle que M. Desmarres père emploie pour l'opération des kystes et les chalazions des paupières) terminée d'un côté par une plaque introduite dans le rectum et de l'autre par un large anneau qui comprime les bords de la fistule en se rapprochant (à l'aide d'une vis de rappel) contre la plaque précédente.

---

## HOPITAL DE LA CHARITÉ.

Service de M. le professeur Gosselin.

### 1° Affections osseuses et articulaires.

*a.* Fracture de la clavicule. — *Écharpe de Cochin.* — Les appareils les plus simples sont évidemment les meilleurs parce qu'ils sont seuls supportés par les malades, et, selon ce professeur, il est inutile sinon nuisible de s'évertuer à corriger les déplacements, car le plus souvent on ne peut y parvenir.

Les indications formulées par Desault sont excellentes, mais par malheur les pièces de son appareil sont loin de remplir ces indications : ainsi le coussin axillaire employé n'est pas assez résistant, et, s'il est trop dur, il fait souffrir beaucoup les malades. S'il applique cet appareil, M. Gosselin a soin de ne le serrer que fort peu ; mais il emploie surtout l'*écharpe* qu'il a dénommée de *Cochin* parce qu'il en faisait très-fréquemment usage quand il était chirurgien de cet hôpital. C'est une écharpe de Mayor taillée en *double triangle* (triangle à deux feuillets) qui soutient l'avant-bras comme dans une gouttière, chacune des pointes du triangle répondant à l'une et à l'autre des épaules (compresses bretelles). Si le fragment interne fait une saillie trop prononcée, il joint à cette écharpe un tampon de ouate maintenu par deux compresses graduées.

*b.* Fracture de la rotule. — *Immobilisation. — Matelas de ouate placés en sautoir. — Éviter l'arthrite sèche consécutive.* — M. Gosselin est certainement partisan, dans le traitement de cette fracture, de l'immobilisation du genou, mais il évite cependant de la prolonger trop longtemps, car il peut survenir une roideur articulaire fort préjudiciable à la locomotion, une fois la guérison obtenue : nous avons, il y a quelque temps, observé dans son service de la Charité, un homme qui avait été soigné par M. Le Fort et qui présentait un *cal bien solide*, presque sans écartement; or cet homme éprouvait une gêne marquée et se plaignait de souffrances pendant la marche : si chez lui la consolidation n'avait pas été suffisante et s'il y avait eu cal fibreux, on n'aurait pas manqué de l'accuser d'être la cause du mauvais fonctionnement de la jointure, tandis qu'on ne devait l'attribuer qu'à l'inflammation articulaire, à l'arthrite sèche consécutive.

C'est pour éviter ces accidents que M. Gosselin ne veut pas condamner le genou à une immobilité trop longue. Nous voyons du reste très-souvent dans les hôpitaux des individus porteurs d'anciennes fractures du genou avec cal fibreux et qui marchent parfaitement : tout récemment encore dans le service de M. A. Guérin, que nous remplaçions à l'Hôtel-Dieu, entre un homme vigoureusement constitué avec une fracture de la rotule gauche; il portait du côté de la rotule droite des traces d'une ancienne fracture, bien évidentes, puisque l'écartement fibreux existant entre les deux fragments n'était pas moins de 12 *centimètres*. Eh bien, il ne se plaignait d'aucune difficulté de la marche, sauf pour le saut, et il s'inquiétait fort peu de savoir si nous devions réussir à lui consolider sa seconde rotule avec un cal fibreux ou osseux.

M. Gosselin préfère de beaucoup les appareils unissant à jour qui permettent de surveiller l'écartement des deux fragments. Celui qu'il met le plus souvent en usage est composé de *deux petits matelas de ouate placés en sautoir au-dessus et au-dessous de la rotule* recouverts de *courroies* en caoutchouc vulcanisé fixées sur les côtés d'une planche recouverte d'un coussin où repose le membre. Il a eu aussi recours plusieurs fois aux *bandelettes collodionnées* disposées également en sautoir.

## 2° Affections des organes génito-urinaires.

(homme et femme).

*a.* FISTULE RECTO-VAGINALE. — *Dilatation forcée de l'anus, avivement par le rectum.* — Un principe de thérapeutique, applicable à ces fistules, qui a une immense importance selon M. Gosselin, est le suivant : diminuer le plus possible l'ouverture, c'est-à-dire, substituer à un orifice très-étendu (12 millimètres en hauteur, 7 à 8 millimètres en largeur par exemple) un autre beaucoup plus étroit, 2 ou 4 millimètres. Cette diminution équivaut pour ainsi dire à une guérison complète.

Cela est si vrai, que les femmes chez lesquelles on a réussi à substituer une fistule très-étroite à une large fistule, croient souvent qu'elles n'ont plus rien et sont si peu incommodées qu'elles se disent complétement guéries : on les examine et on trouve une petite fistulette qui ne laisse plus passer les gaz et que la muqueuse vient boucher au moment de la défécation pourvu que les matières soient un peu solides.

Un second principe opératoire essentiel est de pratiquer l'avivement, l'affrontement et les sutures du pourtour de la fistule non-seulement suivant les bords mais encore en surface comme cela a été indiqué par Jobert d'abord, puis par les chirurgiens américains pour la fistule vésico-vaginale.

Il existe à cet égard deux modes opératoires principaux : 1° *faire l'avivement du côté du vagin*, puis pratiquer les sutures en repoussant la partie froncée du côté du rectum ; 2° *faire l'avivement du coté du rectum* (Demarquay) en rejetant au contraire les sutures dans la cavité vaginale. Cette dernière manière de procéder, qui certainement est la meilleure, car les gaz et les matières fécales ne viennent pas irriter la partie avivée, nécessite d'après Demarquay, afin de se créer une voie plus large, l'incision des parties postérieures depuis l'anus jusqu'au coccyx.

M. Gosselin, dans la crainte que cette incision ne détermine ultérieurement un relâchement du sphincter et par suite une incontinence des matières fécales, a cherché à l'éviter et à la remplacer par la *dilatation forcée de l'anus préalable*. Voici les différents temps qui président à cette opération :

*a.* Dilatation forcée de l'anus.

*b.* Anus maintenu écarté et élargi par deux écarteurs : la fistule se présente d'elle-même ou est légèrement attirée.

*c.* Le doigt d'un aide entouré de ouate, introduit dans le vagin, repousse encore l'orifice du côté du rectum.

*d.* Avivement par la cavité rectale, de tout le contour de la fistule, en surface et en ne comprenant qu'une épaisseur assez mince de tissus, à l'aide des ciseaux employés pour les opérations ophthalmologiques.

*e.* Points de suture intéressant l'épaisseur de la paroi rectale mais ne comprenant pas le vagin.

De cette façon les gaz intestinaux et les matières fécales ne rencontrent la muqueuse qu'au niveau d'un point non avivé, de sorte que le travail plastique et les adhérences qui en sont l'heureuse conséquence ne se trouvent nullement entravés.

M. Gosselin croit aussi qu'il est bon, comme M. Tillaux l'a indiqué dans ce genre d'opération, d'introduire immédiatement après, dans le rectum, une grosse sonde et de l'y laisser à demeure pour permettre au gaz et aux matières liquides de s'écouler facilement : si la malade peut la supporter, c'est évidemment une garantie de plus pour le succès de la réunion des bords avivés, mais malheureusement il n'en est pas toujours ainsi. De plus, on doit avant l'opération purger largement la malade et la soumettre, après, à une diète modérée (bouillon, vin, etc.) et à l'administration de 5, 10, 15 centig. d'extrait opiacé.

*b.* Rétention d'urine — *Cathétérisme repété* : en cas d'urgence, *ponction aspiratrice.*

1° L'une des causes les plus fréquentes se rencontre dans une hypertrophie partielle ou totale de la prostate (cause mécanique) et dans une insuffisance des contractions vésicales, atonie, inertie de la vessie (cause dynamique), cet organe ayant eu à lutter longtemps contre l'obstacle représenté par l'augmentation de la prostate.

L'indication thérapeutique est alors *d'empêcher le réservoir urinaire de se distendre* outre mesure, car il y a à craindre, non pas la rupture qui ne peut avoir lieu que si un choc violent vient s'ajouter à cette réplétion, mais la douleur parfois très-vive et surtout la distension des urétères, des bassinets, des calices et des tubes urinifères : les vaisseaux et les corpuscules de Malgiphi se trouvant comprimés, les reins perdent leurs fonctions et s'atrophient, l'urine reste alors dans le sang (*Urémie chirurgicale*, Gosselin, Sédillot).

On doit donc éviter de laisser les fibres musculaires de la vessie dans un état d'allongement permanent et on doit *cathétériser le malade deux et trois fois par jour* à l'aide de sondes molles bien douces terminées par un bout olivaire. Dans ce cathétérisme répété on n'emploiera pas l'algalie métallique. La sonde à demeure est certainement le meilleur moyen pour mettre la fibre musculaire de la vessie dans le relâchement le plus complet, mais elle expose bien plus que le mode précédent, à la *cystite purulente*. Toutefois cet accident est bien moins à craindre chez les jeunes sujets que chez les vieillards.

2° S'il y a *rétention d'urine complète* et que le cathétérisme ait échoué à plusieurs reprises, il y a indication de créer immédiatement une voie artificielle pour donner issue à l'urine, c'est-à-dire, de pratiquer la *ponction hypogastrique*. L'École chirurgicale à laquelle nous avons été élevé, n'en admettait pour ainsi dire l'indication qu'à la dernière extrémité, s'exagérant peut-être un peu les accidents (l'infiltration urineuse surtout) qui en sont la conséquence et nous prescrivait de répéter nos tentatives de cathétérisme et de persévérer jusqu'à ce que nous ayons réussi à franchir l'obstacle. Ce conseil est excellent, nous l'avouons, mais seulement quand nous avons affaire à un malade qui nous arrive sans avoir passé successivement par les mains de plusieurs chirurgiens pas plus heureux les uns que les autres : mais quand le malade nous dit que les cathétérismes antérieurs ont déterminé de l'écoulement sanguin, quand il existe une ou plusieurs fausses routes, persévérer au-delà d'une certaine limite, dans ces tentatives de cathétérisme chez un malade dont la vessie est complétement distendue, ne peut être la règle de conduite à suivre.

C'est du reste l'opinion de M. Gosselin qui ne regarde pas la *ponction faite avec l'aspirateur* comme une opération bien grave : nous la lui avons vu pratiquer avec succès plusieurs fois dans son service de la Charité. Comme cette ponction doit être, les jours suivants, répétée un plus ou moins grand nombre de fois, nous pensons qu'il serait peut-être préférable de laisser la canule à demeure jusqu'à ce qu'on ait rétabli la continuité du canal. Il y a évidemment une grande différence, au point de vue de la gravité, entre la ponction faite, comme on opérait autrefois, avec le trocart de frère Côme et celle qui est pratiquée de nos jours avec l'aspirateur.

## 3° Affections kystiques

*a.* Kyste sébacé de la tête (loupe). *Emploi de la pâte de Vienne.*

1er *temps.* Eschare cruciale, circonscrite, produite par l'application de la *pâte de Vienne.*

2e *temps.* Au bout de huit jours environ, le chirurgien aide à l'élimination de la poche en décollant avec une spatule. A la rigueur le chirurgien pourrait ne pas intervenir et attendre que cette élimination se fasse spontanément par la suppuration : cependant quand le kyste est d'un grand volume on perd du temps et M. Gosselin est d'avis d'intervenir.

Il préfère de beaucoup la pâte de Vienne au bistouri parce qu'il est persuadé que la suppuration consécutive à l'application des caustiques est moins grave et plus efficace que celle qui suit l'emploi du bistouri.

*b.* KYSTE SYNOVIAL DU POIGNET, dit GANGLION. — *Section et scarifications sous-cutanées.* — Il y a indication à intervenir seulement quand la masse en grossissant gêne et inquiète le malade, soit par sa difformité, soit par le léger affaiblissement qu'elle peut apporter dans les fonctions des radiaux où des extenseurs : mais une chose sur laquelle insiste particulièrement M. le professeur Gosselin est que la *pathogénie de cette affection* (kyste articulaire) *doit faire écarter toutes les méthodes qui peuvent provoquer la suppuration :* on doit chercher à obtenir dans ce cas la guérison par inflammation adhésive, c'est-à-dire plastique (adhérences des deux surfaces opposées du kyste par produits néo-membraneux). Il ne faut guère compter sur les applications répétées d'*alcool* (Nélaton) ou celles d'*alcool* jointes à la *compression*, essayées par M. Gosselin, surtout si la masse est un peu volumineuse.

*L'écrasement* produit, comme le voulait Sabatier (deux pouces pressant fortement la tumeur et la faisant éclater de façon à permettre l'effusion de la matière gommeuse dans les tissus ambiants où elle se resorbe), l'écrasement ne peut à la rigueur être considéré comme traitement curatif qu'à la condition d'être répété un certain nombre de fois :

— A la suite d'un premier écrasement, inflammation hyperémique.

— A la suite d'un second écrasement, inflammation plus prononcée.

— A la suite d'un troisième écrasement, adhésion par fausses membranes.

M. Gosselin préfère, comme méthode thérapeutique, la *section sous-cutanée* du kyste et les *scarifications* toujours sous-cutanées de la surface interne.

1er *temps.* La peau de la face dorsale du kyste est plissée, et à la base de ce pli bien maintenu, on enfonce un petit ténotome pointu de 1 mill. 1/2 de largeur qui pénètre dans le kyste.

2e *temps.* On substitue, à l'instrument précédent, un ténotome mousse dont la lame ne dépasse pas, en longueur, 12 à 13 millimètres. Introduit dans la poche, il sert à diviser complétement le kyste (*section complète*) dans le sens longitudinal (a, b, c) pour éviter la division des filets nerveux qui rampent dans le tissu sous cutané et

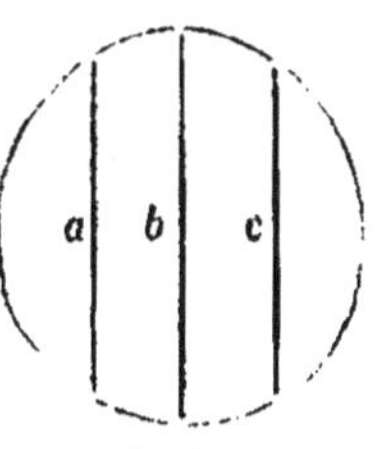

Kyste.

porté à droite et à gauche, il scarifie (*section incomplète*) la surface interne. Le talon de l'instrument répondant à l'ouverture d'entrée et étant complétement mousse, il n'y a aucun danger de l'agrandir, car la partie coupante se trouve en totalité comprise dans la poche.

Cette opération, dite *section sous-cutanée* par Malgaigne, et à laquelle M. Gosselin a ajouté les *scarifications* de la paroi, n'expose pas plus à l'inflammation suppurative que la ténotomie du tendon d'Achille : du moment que la plaie cutanée ne suppure pas, l'inflammation du kyste reste purement plastique et adhésive. Les récidives du ganglion sont du reste bien moins à craindre par cette méthode que lorsqu'on emploie l'écrasement.

*c.* KYSTE HORDÉIFORME (synoviale des *extenseurs* ou des *fléchisseurs*). — *Choix de moyens non susceptibles de déterminer l'inflammation suppurative.*

La *pathogénie* de cette affection est inséparable des divers moyens thérapeutiques qui lui sont applicables.

Sous une influence locale ou plutôt générale, le rhumatisme le plus souvent, il se fait une accumulation de liquide dans la gaine synoviale par suite d'une *congestion permanente* de cette gaine et il existe un défaut d'équilibre entre cette sécrétion et l'absorption. Peu à peu, la persistance de cette congestion détermine la production d'une matière *albumino-fibrino-gélatiniforme* qui se détache des parois de la synoviale comme les corps étrangers articulaires : à ce moment la *synovite congestive* a fait place à la *synovite plastique* dont les produits organiques ne sont plus susceptibles de résorption parce qu'ils deviennent libres dans la cavité.

Or, si les *indications thérapeutiques* qui découlent de cette pathogénie sont aisées à établir, elles sont au contraire très-difficiles à mettre en pratique. — Favoriser la disparition du liquide secrété en trop grande quantité et celle des grains rhyziformes, c'est-à-dire ramener la synoviale à son état physiologique sans *la faire passer par l'inflammation suppurative*, tel est le but que doit se proposer le chirurgien. — Le *repos*, les frictions soit avec les *pommades iodurées*, soit avec la *teinture d'iode* sont des moyens simples le plus souvent insuffisants et qui ne sont pour le moins que palliatifs. — La *compression* prolongée avec la ouate est meilleure et tout aussi inoffensive, mais elle a l'inconvénient de condamner le malade à l'immobilité et l'inoccupation pendant très-longtemps (1 ou 2 ans) sans lui promettre une guérison certaine. C'est pourtant à ce moyen que s'arrête M. Gosselin, mais en faisant cette compression pendant *la nuit surtout*. — Malgré les recherches de Hutin (sur les injections iodées dans l'hydrocèle) qui tendent à prouver que la teinture d'iode ne fait que modifier l'état physiologique de la séreuse sans déterminer d'adhérences, M. Gosselin ne croit pas être sûr, en agissant par ce moyen sur les gaînes tendineuses, de ne développer qu'une inflammation plastique non adhésive : il estime qu'on a au moins 2 ou 3 chances sur 5 de donner lieu à des adhérences, c'est-à-dire d'obtenir une guérison fort désavantageuse avec gêne considérable des mouvements. Il n'aurait tendance à employer l'*injection de teinture d'iode* que dans les cas où une inflammation spontanée se manifesterait dans la poche et autoriserait ce chirurgien à faire usage d'une thérapeutique plus efficace.

*d.* KYSTE HYDATIQUE DU FOIE. — *Ponctions capillaires successives : en cas de suppuration, méthode de Récamier.* — Eviter autant que possible de faire suppurer la poche : à cet effet, M. Gosselin préfère la ponction aspiratrice qu'il répète chaque fois que le kyste se remplit. On a lieu d'espérer, en employant cette méthode, de voir survenir une *transformation graisseuse* que M. Davaine a signalée comme pouvant être un des modes de terminaison les plus heureux. Si le kyste suppure, il emploie les cautérisations successives, sur le point le plus saillant, avec la pâte de Vienne (méthode de Récamier).

## 4° Affections de l'Appareil digestif.

*a.* CANCROÏDE DE LA LÈVRE INFÉRIEURE, *procédé en demi-lune.* — Lorsque le mal est limité au bord libre de la lèvre, M. Gosselin préfère, à l'usage du caustique, celui du bistouri ou des ciseaux. — Il emploie le procédé de Horn en V qui consiste à circonscrire le mal par deux incisions qui partant du bord labial vont se réunir au-dessous. Dans ce cas, la perte de substance est assez grande, aussi applique-t-il, si l'étendue du cancroïde le lui permet, le procédé de Dupuytren et de Richerand, en demi-lune, qui enlève la portion malade en faisant une incision courbe à concavité supérieure; par cette méthode on diminue très-peu la hauteur de la lèvre : après avoir lié les artères divisées, il ne fait pas de réunion immédiate. — Si le cancroïde a envahi une plus large étendue de tissus, il a recours au procédé en H de Chopart, dit

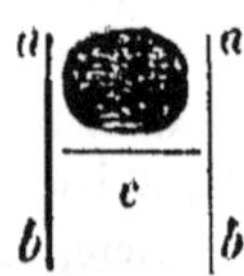


*quadrilatéral*, par lequel 2 incisions verticales (*a b*) passant chacune en dehors du mal empiètent sur la région sus-hyoïdienne et sont réunies par une autre transversale *c* tirée au-dessous du produit morbide; il fait glisser ensuite le lambeau inférieur (*b c b*) en haut pour aller le fixer aux deux incisions supérieures avec la suture entortillée.

*b.* Fissure a l'anus. — *Opération mixte.* — *Dilatation quotidienne.* — Parmi les fissures, il en est, selon ce professeur, qui bien qu'anciennes guérissent avec facilité, soit par l'emploi de *l'extrait de ratanhia*, de mèches enduites d'*onguent de la mère*, soit par la *dilatation forcée* (méthode de Récamier), soit enfin par l'*incision* (méthode de Boyer). Il croit cependant que l'incision empêche les récidives d'une façon plus efficace et il préfère encore davantage la *combinaison de la dilatation avec l'incision de la fissure.* — Pour les fissures *intolérantes* ou *récidivantes*, ce professeur (*Gaz. des hôpitaux*, 1860, p. 362) a adopté la *dilatation quotidienne* qui lui a donné un bon résultat dans un grand nombre d'exemples, et qu'il joint à *l'incision.* — Voici comment il opère : chaque jour, il introduit le doigt indicateur dans l'anus, c'est-à-dire qu'il agit avec douceur et progressivement jusqu'à ce qu'il puisse apercevoir la partie supérieure de la fissure. Il incise alors cette dernière en prenant soin de ne sectionner que le 1/4 du sphincter anal environ. Il introduit ensuite, et chaque jour, soit une petite mèche cératée, soit une autre enduite de pommade à la ratanhia, ou d'onguent de la mère. — Le but de cette méthode est donc d'arriver à transformer les fissures excessivement douloureuses en d'autres sur lesquelles on a prise et que l'on peut combattre à l'aide de divers topiques avec plus de chances de succès.

*c.* Anus contre nature accidentel. — *Entérotomie.* — *Avivement et inversion des bords après excision de la muqueuse.* — M. Gosselin commence d'abord par opérer la section de l'éperon avec l'*entérotome* de Dupuytren ou celui *porte-caustique* de Laugier composé de deux branches en forme de gorgeret où le caustique est maintenu par une lame retirée quand l'instrument est en place.

Il est rare toutefois qu'après cette opération, l'ouverture extérieure se ferme, bien que les matières puissent reprendre, au moins en grande partie, leur libre cours dans le tube intestinal : aussi est-on obligé d'avoir à choisir l'une des méthodes qui ont pour but l'occlusion de cet orifice. — Le procédé proposé par Malgaigne, dit *autoplastie par inflexion* (avivement du trajet, dissection de l'intestin et renversement au-dedans des deux lèvres disséquées), lui paraît excellent, mais il n'est pas applicable dans tous les cas, par exemple pour ceux où la muqueuse est renversée dans une étendue considérable et où la peau est fortement froncée et déprimée à la périphérie de l'orifice accidentel, aussi M. Gosselin a-t-il combiné l'*autoplastie* avec *l'avivement de l'intestin*, afin qu'il y ait chance de voir s'établir des adhérences salutaires entre les deux portions en contact. — Voici les principaux temps de cette opération :

1er *temps.* Excision de la membrane muqueuse renversée;

2e *temps.* Ou bien il taille un lambeau autoplastique qu'il fait glisser et réapplique sur la surface cruentée de la muqueuse, ou bien il avive les bords de l'orifice et les infléchit profondément l'un vers l'autre, puis il ajoute deux incisions libératrices.

3e *temps.* 5 ou 6 points de suture enchevillée.

Les fils sont retirés au bout de 6 à 7 jours, diète et administration d'*opium.*

*d.* Epiplocèle enflammée. — *Temporisation exclusive.* — Le débridement doit toujours être rejeté, de même que les tentatives de taxis même modéré. M. Gosselin ne prescrit que le repos et l'usage des bains, de quelques purgatifs, des émollients et des boissons délayantes.

*e.* Etranglement herniaire. — *Taxis.* — En 1844 ce chirurgien (*De l'é-*

*tranglement dans les hernies)* revient au taxis tel que l'ont fait Amussat et Lisfranc et donne le conseil d'y avoir recours dans les étranglements peu anciens et surtout dans ceux qui datent environ de 24 heures. — En 1859 (communication à l'Acad. de méd.), il préconise le taxis *forcé et prolongé* (29 cas traités par cette méthode exclusivement, 2 morts et 27 guérisons). Il en concluait alors que *le taxis forcé est moins dangereux et plus utile que l'ont cru beaucoup de chirurgiens.* En 1861 et 1862 (Th., inaug., de M. Tirman, 1863) 15 observations de taxis pratiqué par M. Gosselin, 14 guérisons et 1 cas de mort. — Quoi qu'il en soit, cette méthode n'a pas prévalu et ce professeur lui-même, depuis quelques années, lui accorde bien moins de confiance : à propos de l'article *hernie crurale* (*Nouv. Dict. de médec. et de chir., pratique*), il nous dit lui-même qu'il n'emploie plus guère le taxis qu'en chloroformisant le malade et *pendant 1/4 d'heure environ;* encore ce taxis n'est-il pas *forcé* et il n'a plus recours aux mains superposées des aides.

/ HÉMORRHOÏDES. — *Cautérisation avec l'acide nitrique mono-hydraté.* — M. Gosselin a démontré depuis longtemps (bien que cette opinion ne soit pas entièrement accréditée parmi nous), dans ses *Leçons sur les hémorrhoïdes,* Paris 1866, qu'elles ne sont pas toujours, comme on le croyait depuis Stahl, Pinel, etc., sous la dépendance d'une constitution, principalement rhumatismale ou goutteuse, et il pense que loin d'être salutaires elles doivent être l'objet d'un traitement soit médical, soit chirurgical, si elles déterminent des troubles marqués de la digestion, si elles occasionnent une gêne incessante du côté de la défécation et surtout si elles sont le siége de ces hémorrhagies finissant par amener l'anémie moins par la quantité de sang, perdu à chaque fois, que par la répétition fréquente de l'écoulement sanguin. La thérapeutique qu'il leur applique est différente suivant qu'on a affaire aux *hémorrhoïdes externes* ou aux *hémorrhoïdes internes.*

*Hémorrhoïdes externes.* — Le plus souvent elles ne réclament aucune intervention active : des soins de propreté, quelques lavements froids, l'emploi soit de l'onguent populeum, soit de la pommade à l'extrait de ratanhia, suffisent pour combattre la gêne qu'elles déterminent de temps à autre. Si cependant elles secongestionnent et deviennent très-turgescentes et œdémateuses, si elles finissent par s'enflammer à diverses reprises, on peut avoir recours, comme le veut Curling, à *de petites ponctions peu profondes* ou même à l'*excision* si la masse est d'un petit volume, presque pédiculisée et fort douloureuse.

*Hémorrhoïdes internes.* — Ce professeur n'emploie généralement dans ce cas ni l'*excision*, ni les diverses espèces de *ligatures*, dans la crainte de la phlébite et de l'infection purulente.

Il y a deux mois (septembre 1875), lorsque nous remplacions M. A. Guérin à l'Hôtel-Dieu, nous avons eu recours à la *ligature extemporanée* chez un homme de 42 ans dont les bourrelets hémorrhoïdaux internes saillants et légèrement étranglés par les externes, étaient extrêmement douloureux. Comme on pouvait, en les attirant un peu à l'extérieur, pédiculiser facilement ces bourrelets, au nombre de trois, je passai à la base de chacun d'eux un fil métallique qui me servit à les attirer et à les circonscrire chacun par un serre-nœud de de Græfe dont l'anse fut poussée le plus haut possible. Les trois serre-nœuds furent appliqués en même temps. A peine s'écoula-t-il quelques gouttelettes de sang et les suites furent des plus simples. Il ne survint pas le moindre accident, ni du côté du ventre, ni du côté du rectum et après un léger écoulement sanio-purulent, la cicatrisation eut lieu et le malade sortait complétement guéri au bout de six semaines.

C'est à l'emploi des *caustiques liquides* et en particulier à celui de l'*acide nitrique mono-hydraté* que M. Gosselin donne la préférence. Voici comment il opère : un *pinceau d'amiante* trempé dans le liquide est appliqué pendant quelques secondes sur les hémorrhoïdes internes en ayant soin d'éviter de toucher le bourrelet cutanéo-muqueux extérieur : parfois il fait porter cette cautérisation sur un seul bourrelet et n'attaque les autres que quelques jours plus tard : la même manœuvre est répétée 48 heures après et même une troisième fois jusqu'à ce que l'eschare soit bien constituée. La chute de cette eschare contribue, après la formation de la cicatrice, à donner à la muqueuse rectale moins de souplesse, ce qui la rend par conséquent moins apte à fournir à l'extérieur ce prolapsus si fréquent, comme on le sait, dans le cas d'hémorrhoïdes internes. Le seul inconvénient de cette méthode est la *douleur*, déterminée chez le malade, qui est extrêmement vive au moment du contact de l'acide avec la muqueuse et qui cependant se calme et disparait même complétement au bout de deux ou trois heures.

### 5° Affections de la bouche.

*a*. Perforation de la voute palatine. —*Modification du procédé de M. Baizeau*. —Lorsque la perforation est très-petite et ne dépasse pas *un centimètre*, l'opération est indiquée et c'est surtout la méthode en double pont de M. Baizeau qui est pratiquée par ce professeur et que nous avons décrite dans l'un de nos Répertoires. Il avive dans un *premier temps* toute la muqueuse et le tissu cicatriciel qui constitue le pourtour de l'orifice, puis dans un *second temps* il taille deux lambeaux à l'aide de 3 *incisions* dont l'une médiane passe par la perforation et dont les deux autres latérales lui sont distantes environ de 1 cent., 1 cent. 1/2 (M. Tillaux s'écarte davantage de la perforation, pour éviter la lésion de l'artère palatine postérieure et comprendre chacune de ces artères dans le lambeau, afin de donner moins de chance à la gangrène) ; enfin dans un *troisième temps* il passe 4, 5, et 6 fils d'argent au moyen des tubes de Galli. Si la perforation est plus considérable, ou bien si on échoue après une première opération, il conseille de porter un *obturateur en caoutchouc*, à moins que la voûte palatine, en raison de sa sensibilité, ne puisse pas le supporter, dans ce cas on est autorisé à faire encore une tentative opératoire.

*b*. Fistule salivaire. — (*Canal de Sténon*). *Procédé de Deguise et de Béclard et emploi du serre-nœud de de Græfe*. — On sait combien, en ce cas, on éprouve de difficultés à rétablir le cours normal de la salive dans la cavité buccale, or, d'après M. Gosselin, la principale cause de l'insuccès est que la plaie extérieure a toujours moins de tendance à la cicatrisation que la plaie intérieure pratiquée par le chirurgien, qui elle, est au contraire plus récente et par conséquent plus apte à se fermer.

Le but que l'on doit se proposer est donc d'empêcher la *plaie intérieure* de se cicatriser et en même temps de chercher à combattre l'*état ulcéreux* de l'ouverture extérieure pour la mettre dans les meilleures conditions de cicatrisation.

Voici le procédé qu'il met en usage et qui n'est que celui de Deguise et de Béclard légèrement modifié : il perfore la joue de dehors en dedans au niveau de la fistule, puis à une certaine distance, de dedans en dehors et il introduit par la canule les deux extrémités d'un fil de fer : il serre ensuite, et divise à l'aide d'un serre-nœud de de Græfe introduit dans la bouche et progressivement (3/4 d'heure), le pont de tissus compris dans l'anse métallique. La salive coule immédiatement dans la cavité buccale, mais pour s'opposer à la tendance cicatricielle de cette ouverture artificielle, il agit chaque jour avec le bec d'une sonde cannelée, rompt les adhérences et les bourgeons charnus de nouvelle formation et cherche en un mot à rendre cet orifice fistuleux.

De plus, il suit une marche tout opposée vis-à-vis de la plaie extérieure : il la cautérise, établit la compression et cherche à obtenir la cicatrisation. Par ce double *travail antagoniste* la salive finit par reprendre son cours normal.

### 6° Affections des vaisseaux.

Anévrysme cirsoïde. — *Injection de perchlorure de fer*. — M. Gosselin, depuis longtemps (*Mémoire sur les tumeurs cirsoïdes artérielles*. Arch. g. de méd., 1867) préconise, comme le font du reste MM. Verneuil, Broca, Giraldès, etc., les injections coagulantes de perchlorure de fer. Ce dernier doit être à 15 ou 20 degrés, au plus: s'il est plus fort, il n'est plus seulement coagulant mais bien caustique. Avant l'injection, il interrompt autant que possible la circulation artérielle périphérique soit à l'aide des mains d'un ou de plusieurs aides, soit en imaginant des moyens compressifs (anneaux métalliques) qui varient selon les cas et la position de la tumeur. Les injections ne doivent se répéter que tous les quinze jours au plus et chacune d'elles est de quatre à cinq gouttes. Le trocart-canule enfoncé à 5 ou 6 millimètres n'est retiré par lui que lorsque le coagulum est produit, c'est-à-dire au bout de 10 minutes. Par cette précaution, il évite l'écoulement sanguin. S'il survient des accidents locaux inflammatoires graves, des abcès circonscrits, des ulcérations, la crainte d'hémorrhagies foudroyantes l'engage à ne pas hésiter et à traiter par l'*incision* et les *cautérisations au fer rouge* qui agissent à la fois et comme moyen hémostatique et comme méthode curative.

Actuellement, dans le service de ce professeur à la Charité (9 novembre 1875), est couché un jeune homme d'une vingtaine d'années qui présente sur la région temporo-pariétale gauche une tumeur cirsoïde de la grosseur du poing et qui est en voie de traitement par le procédé indiqué plus haut. Le mal avait débuté par un simple nævus congénital qui peu à peu s'était développé sans aucune cause traumatique et que le jeune homme avait écorché à différentes reprises : des hémorrhagies avaient lieu de temps en temps par ces petites excoriations; peu à peu, à la tumeur elle-même étaient venues se joindre les dilatations très-considérables non-seulement de la temporale et de l'occipitale (tronc et branches) du côté gauche, mais encore celles des troncs du côté opposé (pulsations et bruit du souffle intense). M. Delens commença le traitement par les injections coagulantes, en interrompant la circulation périphérique avec les mains d'aides, à chaque injection : il en fit plusieurs et aucun accident ne survint : lorsque nous vîmes le malade, la tumeur avait sensiblement diminué, des caillots s'étaient formés dans un grand nombre de vaisseaux dilatés et les mouvements d'expansion des artères temporale et occipitale s'étaient amoindris. M. Gosselin se proposait de continuer chez ce jeune homme le même mode de traitement, qui jusqu'à présent avait donné un assez bon résultat.

---

## HOPITAL BEAUJON.

Service de M. le professeur Dolbeau.

### 1° Affections des yeux.

*a.* Cataracte. — *Kératotomie supérieure, petit lambeau, — pas d'iridectomie ; — soins minutieux à apporter dans le pansement.* — C'est la *kératotomie à lambeau supérieur*, procédé qui lui a offert la plupart du temps un excellent résultat, que M. Dolbeau met presque exclusivement en pratique; nous pouvons dire que jamais, à moins d'indication tout à fait spéciale, il n'a recours à l'extraction combinée d'iridectomie, cette dernière, entre autres désavantages, pouvant apporter ultérieurement des modifications fort regrettables dans l'accommodation du globe oculaire. Ce professeur suit du reste dans l'exécution du manuel opératoire, comme nous avons pu en être témoin dans son service, les mêmes errements que son maître Nélaton. De plus il croit, comme lui, que les soins les plus minutieux apportés au pansement doivent entrer en ligne de compte dans le succès, au moins autant, sinon plus, que l'opération elle-même.

1° *Les soins préparatoires* sont certainement de tous les moins indispensables. Une fois le malade entré, M. Dolbeau attend cependant quelques jours avant d'opérer, et le matin ou au moins la veille il tient à ce que le malade soit allé à la selle.

2° *Opération.* — Fermer l'œil non opéré avec une compresse longuette disposée en bandeau, — préférer à l'*ophthalmostat* les doigts d'un aide exercé, pour écarter les paupières, — emploi, pour fixer le globe, de la pique de Pamard ou plutôt de la *pince fixatrice, couteau* à lame étroite. — Les divers temps n'offrent rien de particulier : *kératotomie* proprement dite (ponction, passage du couteau dans la chambre antérieure, contre-ponction), *kystotomie, sortie du cristallin.* — M. Dolbeau opère les malades couchés.

3o *Pansements, soins consécutifs.* — S'assurer si le petit lambeau est bien en place. — Le pansement consiste dans l'application verticale de petites bandelettes minces de taffetas mouillé sur les deux paupières rapprochées l'une de l'autre et sans effort par le malade, dans celle de petits plumasseaux allongés de charpie douce, à brins complétement parallèles, dont on couvre également les yeux et la racine du nez, enfin dans celle d'une compresse longuette pouvant faire le tour de la tête et échancrée en avant pour recevoir l'extrémité du nez : — rideaux verts entourant le lit : — repos le plus absolu.

Même lorsque l'opéré n'accuse aucune espèce de douleur, M. Dolbeau visite l'œil le lendemain, et pour procéder à cet examen il recommande de ne faire éprouver aucun ébranlement à la tête, ni directement ni indirectement par des secousses imprimées au lit du malade : il engage ce dernier, à plusieurs reprises, à ne faire aucun effort et lui parle avec douceur en lui adressant quelques paroles encourageantes ; on l'aide à s'asseoir doucement sur son séant et on détache le bandeau en arrière : il est immédiatement replacé dans le décubitus dorsal, la tête un peu élevée et on retire le pansement. Il faut avoir bien soin de n'exercer aucun tiraillement sur les paupières, et pour enlever commodément la charpie et les bandelettes de taffetas, ce chirurgien fait usage, à l'exemple de Nélaton, d'un pinceau trempé dans de l'eau tiède avec lequel il humecte et décolle cette charpie : une fois le pansement complétement retiré, il ne relève pas la paupière supérieure avec les doigts, comme on le fait d'habitude, de peur d'exercer la moindre pression sur le globe oculaire, il engage simplement le malade à écarter de lui-même les paupières, ce qui permet bien suffisamment au chirurgien de s'assurer si les choses marchent à souhait. Avant de pratiquer le second pansement et pour faire pénétrer quelques gouttes de la solution atropinée dans l'œil, il n'écarte pas non plus les paupières, il engage le malade, comme le faisait encore Nélaton, à relever le menton et verse, dans l'angle interne transformé en véritable godet, le liquide qui pénètre de lui-même au moment où l'œil s'ouvre. — Tous ces soins peuvent paraître minutieux et même puérils, mais c'est en les observant de point en point (et nous nous y associons absolument) qu'on peut espérer la guérison.

*b.* OPHTHALMIE SYMPATHIQUE. — *Enucléation de l'œil congénère, conservation de la conjonctive.* — *Œil artificiel.* — M. Dolbeau admet deux formes principales d'ophthalmie sympathique : *dans la première,* dite congestive ou *hypérémique,* le bulbe de l'œil subit des altérations variables dans leur degré, mais qui se rapportent principalement à celles de l'irido-choroïdite : des dépôts plastiques se font soit dans les milieux, soit dans l'épaisseur des membranes : *dans la seconde* forme qu'il nomme *anémique,* il y a lésion de nutrition de tout l'organe qui finit par subir les diverses phases de ramollissement. — Qu'on ait affaire à l'une ou l'autre de ces ophthalmies, le devoir du chirurgien pour empêcher l'œil sain de se perdre en totalité, est de se hâter d'enlever le globe oculaire primitivement atteint ou le moignon qui reste. Afin de faire, après l'opération, bénéficier le malade d'un œil artificiel, on doit chercher à conserver, dans la limite du possible, la muqueuse oculo-palpébrale ; c'est pourquoi M. Dolbeau, après avoir incisé cette muqueuse autour de la cornée, la dissèque sur le globe, coupe les muscles à leurs insertions sclératicales, puis termine par la section du nerf optique.

## 2o Affections du membre inférieur.

*a.* LUXATION DE LA CUISSE. — *Flexion*

*combinée avec la rotation.*—Desprès père a eu l'honneur, en 1835, d'ériger en méthode cette *flexion combinée avec la rotation de la cuisse en dehors.* C'est là un procédé excellent, applicable, selon M. Dolbeau (Acad. de méd., oct. 1868), à toutes les luxations récentes de la cuisse, quelle que soit la variété, et qu'il conseille d'essayer avant toute espèce de méthode de force. A cette époque, sur 11 luxations où ce professeur l'a employée (8 ilio-ischiatiques, 2 ilio-pubiennes, 1 ischio-pubienne), il a pu obtenir une réduction complète et même facile, sans avoir recours à aucun aide et en prenant soin de chloroformiser les malades.

Il y a plus, ce chirurgien se plaît à penser que là où la force échoue, la méthode de Desprès peut réussir à dégager la tête du fémur et à lui faire traverser la déchirure de la capsule, ce qui lui permet de la remettre en place dans la cavité cotyloïde.

*b.* MAL PERFORANT DU PIED. — *Emploi de divers topiques.* — *Résection ou ablation d'une partie du squelette.* — Dans la pathogénie de cette affection encore bien obscure, malgré les nombreuses recherches modernes, M. Dolbeau fait jouer un rôle important aux lésions vasculaires (dégénérescence athéromateuse des artères, gêne de la circulation capillaire, perte de vitalité des tissus, apparition, formation, ténacité et récidive du mal plantaire) Dans certains cas il a tendance à regarder cette altération artérielle comme intimement liée à *un trouble d'innervation des parois vasculaires* (nutrition modifiée) : C'est là, dit-il (leçons de clinique chirurgicale de l'Hôtel-Dieu, 1867), une manière de voir qu'il ne donne que sous toute réserve, et à l'appui de cette assertion, il cite entre autres faits celui d'un terrassier âgé de 45 ans qui, un an après la guérison d'une fracture de la colonne vertébrale accompagnée de paraplégie incomplète et persistante, fut pris d'un mal perforant.

Je ne puis mieux faire que de rapprocher de cet exemple un autre cas de même nature et également curieux que nous avons observé à l'hôpital Necker, il y a quelques mois, au moment où nous remplacions M. Désormeaux. — Il s'agissait d'un jeune homme de 28 ans qui avait eu, 5 ou 6 ans auparavant, le rachis fracturé ; une gibbosité dorsale des plus manifestes ne laissait aucun doute à cet égard : après l'accident, il avait du reste présenté une paraplégie complète accompagnée de troubles du côté de la miction et de la défécation : il avait pu toutefois guérir, et sa paraplégie diminuant, il avait repris son travail : les deux membres étaient sensiblement atrophiés, mais principalement celui du côté droit, et depuis un an, il avait vu se développer sur la face plantaire du 5e métatarsien droit un durillon qui n'avait pas tardé à se convertir en un véritable mal plantaire : sur la plante du pied gauche se remarquaient aussi plusieurs indurations épidermiques qui n'attendaient probablement qu'une occasion poursuivre la marche progressive qui est le propre de cette singulière affection : évidemment chez cet homme il existait un trouble profond de nutrition sous la dépendance d'une lésion de l'innervation des parois vasculaires.

On comprend sans peine le peu d'efficacité qu'a un traitement quelconque sur un mal perforant qui reconnaît pareille cause traumatique.

La *cautérisation* avec le fer rouge avec ou sans *abrasion* préalable des fongosités qui tapissent le trajet fistuleux a pu cependant dans certains cas améliorer l'état du malade. M. Dolbeau emploie également divers *topiques*, tels que la *teinture d'iode*, les diverses *préparations alcooliques*, *l'acide phénique*, *l'acide acétique*, *le chlorate de potasse*, etc. C'est surtout à l'usage alternatif de chacun de ces médicaments qu'il s'adresse : il essaie l'un d'eux et quand il voit qu'il ne se produit aucun changement dans la plaie, il passe à un autre, et ainsi de suite. Il a recours enfin à une opération plus radicale (*résection osseuse*); mais, quand il y a déjà eu récidive, comme on sait avec quelle rapidité réapparaît le mal, il aime mieux s'abstenir et se borner à des applications topiques, cette affection pouvant du reste rester stationnaire et ne faire que des progrès assez lents.

*c* EXOSTOSE SOUS-UNGUÉALE. — *Procédé de Debrou.*—La seule thérapeutique à employer est *l'ablation* de la tumeur. M. Dolbeau ne se contente pas de *l'abrasion* telle que la pratiquait Dupuytren, parce qu'elle peut être suivie de récidive comme *l'extirpation* avec *la gouge et le maillet* de Malgaigne, comme les *cautérisations*, etc. Il préfère la méthode de Debrou qui consiste à enlever entièrement la partie antérieure de la phalangette à l'aide d'une pince de Liston, après avoir disséqué avec soin toutes les parties molles périphériques avec un instrument tranchant : de cette manière la matrice est conservée et peut reproduire ultérieurement l'ongle, ce qui est d'un grand avantage au point de vue de la forme de l'orteil.

## 3° Affections de l'appareil génito-urinaire.

*a.* CALCUL VÉSICAL. — *Lithotritie périnéale.* — Comme le dit M. Dolbeau (*De la Lithotritie périnéale* ou nouvelle manière d'opérer les calculeux. Paris, G. Masson, 1872), cette opération (taille par dilatation) n'est pas destinée à remplacer la lithotritie, elle a pour but d'agrandir le domaine de la lithoclastie et de restreindre les applications de la lithotomie. — Elle a sur tous les autres modes de taille (latéralisée, bilatérale) l'incontestable avantage :

1° De ne pas diviser les conduits éjaculateurs.

2° De respecter sûrement le bulbe.

3° D'éviter la section des sinus veineux du col vésical et de la prostate et, par conséquent, d'exposer beaucoup moins le malade aux hémorrhagies et aux accidents de phlébite ou de pyohémie.

Elle consiste dans *la combinaison de la dilatation uniforme du col* avec la *fragmentation des calculs dans la vessie*, et voici quels sont les préceptes suivis par ce professeur dans le cours de cette opération que nous lui avons vu pratiquer à l'hôpital Beaujon.

Malade disposé et cathéter à large cannelure introduit comme dans la taille ordinaire.

*Premier temps.* — *Section du périnée*; boutonnière médiane de 2 cent. située immédiatement en avant de l'anus, introduction de l'index dont l'ongle va sentir la cannelure du cathéter.

*Second temps.* — *Dilatation* lente, graduée, uniforme, ayant pour but de convertir la plaie périnéale, la portion prostatique et le col en un véritable trajet cylindrique de 2 cent. de diamètre.

Le dilatateur imaginé par ce professeur est composé de *six branches* métalliques appliquées les unes contre les autres par une virole en caoutchouc et représentant, quand elles sont rapprochées complétement, un cône allongé (F. I. fig. 2) : pour permettre aux branches de s'écarter et de produire la dilatation des tissus, il suffit d'imprimer au manche A un mouvement de rotation par lequel deux boules représentées dans la fig. 1 de F. I quittent les échancrures où elles sont logées quand l'instrument est au repos. Ces boules en se déplaçant écartent les six branches de l'instrument jusqu'à une distance maximum de 2 *centimètres*. Par le mouvement de rotation du manche en sens inverse les branches se rapprochent parce que les boules rentrent dans leurs excavations. —

Voici comment on le manœuvre : la ponction de l'urèthre ayant été faite, le chirurgien introduit l'extrémité du dilatateur dans la plaie et s'assure que cette extrémité se trouve bien en contact métallique immédiat avec le cathéter (absolument comme avec le lithotome); le cathéter retiré, on fait graduellement une première dilatation; l'instrument étant refermé, on le pousse plus loin et on dilate une seconde fois, puis successivement (rapprochement et écartement des branches) on arrive à dilater la prostate et le col vésical dont les veines volumineuses ne se trouvent pas divisées comme dans la taille ordinaire. Le doigt pénètre alors facilement dans la vessie, par le trajet constitué.

*Troisième et quatrième temps.* — Ces deux temps se confondent ensemble si la pierre est petite. Ils consistent dans l'*exploration* de la vessie à l'aide d'une tenette qui permet de se rendre compte de la grosseur et de la consistance du calcul, puis dans l'*extraction* de ce dernier. Si la pierre est trop volumineuse pour sortir par la plaie, M. Dolbeau introduit dans la vessie un *casse-pierre* (F. III) d'une grande puissance avec lequel il ronge ou bien concasse le calcul en autant de fragments qu'il le juge convenable, c'est là le troisième temps de l'opération, le dernier consistant toujours à extraire tous ces fragments avec la tenette, et cela dans une seule et même séance. Nous l'avons vu faire aussi usage des injections vésicales

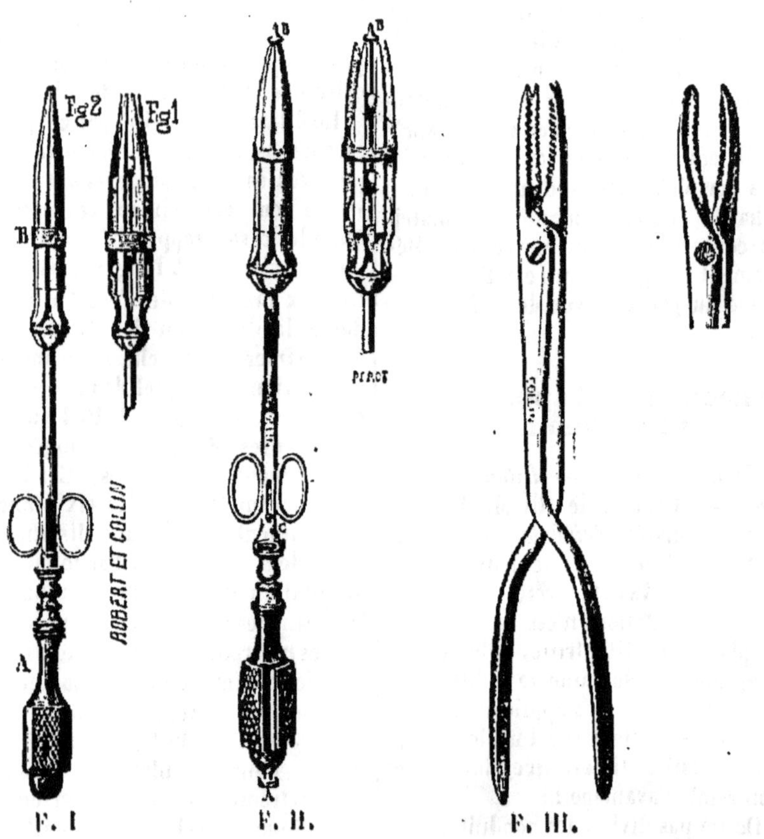


F. I F. II. F. III.

par la plaie (sonde molle en caoutchouc), dans le but de produire le déplacement des morceaux de calcul et de rendre plus facile l'exploration par les tenettes et le jeu de ces instruments.

Le pansement ultérieur est des plus simples, d'une façon générale, on se dispense de laisser une sonde à demeure soit dans l'urèthre, soit dans la plaie périnéale sur laquelle se trouve appliqué un petit plumasseau de charpie trempée dans de l'eau alcoolisée. Il est habituel de voir les malades, au bout d'un laps de temps quelque fois fort court, retenir volontairement leur urine et l'expulser par l'urèthre.

Nous renvoyons du reste le lecteur, pour des détails plus étendus, aux savantes considérations que ce professeur a émises dans une série de lettres, *sur l'Etat de la lithotritie périnéale en France*, adressées au secrétaire de la rédaction du *Bulletin général de thérapeutique médic. et chir.*, juillet et août 1874.

En résumé, voici quels sont les avantages présentés par cette opération qui, disons-le cependant, ne doit pas être considérée comme facile.

1° Petitesse de l'incision — on évite facilement le bulbe.

2° Les canaux éjaculateurs non intéressés.

3° Chances bien moindres de l'hémorrhagie et des accidents de phlébite et d'infection purulente.

4° Conservation de la fonction du col vésical, malgré sa dilatation.

5° Extraction de très-grosses pierres, grâce à leur fragmentation.

Disons maintenant un mot de quelques modifications, d'une importance plus ou moins grande, qui ont été apportées à l'appareil instrumental tel que nous venons de le passer en revue rapidement, mais qui ne touchent en rien aux règles qui ont été si bien posées par M. Dolbeau.

Et d'abord les pointes, mousses cependant, qui terminent les six branches du dilatateur, pouvant contondre, déchirer les tissus ou s'y accrocher, M. Trélat a voulu conjurer ces inconvénients en adaptant (F. II) sur la boule supérieure une tige surmontée d'un capuchon ou *petit chapeau chinois* (BB) également métallique, qui est destiné à masquer ou coiffer les extrémités pointues des branches quand l'instrument est au repos. M. Caudmont a présenté l'année dernière à la Société de médecine de Paris une observation dans laquelle, durant le cours de l'opération, ce petit chapiteau s'était tordu ou luxé (la responsabilité en incombe seulement au fabricant, bien entendu), ce qui avait singulièrement gêné la manœuvre du dilatateur. — Enfin M. Duplay dans la séance du 24 novembre 1875 de la Société de chirurgie a proposé un nouveau dilatateur, qui repose à peu près sur les mêmes bases que le divulseur de M. Voillemier (pour les rétrécissements uréthraux) et que M. Guyon dans la même séance a revendiqué comme étant sa propriété; ce dernier chirurgien cependant ne s'en serait servi que sur le cadavre, tandis que M. Duplay l'a employé et avec succès deux fois sur le vivant. Ce nouveau dilatateur composé d'un *conducteur* et de *quatre branches métalliques* qui s'écartent par un mécanisme particulier, aurait l'avantage de faire la dilatation en un seul temps.

Parfois la *tenette* ayant saisi le calcul, ce dernier se trouve trop gros pour être extrait et comme d'autre part l'articulation ne permet pas au chirurgien d'augmenter l'écartement du mors, l'opérateur se trouve dans un grand embarras puisqu'il ne peut ni amener la pierre au dehors, ni la rejeter dans la cavité vésicale : pour parer à ces accidents M. Duplay a disposé l'articulation des deux branches beaucoup plus près des mors, de façon à ce que l'instrument ne puisse embrasser un calcul plus gros que le trajet par où il doit sortir : d'autre part, si le calcul trop volumineux est très-dur, les extrémités des tenettes tranchantes peuvent mordre sur lui. — Enfin le même chirurgien a aussi modifié les tenettes dont il a *courbé* les mors et *aiguisé les bords*, et a appliqué au *casse-pierre* la modification de l'articulation des mors que nous venons de signaler pour la tenette.

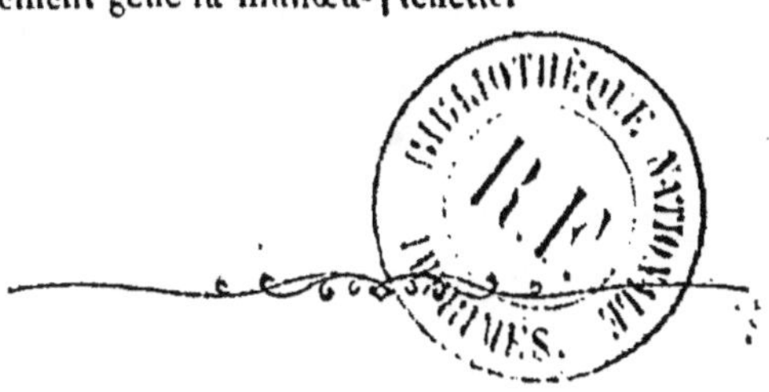


Paris. — Imprimerie de E. DONNAUD, rue Cassette, 9.

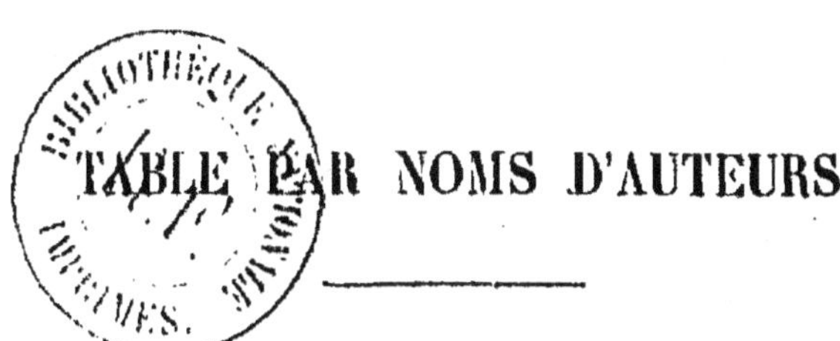


# TABLE PAR NOMS D'AUTEURS

Pages.

M. Benj. Anger. Hôpital Saint-Antoine.

Affections des os, amputations. . . . . . . . 96
Affections des vaisseaux. . . . . . . . . . . 99
Plaies des tendons, hétéroplastie. . . . . . . 100
Trachéotomie. . . . . . . . . . . . . . . . . 101

M. Broca. Hôpital des Cliniques.

Affections osseuses et articulaires. . . . . . . 46
Affections des yeux. . . . . . . . . . . . . . 48
Affections des gencives et de la mâchoire inférieure. . . . . . . . . . . . . . . . 49
Affections du pied et de la main. . . . . . . 49
Affections du sein. . . . . . . . . . . . . . 50
Affections de l'anus. . . . . . . . . . . . . 50

M. Cruveilhier (Edouard). Hôpital St-Louis.

Affections des organes génito-urinaires (homme et femme). . . . . . . . . . . . 32
Affections des os. . . . . . . . . . . . . . 32
Affections de l'anus et du rectum. . . . . . . 33
Affections des vaisseaux. . . . . . . . . . . 33
Affections des lèvres. . . . . . . . . . . . 34

M. Cusco. Hôtel-Dieu.

Affections oculaires. . . . . . . . . . . . . 12
Affections des voies aériennes. . . . . . . . 13
Affections des vaisseaux. . . . . . . . . . . 14
Affections des os. . . . . . . . . . . . . . 14
Solutions de continuité. . . . . . . . . . . . 14

M. Demarquay. Maison municipale de santé.

Affections osseuses et articulaires. . . . . . . 50
Affections génito-urinaires (homme et femme). . . . . . . . . . . . . . . . . . 51
Affections des téguments et du tissu sous-cutané . . . . . . . . . . . . . . . . . 52
Anesthésie, plaies et gangrène. . . . . . . . 53
Affections kystiques. . . . . . . . . . . . . 54
Affections des intestins. . . . . . . . . . . 54
Affections de la face. . . . . . . . . . . . 55

M. Désormeaux. Hôpital Necker.

Anesthésie, plaies, fistules. . . . . . . . . 79
Affections des organes génito-urinaires (homme et femme) . . . . . . . . . . . 80
Affections des os, amputations. . . . . . . . 82
Affections des lèvres et des intestins. . . . . 84
Affections des vaisseaux. . . . . . . . . . . 84

M. Desprès. Hôpital Cochin.

Affections osseuses et articulaires . . . . . 56
Affections génito-urinaires, syphilis. . . . . 57
Affections des vaisseaux, ganglions. . . . . . 58
Gangrène. . . . . . . . . . . . . . . . . . . 58
Affections des intestins. . . . . . . . . . . 59
Affections du tube digestif. . . . . . . (1) 136
Affections des os et des articulations. . (1) 138
Affections de la mamelle et du cou. . . (1) 143
Kystes . . . . . . . . . . . . . . . . . (1) 144

M. Dolbeau. Hôpital Beaujon.

Affections des os. . . . . . . . . . . . . . 14
Affections kystiques . . . . . . . . . . . . 15
Affections oculaires . . . . . . . . . . . . 16
Ulcères variqueux. . . . . . . . . . . . . . 16
Affections des yeux. . . . . . . . . . . . . 178
Affections du membre inférieur. . . . . . . 179
Affections de l'appareil génito-urinaire. . . 181

M. Dubrueil. Hôpital de Lourcine.

Affections de l'anus et du rectum. . . . . . 59
Affections des organes génitaux. . . . . . . 60
Affections du nez, de la bouche et de la gorge. 62

M. Duplay. Hôpital Saint-Antoine.

Affections génito-urinaires. . . . . . . . . 17
Affections du tube intestinal. . . . . . . . 17
Affections des os. . . . . . . . . . . . . . 18
Affections du pied. . . . . . . . . . . . . 19
Affections des organes génito-urinaires (homme) affections de la mamelle (femme). 120
Affections osseuses, articulaires et péri-articulaires. . . . . . . . . . . . . . . . 121
Affections de la bouche et du cou. . . . . . 133
Affections des yeux. . . . . . . . . . . . . 134
Affections des organes génito-urinaires. . . 135

M. Gosselin. Hôpital de la Charité.

Affections osseuses et articulaires . . . . . 4
Affections oculaires. . . . . . . . . . . . . 4
Maladies de la bouche . . . . . . . . . . . 5
Affections des organes génitaux. . . . . . . 5
Polypes des fosses nasales . . . . . . . . . 6
Affections osseuses et articulaires. . . . . . 171
Affections des organes génito-urinaires (homme et femme) . . . . . . . . . . . 171
Affections kystiques. . . . . . . . . . . . . 172

(1) Au lieu de se suivre, la pagination ayant été répétée par erreur de la page 136 à la page 145, les pages qui devraient porter les numéros 13, 143 et 144 du service de M. Desprès sont marquées une seconde fois dans le texte, 130, 135 et 136.

Pages.
Affections de l'appareil digestif. . . . . . . 174
Affections de la bouche. . . . . . . . . . . . 177
Affections des vaisseaux. . . . . . . . . . . . 177

M. Guéniot. Hôpital des Enfants assistés.

Affections des yeux. . . . . . . . . . . . 66
Affections de la bouche. . . . . . . . . . . 67
Affections kystiques. . . . . . . . . . . . 68
Affections des os et des articulations. . . . 68

M. Alph. Guérin. Hôtel-Dieu.

Affections des organes génito-urinaires. . . 85
Affections des os et des articulations, amputations . . . . . . . . . . . . . . . . . 87
Pansement ouaté. . . . . . . . . . . . . . 88
Affections des téguments. . . . . . . . . . 89
Affections oculaires et naso-pharyngiennes. . 89

M. Félix Guyon. Hôpital Necker.

Affections des voies urinaires . . . . . . . 6
Affections de l'anus et du rectum . . . . . 8
Affections osseuses et articulaires, et épanchements dans les bourses séreuses. . . . 8
Affections du cou. . . . . . . . . . . . . . 9
Plaies des artères. . . . . . . . . . . . . . 9

M. Horteloup. Hôpital du Midi.

Affections des organes génito-urinaires. . . 62
Syphilis . . . . . . . . . . . . . . . . . . 66

Labbé (Léon). Hôpital de la Pitié.

Affections de l'anus et du rectum . . . . . . 2
Affections des organes génito-urinaires (femme). . . . . . . . . . . . . . . . . 30
Affections des ganglions lymphatiques. . . . 31
Affections kystiques. . . . . . . . . . . . 31

M Lannelongue. Hospice de Bicêtre.

Affections des organes génito-urinaires. . . 76
Affections oculaires. . . . . . . . . . . . . 77
Affections des os . . . . . . . . . . . . . 79

M. Le Fort (Léon). Hôpital Beaujon.

Affections oculaires . . . . . . . . . . . . 26
Affections des organes génito-urinaires. . . 26
Résections et amputations . . . . . . . . . 27
Plaies. . . . . . . . . . . . . . . . . . . 28
Affections des muscles. . . . . . . . . . . 29

M. Panas. Hôpital Lariboisière.

Affections des organes génito-urinaires et syphilis. . . . . . . . . . . . . . . . . 38
Affections du tube digestif. . . . . . . . . 39
Affections des os et des articulations . . . . 40
Affections du système nerveux. . . . . . . . 41
Affections de la face . . . . . . . . . . . 41

M. Péan. Hôpital St-Louis.

Organes génito-urinaires . . . . . . . . . . 34
Affections des os et des articulations . . . . 37
Affections kystiques . . . . . . . . . . . . 37
Épithélioma de la face, autoplastie . . . . . 38

M. Richet. Hôtel-Dieu.

Affections de l'anus et du rectum . . . . . . 19

Pages.
Affections des organes génitaux (homme) . . 20
Affections du cou. . . . . . . . . . . . . . 21
Affections des lèvres et des mâchoires . . . 21
Affections des os et des articulations . . . . 105
Affections des organes génito-urinaires (homme et femme). . . . . . . . . . . . 112
Affections de la bouche, de l'œsophage, du cou . . . . . . . . . . . . . . . . . . . 116
Affections kystiques . . . . . . . . . . . . 118
Affections des orteils. . . . . . . . . . . . 119

M. de Saint-Germain. Hôpital des Enfants malades.

Affections oculaires . . . . . . . . . . . . 9
Affections de la gorge et du cou. . . . . . . 10
Affections osseuses et articulaires. . . . . . 10
Vices de conformation des doigts. . . . . . . 12
Affections des os et des articulations . . . . 157
Affections des organes génito-urinaires. . . 159
Affections des voies digestives . . . . . . . 160
Affections des doigts. . . . . . . . . . . . 161
Affections du cou . . . . . . . . . . . . . 161

M. Marc Sée. Hôpital Ste-Eugénie.

Affections des os et des articulations. . . . 71
Plaies et fractures compliquées. . . . . . . 73
Affections de l'œil et du sac lacrymal. . . . 73
Affections kystiques. . . . . . . . . . . . . 74
Affections des lèvres . . . . . . . . . . . . 76

M. Terrier. Hôpital Temporaire.

Anesthésie, plaies, amputations, résections. 90
Affections du nez, des oreilles, de la langue. 92
Ulcères. . . . . . . . . . . . . . . . . . . 95
Affections des organes génitaux, abdomen . 95

M. Tillaux. Hôpital Lariboisière.

Affections des organes génitaux (homme et femme). . . . . . . . . . . . . . . . . 22
Affections de l'appareil urinaire (homme et femme). . . . . . . . . . . . . . . . . 23
Affections de la bouche . . . . . . . . . . 24
Tumeurs érectiles . . . . . . . . . . . . . 24
Affections des os. . . . . . . . . . . . . . 25
Affections de l'oreille. . . . . . . . . . . . 166
Affections des tendons et de leurs gaines . . 168
Affections des organes génito-urinaires (homme et femme). . . . . . . . . . . . 169

M. Trélat. Hôpital de la Charité.

Affections des os . . . . . . . . . . . . . 41
Affections de l'abdomen (parois, viscères). . 42
Affections génito urinaires . . . . . . . . . 43
Plaies en général. . . . . . . . . . . . . . 44
Affections des yeux et des lèvres. . . . . . 45

M. Verneuil. Hôpital de la Pitié.

Affections de l'anus et du rectum . . . . . . 1
Affections oculaires. . . . . . . . . . . . . 2
Affections de la cavité buccale. . . . . . . . 3
Affections osseuses, articulaires et péri-articulaires. . . . . . . . . . . . . . . . 146
Affections du système nerveux. . . . . . . . 148
Affections kystiques. . . . . . . . . . . . . 151
Plaies et ulcères . . . . . . . . . . . . . . 152
Affections de l'appareil digestif. . . . . . . 152
Affections du périnée et des organes génitaux (femme) . . . . . . . . . . . . . . . . 154
Plaies. . . . . . . . . . . . . . . . . . . . 156

# TABLE DES MATIÈRES


**A** — Pages.

Abcès. Voy. *Trajets fistuleux.*
Abcès du cou, A. chaud, *de Saint-Germain*. 162
A. ganglionnaire, *Desprès*. . . . . 143
Abcès des épiphyses, A. douloureux, *Cruveilhier*. . . . . . . . . . . . . . . 32
Abcès rétro-pharyngien, *Desprès* . . . 128
Abcès du tibia, *Duplay* . . . . . . . 130
Abcès de la voute palatine, *Tillaux*. . 21
Abdomen (affections de l'), *Terrier*, 95 ; — *Trélat*. . . . . . . . . . . . 42
Abdomen (névralgie de l'), *Trélat*. . . . 42
Adénite de l'aine, A. suppurée, *Labbé*. 31
Adénite de la fosse iliaque, A. suppurée, *Desprès*. . . . . . . . . . . . 58
Adénoïde de la mamelle, *Duplay*. . . 125
Aériennes (affections des voies), *Cusco*. 13
Aine (adénite suppurée de l'), *Labbé*. . . 31
Alcoolisme, *Panas*. . . . . . . . . . 11
Amputations, *B. Anger*, 96 ; — *Désormeaux*, 81 ; — *A. Guérin*, 87, 88 ; — *Le Fort*, 27 ; — *Terrier*, 90. — (plaies d'), *Terrier* . . . . . . . . . . . . 90
Amputation du bras, *Desprès*. . . . . . 142
Amputation de la cuisse, *Broca*, 48 ; — *Desprès*, 56 ; — *Marc Sée* . . . . . 72
Amputation de la jambe, *B. Anger*, 98 ; — *Terrier*. . . . . . . . . . . . . 92
Amputation du médius, *Terrier*. . . . 91
Amputation du sein, *Desprès*. . . . . 143
Amputation tibio-tarsienne, *Désormeaux*, 81 ; — A. tibio-tars. ostéoplastique, *Le Fort*. . . . . . . . . 27
Amygdales (hémorrhagie à la suite de l'extirpation des), *Gosselin*. . . . . 5
Amygdales (hypertrophie des), *de Saint-Germain*. . . . . . . . . . . . . . 10
Amygdalotomie, *de Saint-Germain* . . . 10
Anesthésie, *Demarquay*, 53 ; — *Désormeaux*, 79 ; — *Terrier*. . . . . . . 90
Anévrysme, *Désormeaux*. . . . . . . . 84
Anévrysme cirsoïde, *Gosselin*. . . . . 177
Anévrysme poplité, *B. Anger*. . . . . 99
Anévrysme de la fémorale, A. spontané, *Cusco*. . . . . . . . . . . . . . . 14
Ankylose du coude, A. fibreuse incomplète, *Guyon*. . . . . . . . . . . . 8
Ankylose scapulo-humérale, A. fibreuse, *Péan* . . . . . . . . . . . . . . 37
Ankylose temporo-maxillaire, *Richet*. 112
Anthrax, *Demarquay*, 52 ; — A. *Guérin*. . . . . . . . . . . . . . . . 89
Anthrax des lèvres, *Richet*, 21 ; — *Verneuil* . . . . . . . . . . . . . . . 152
Anus (affections de l'), *Broca*, 50 ; — *Cruveilhier*, 33 ; — *Dubrueil*, 59 ; — *Guyon*, 8 ; — *Labbé*, 29 ; — *Richet*, 19 ; — *Verneuil* . . . . . . . . . . 1
Anus contre nature, accidentel, *Gosselin* 173
Anus (fissure à l'), *Dubrueil*, 9 ; — *Gosselin*, 75 ; — *Guyon*, 8 ; — *Richet*, 19 ; — *Verneuil*. . . . . . . . . . 1
Anus (fistules à l'), F. multiples, *Duplay*, 18 ; — *Guyon*, 8 ; — *Trélat*, 42 ; — *Verneuil*. . . . . . . . . . . . . . 153
Anus (imperforation complète de l'), *Verneuil* . . . . . . . . . . . . . 153
Anus (végétations à l'), *Cruveilhier*, 33 ; — *Dubrueil*. . . . . . . . . . . . 59
Artères (plaies des), *Guyon* . . . . . 9
Artères (torsion des), *Tillaux*. . . . . 25
Artères de l'avant-bras (plaies des), *Desprès*. . . . . . . . . . . . . . 58
Artère cubitale (plaie de l'), *Guyon* . . 9
Artères de la main (plaies des), *Desprès* 58
Artère radiale (blessure de l'), *B. Anger*. . . . . . . . . . . . . . . 99
Arthrite fongueuse, *Richet*, 105 ; — A. sèche ou déformante, *Duplay*. . . . 126
Arthrite du genou, A. suppurée, *Marc Sée* . . . . . . . . . . . . . . . 72
Articulaires (plaies), *Richet*. . . . . . 112
Articulations (affections des), *Broca*, 46 ; — *Demarquay*, 50 ; — *Desprès*, 56, 129 ; — *Duplay*, 126 ; — *Gosselin*, 4, 170 ; — *Guéniot*, 68 ; — *Guérin*, 87 ; — *Guyon*, 8 ; — *Panas*, 40 ; — *Péan*, 37 ; — *Richet*, 105 ; — *de Saint-Germain*, 10, 157 ; — *Marc Sée*, 71 ; — *Verneuil*. . . . . . . . . . . . . 116
Articulations (corps étrangers des), *Richet* 112
Astragale (extirpation de l'), *Demarquay*, 51 ; — *Desprès*. . . . . . . . . . 56
Astragale (luxation complète de l'), sans

Pages.
plaie, Desprès, 56 ; — Voy. *Luxation sous-astragalienne.*
Atrophie (muscles), *Le Fort*. . . . . . 29
Avant-bras (plaies des artères de l'), *Desprès*. . . . . . . . . . . . . 58

**B**

Balano-posthite, *Horteloup*. . . . . . 63
Bec-de-lièvre, *Demarquay*, 55 ; — *Désormeaux*, 84 ; — *Duplay*, 131 ; — *Guéniot*, 67 ; — *Marc Sée*, 76 ; — *Trélat*. . . . . . . . . . . . . . 46
Blennorrhagie, B. chronique, *Horteloup*, 64 ; — ophthalmique, *Gosselin*, 4 ; — voy. *Conjonctivite*.
Blennorrhée, *A. Guérin*. . . . . . 86
Blépharo-phimosis, *Cusco*. . . . . . 12
Blépharoplastie, *A. Guérin* . . . . . 89
Blépharoraphie, *Dolbeau*, 16 ; — *Duplay*, 134 ; — *Lannelongue*, 78 ; — *Verneuil*. . . . . . . . . . . . . . . 3
Blessure de l'artère radiale, *B. Anger* 99
Blessure de l'œil, *Le Fort*. . . . . 26
Bouche (affections de la), *Demarquay*, 55 ; — *Dubrueil*, 62 ; — *Duplay*, 131 ; — *Gosselin*, 5, 177 ; — *Guéniot*, 67 ; — *Richel*, 116 ; — *Tillaux*, 24 ; — *Verneuil*. . . . . . . . . . . . 3
Bougies, *Guyon*. . . . . . . . . . . 6
Bougies œsophagiennes, *Richet*. . . . 117
Bourse pré-rotulienne (épanchement sanguin dans la), *Verneuil*. . . . . 116
Bourses séreuses (épanchements dans les), *Guyon*. . . . . . . . . . . . 8
Bras (amputation du), *Desprès*. . . . 142
Bras (fracture du), *B. Anger*. . . . . 96
Brulure, *Desprès*. . . . . . . . . . 58

**C**

Caisse du tympan (engouement de la), *Tillaux*. . . . . . . . . . . . . . 166
Cal (rupture du), *Lannelongue*. . . . . 79
Calcaneum (nécrose du), *Tillaux*. . . . 25
Calcul vésical, *Dolbeau*, 181 ; — *de Saint-Germain*, 159 ; — *Tillaux*. . 169
Cancer du col utérin, *Demarquay*. . . 52
Cancer de la langue, *Terrier*. . . . . 94
Cancer du rectum, *Labbé*, 29 ; — *Verneuil*. . . . . . . . . . . . . . . 2
Cancer du testicule, *Horteloup*. . . . 64
Cancer de la verge, *Cruveilhier*. . . 31
Cancroïde de la lèvre inférieure, *Gosselin*. . . . . . . . . . . . . 175
Cancroïde du nez, C. superficiel, *Péan*. 38
Canthoplastie, *Cusco*. . . . . . . . 12
Carcinome du col utérin, *Péan* . . . 34
Carcinome de la langue, *Demarquay*. . 55
Carcinome de la verge. . . . . . . . 63
Castration, *Horteloup*, 64 ; — (dangers de la), *Lannelongue*, 76 ; — *Richet*, 115 ; — *Tillaux*. . . . . . . . . . . . . 169

Pages.
Cataracte, *Cusco*, 13 ; — *Demarquay*, 55 ; — *Dolbeau*, 16, 178 ; — *Duplay*, 135 ; — *Lannelongue*, 77 ; — *de Saint Germain*. 9
Cathétérisme de la trompe d'Eustache, *Tillaux*. . . . . . . . . . 166
Cathétérisme de l'urèthre, *Gosselin*, 172 ; — *Guyon*. . . . . . . . . . 6
Chancre induré, *Desprès*. . . . . . . 57
Chloroforme (administration du), *Demarquay*, 53 ; — *Terrier*. . . . . . . . 90
Choroïdite, *Cusco*. . . . . . . . . . 13
Chute du rectum, *de Saint-Germain*. . 160
Voy. *Prolapsus*.
Clavicule (fracture de la), *Broca*, 47 ; — *Demarquay*, 50 ; — *Gosselin*, 170 ; *Guérin* . . . . . . . . . . . . . . 87
Cloison recto-vaginale (déchirure de la), *Richet*. . . . . . . . . . . . 112
Coccyx (résection du), *Verneuil*. . . . 153
Compression ouatée, *Guyon*. . . . . . 8
Conjonctive, Voy. *Tonsure*.
Conjonctivite, purulente blennorrhagique, *Verneuil*. . . . . . . . . . . 2
Voy. *Kérato-conjonctivite*.
Consolidation vicieuse d'une fracture du fémur, *Lannelongue*. . . . . . 79
Constriction permanente des machoires, *A. Guérin*. . . . . . . . . . 88
Contractures, *Le Fort*. . . . . . . . 29
Contracture du col vésical, *Lannelongue*, 77 ; — *Tillaux*. . . . . . . . 23
Contusion du talon, C. chronique profonde par compression, *Desprès*. . . . 142
Cornée, Voy. *Kératite*, *Kérato-conjonctivite*, *Kératotomie*, *Staphylome cornéen*.
Cornée (plaie de la), *Le Fort*. . . . . 26
Cornée (taches cicatricielles de la), *Marc Sée*. . . . . . . . . . . . . . 74
Corps étrangers articulaires, *Richet*. . 112
Corps étrangers dans l'œsophage, *de Saint-Germain* . . . . . . . . . . 160
Corps etrangers du tube digestif, *de Saint-Germain* . . . . . . . . . . 160
Corps étrangers dans le tube intestinal, *de Saint-Germain*. . . . . . . 160
Corps thyroïde (kyste du), *Demarquay*, 54 ; — *Marc Sée*. . . . . . . . . 74
Cou (abcès du), A. chaud, *de Saint-Germain*, 162 ; — A. Ganglionnaire, *Desprès* 143
Cou (affections du) *Desprès*, 136 ; — *Duplay*, 131 ; — *Guyon*, 9 ; — *Richet*, 21, 116 ; — *de Saint-Germain*, 10. . . . 162
Cou (hypertrophie ganglionnaire du), *Richet*. . . . . . . . . . . . . . 21
Cou (lymphadénome du), *Richet* . . . 21
Cou (plaies pénétrantes du), *Richet*. . . 117
Cou (tumeurs du), *Richet*, 118 ; — érectile, *de Saint-Germain*, 162, — érectile veineuse, *Cruveilhier* . . . . . . . 33
Coude (ankylose fibreuse incomplète du), *Guyon*. . . . . . . . . . . . . . 8
Coude (luxation du), complète en arrière, *Duplay*. . . . . . . . . . . . . 18

Pages.

COXALGIE, *Demarquay*, 51; — *Guéniot*, 69; — *de Saint-Germain*, 11; — *Marc Sée*, 71; — *Verneuil*. . . . . . 158
COXO-FÉMORALE, Voy. *Luxation*.
CRANE (déformation du), dite obliquité par propulsion, *Guéniot*. . . . . . 69
CRANE (gomme sous-périostique du), *Dolbeau*. . . . . . . . . . . . . 15
CRURALE (hernie) étranglée, *Trélat* . . . 43
CUIR CHEVELU (kyste sébacé du), *Richet*. 118
CUISSE (amputation de la), *Broca*, 48; — *Després*, 56; — *Marc Sée*. . . . . . 72
CUISSE (fracture de la), *Désormeaux*, 82; — *Gosselin*, 4; — *Guéniot*, 68; — *Guérin*, 87; — *de Saint-Germain*, 10, 157; — *Tillaux*. . . . . . . . . . . 25
CUISSE (luxation de la), *Dolbeau* . . . . 179
CUISSE (pseudarthrose de la), *de Saint-Germain*. . . . . . . . . . . . . 158
CYSTITE DU COL VÉSICAL, *Panas*, 38; — avec contracture rebelle, *Tillaux*. . . 23

D

DÉCHIRURE DU PÉRINÉE et de la cloison recto-vaginale, *Richet*, 112; — *Verneuil*. . . . . . . . . . . . . . 154
DÉCHIRURE DE L'URÈTHRE, *Désormeaux*. . 82
DÉFORMATION DU CRANE, dite obliquité par propulsion unilatérale, *Guéniot* . . 69
DÉLIRE ALCOOLIQUE, *Panas*. . . . . 41
DENTS. Voy. *Kyste folliculo dentaire*.
DERME (hypertrophies du), *Demarquay*. . 53
DERME. Voy. *Kéloïde*.
DÉSARTICULATION TIBIO-TARSIENNE, *Terrier*. . . . . . . . . . . . . . 94
DÉSINFECTANTS, *Demarquay* . . . . . . 53
DESTRUCTION DE LA MEMBRANE DU TYMPAN, *Tillaux* . . . . . . . . . . . . 167
DÉVIATION DU RACHIS, *de Saint-Germain*. 159
DIGESTIF (affections de l'appareil), *Després*, 136; — *Gosselin*, 174; — *Panas*, 39; — *de Saint-Germain*, 160; — *Verneuil*. 152
DIGESTIF (corps étrangers du tube), *de Saint-Germain*. . . . . . . . . . . 160
DOIGTS (affections des), *de Saint-Germain* 161
DOIGTS (vices de conformation des), *de Saint-Germain*. . . . . . . . . . . 12
Voy. *Polydactylie*, *Syndactylie*.

E

ÉCRASEMENT DE LA MAIN, *Verneuil*. . . 146
ECTROPION, *Duplay*, 134; — *A. Guérin*, 89; — *Le Fort* . . . . . . . . 26
ÉLÉPHANTIASIS DU SCROTUM, *Lannelongue*. 77
ÉLIMINATION DE LA JAMBE, E. spontanée, suite de la gangrène, *Péan*. . . . . 37
ENDOSCOPIE, *Désormeaux*. . . . . . . 81
ENGOUEMENT DE LA CAISSE, *Tillaux*. . . 166
ENTÉROTOMIE, *Gosselin*, 175: — *Panas*, 39; — périnéale, *Verneuil*. . . . . 151
ENTORSE, *Broca*, 46; — *Després* . . . . 56
ENTROPION, *Le Fort*, 26; — *Trélat*. . . 45

Pages.

ÉNUCLÉATION DE L'ŒIL, *Dolbeau*. . . . . 179
ÉPANCHEMENTS DANS LES BOURSES SÉREUSES, *Guyon* . . . . . . . . . . . . . 8
ÉPANCHEMENT SANGUIN dans la bourse pré-rotulienne, *Verneuil*. . . . . . 116
ÉPAULE (luxation de l'), *Broca*, 48; — *Cruveilhier*, 32; — *Duplay*, 131; — *Richet*. . . . . . . . . . . . . . 112
ÉPAULE (péri-arthrite de l'), *Duplay*, 18, 127
ÉPIDIDYME (kyste spermatique de l'), *Tillaux*. . . . . . . . . . . . . 22
ÉPIDIDYMITE, *Horteloup*, 64; — *Richet*. . 20
ÉPIPHYSES (abcès douloureux des), *Cruveilhier*. . . . . . . . . . . . . 31
ÉPIPLOCÈLE ENFLAMMÉE, *Gosselin*. . . . 175
ÉPISPADIAS, *Duplay* . . . . . . . . 121
ÉPITHÉLIOMA DE L'ANGLE INTERNE DE L'ŒIL. E. ulcéré, *Dolbeau* . . . . . . . . 46
ÉPITHÉLIOMA DU COL UTÉRIN, *Labbé* . . 30
ÉPITHÉLIOMA DE LA COMMISSURE DES LÈVRES, *Cruveilhier*. . . . . . . . . . 34
ÉPITHÉLIOMA DE LA FACE, *Panas*, 41; — *Péan*. . . . . . . . . . . . . . . 38
ÉPITHÉLIOMA DE LA LANGUE, *Richet*. . . 116
ÉPITHÉLIOMA DE LA LÈVRE INFÉRIEURE, *Duplay*, 132; — *Richet*. . . . . . . 21
ÉPITHÉLIOMA DE LA PAUPIÈRE INFÉRIEURE E. sudoripare, *Verneuil* . . . . . . 3
ÉPITHÉLIOMA DU RECTUM, *Cruveilhier* . . 33
ÉPITHÉLIOMA DE LA RÉGION MAXILLAIRE INFÉRIEURE, E. lim[illegible] à un des côtés, *Verneuil*. . . . . . . . . . . . 3
ÉPULIS, *Broca*. . . . . . . . . . . 49
ESTHIOMÈNE, *A. Guérin*. . . . . . . . 85
ESTHIOMÈNE DE LA VULVE, E. rongeant, *Dubrueil*. . . . . . . . . . . . . 61
ÉTHER, *Désormeaux*. . . . . . . . . . 79
ÉTRANGLEMENT HERNIAIRE, *Dubrueil*, 60; — *Duplay*, 17; — *Gosselin*. . . . . 175
ÉTRANGLEMENT INTERNE, *Demarquay*. . . 54
EXOSTOSE SOUS-UNGUÉALE, *Dolbeau*, 15, 181; — *Gosselin* . . . . . . . . 4
EXSTROPHIE DE LA VESSIE, *Le Fort*, 26; — *Terrier*. . . . . . . . . . . . . 95
EXTENSEURS (synovite des), *Gosselin*. . . 173
EXTIRPATION DE L'ASTRAGALE, *Demarquay*, 51; — *Després*. . . . . . . . . . 56

F

FACE (affections de la), *Demarquay*, 55; *Panas*. . . . . . . . . . . . . . 41
FACE (épithélioma de la), *Panas*, 41; — *Péan*. . . . . . . . . . . . . . 38
FAUSSES KÉLOÏDES, *Demarquay*. . . . . 53
FÉMORALE (anévrysme spontané de la), *Cusco* . . . . . . . . . . . . . . 14
FÉMUR (consolidation vicieuse d'une fracture du), *Lannelongue* . . . . . . . 79
FÉMUR (fracture du col du), *Guérin*, 87; — *Lannelongue* . . . . . . . . . . 79
FÉMUR. Voy. *Luxation coxo fémorale*.
FISSURE ANALE, *Dubrueil*, 59; — *Gosselin*,

Pages.

175 ; — *Guyon*, 8 ; — *Richet*, 19 ; — *Verneuil* . . . . . . . . . . . . . . 1
Fistules, *Désormeaux* . . . . . . . . 79
Voy. *Trajets fistuleux*.
Fistules a l'anus. F. multiples, *Duplay*, 18; — *Guyon*, 8; — *Trélat*, 42; — F. multiples profondes, *Verneuil*, 1 et 153
Fistule lacrymale, *Gosselin*, 5; — *Marc Sée*, 73; — *Terrier*. . . . . . . . . 94
Fistules recto-vaginale, *Gosselin*, 171 ; — *Labbé*, 31 ; — *Tillaux*. . . . . . 170
Fistule du sac lacrymal, *de Saint-Germain*. 9
Fistule salivaire, *Gosselin*. . . . . . . 177
Fistule stercorale, *Panas* . . . . . . 39
Fistules urinaires multiples, *Lannelongue* . . . . . . . . . . . . . . . 76
Fistule vésico-rectale, *Tillaux*. . . . 169
Fistules vésico-vaginales, *Labbé*, 30; — *Verneuil* . . . . . . . . . . . . . 155
Foie (kyste hydatique du), *Demarquay*, 54; — *Després*, 144; — *Dolbeau*, 15; — *Gosselin*, 174 ; — *Labbé*, 31 ; — *Verneuil*. . . . . . . . . . . . . . 151
Fléchisseurs (synovite des), *Gosselin*. . 173
Forcipressure, *Verneuil*. . . . . . . . 156
Fosse iliaque (adénite suppurée de la), *Després*. . . . . . . . . . . . . . . 5[illegible]
Fosse iliaque (phlegmon de la), *Terrier*. 95
Fosses nasales (polypes des), *Gosselin*, 6; — *Terrier*. . . . . . . . . . . . . 92
Fractures, *Dolbeau*, 14; — compliquées, *Marc Sée*, 73; — simples, *Tillaux* . . 25
Fracture bi malléolaire, *Gosselin*. . . 4
Fracture du bras, *B. Anger*. . . . . 96
Fracture de la clavicule, *Broca*, 47; — *Demarquay*, 50 ; — *Gosselin*, 170 ; — *A. Guérin*. . . . . . . . . . . . . 87
Fracture du col du fémur, *A. Guérin*, 87; — *Lannelongue* . . . . . . . . 79
Fracture de la cuisse, *Désormeaux*, 82; — *Gosselin*, 4; — *Guéniot*, 68; — *Guérin*, 87 ; — *de Saint-Germain*, 10, 157; — compliquée de plaie, *Tillaux*. 25
Fracture extra-capsulaire, *A. Guérin*. 87
Fracture intra-capsulaire, *A. Guérin*. 87
Fracture du fémur, consolidation vicieuse, *Lannelongue* . . . . . . . . 79
Fracture de l'humérus, *Richet*, 112; — *Marc Sée* . . . . . . . . . . . . . 71
Fracture de jambe, *B. Anger*, 97; — *Broca*, 48; — *Cusco*, 14; — au tiers moyen, *Després*, 56; — avec plaie, *Duplay*, 129; — *Guyon*. . . . . . . 8
Fracture du maxillaire inférieur, *Richet* . . . . . . . . . . . . . . . . 107
Fractures des membres, *Richet* . . . . 106
Fracture du péroné, F. malléolaire, *Trélat* . . . . . . . . . . . . . . . 42
Fracture du radius, extrémité inférieure, *B. Anger*. . . . . . . . . . 97
Fracture de la rotule, *Duplay*, 18; — *Gosselin*, 170 ; — *Panas* . . . . . . 40
Fracture du sternum, *Després*. . . . . 56

G Pages.

Gaînes des tendons (affections des), *Tillaux*. . . . . . . . . . . . . . . 168
Ganglions (affections des), *Després* . . . 58
Ganglions lymphatiques (affections des), *Labbé* . . . . . . . . . . . . . . . 31
Ganglion du pied : face dorsale, *Péan* . . 38
Ganglion du poignet, *Gosselin*, 173 ; — *Péan*, 38; — *Richet* . . . . . . . . 118
Gangrène, *Demarquay*, 53; — traumatique par brûlure, *Després*, 58; — ayant produit l'élimination spontanée de la jambe, *Péan* . . . . . . . . . . . . 37
Gangrène de la jambe, G. traumatique, *Broca*. . . . . . . . . . . . . . . 48
Gangrène du pied gauche, G. partielle, *Terrier*. . . . . . . . . . . . . . . 91
Gencives (affections des), *Broca* . . . . 49
Génitaux (affections des organes), *Dubrueil*, 60; — *Gosselin*, 5; — *Terrier*. [illegible]
Génitaux (affections des organes) chez l'homme et la femme, *Tillaux*. . . . 22
Génitaux (affections des organes) de l'homme, *Richet*. . . . . . . . . 20
Génitaux (affections des organes) de la femme, V. *Végétations*.
Génito-urinaires (affections), *Després*, 57; — *Dolbeau*, 181 ; — *Duplay*, 17, 135; — *Horteloup*, 62 ; — *Lannelongue*, 76; — *Le Fort*, 26 ; — *Panas*, 38; — *Péan*, 34; — *de Saint-Germain*, 159; — *Trélat* . . . . . . . . . . . . . . . 43
Génito-urinaires (affections des organes) chez l'homme et chez la femme, *Cruveilhier*, 32; — *Demarquay*, 51; — *Désormeaux*, 80 ; — *Gosselin*, 170; — *A. Guérin*, 85; — *Richet*, 112 ; — *Tillaux*. . . . . . . . . . . . . . . 169
Génito-urinaires (affections des organes) chez la femme, *Labbé*, 30; — *Verneuil*. 154
Génito-urinaires (affections des organes) chez l'homme, *Duplay* . . . . . . . 120
Genou (arthrite suppurée du), *Marc Sée*. 72
Genou (hydarthrose du), *Després*, 149 ; — *de Saint-Germain* . . . . . . 158
Genou (plaie du), *Verneuil*. . . . . . 146
Genou (tumeur blanche du), *Gosselin*, 4 ; — *A. Guérin*, 88 ; — fongueuse, *de Saint-Germain*, 11, 159 ; — *Marc Sée*. . . . . . . . . . . . . . . 71
Genu-valgum, *de St-Germain* . . . . . 11
Glaucome, *Cusco*. . . . . . . . . . 12
Goître, *Richet* . . . . . . . . . . . 118
Gomme du crane (G. sous-périostique), *Dolbeau* . . . . . . . . . . . . . . 15
Gorge (affections de la), *Dubrueil*, 62 ; — *de Saint-Germain*. . . . . . . . . 10
Gorge (plaques muqueuses de la), *Dubrueil* . . . . . . . . . . . . . . 62
Grand trochanter (nécrose du), *Duplay* 19
Grandes lèvres (kystes des), *Gosselin*, 5; — *Labbé*, 31; — *Péan*. . . . . . . 35
Grandes lèvres (plaques muqueuses des), *Dubrueil* . . . . . . . . . . . . . . 81

Pages.

GRANULATIONS PALPÉBRALES, *Broca*. . . 48
GREFFE DES TENDONS, *Tillaux* . . 168
GREFFES DERMIQUES ET ÉPIDERMIQUES; greffes hétéro-plastiques, *B. Anger*. . 101
GRENOUILLETTE, *Demarquay*, 55; — *Dolbeau*, 16; — *Gosselin*, 5; — *Guéniot*, 67; — *Richet*, 116; — *Tillaux*, 24; — *Verneuil* . . . . . . . . . . . 3

**H**

HANCHE (luxation de la), *Richet*. . . 111
HANCHE (résection de la). *Després* . . . 138
HÉMORRHAGIE à la suite de l'extirpation des amygdales, *Gosselin*. . . . . . 5
HÉMATOCÈLE DE LA TUNIQUE VAGINALE, *Tillaux* . . . . . . . . . . . 22
HÉMORRHAGIE UTÉRINE grave, *Richet* . 114
HÉMORRHOÏDES, *Broca*, 50; — *Gosselin*, 176; — *Richet*, 20; — *Verneuil*, 1; — tumeur hémorrhoïdaire, *Labbé* . . . . 29
HÉMOSTASE, par la forcipressure, *Verneuil* . . . . . . . . . . . . . 156
HERNIAIRE (étranglement), *Dubrueil*, 60; — *Duplay*, 17; — *Trélat*. . . . . 43
HERNIE ÉTRANGLÉE, *Désormeaux*, 84; — *Despres*, 59 . . . . . . . . . . . 128
HERNIE CRURALE, étranglée, *Trélat* . . . 43
HERNIE INGUINALE, *Duplay* . . . . . . 17
HÉTEROPLASTIE, *B. Anger*, 100; — *Le Fort*. . . . . . . . . . . . . . 26
HUMÉRUS. Voy. *Luxation scapulo-humérale et Épaule*.
HUMÉRUS (fracture de l'), *Richet*, 112; — *Marc Sée*. . . . . . . . . . . . 74
HUMÉRUS (résection de l'), *B. Anger*, 96. Voy *Résection de la tête humérale*.
HYDARTHROSE DU GENOU, *Després*, 140; — *de Saint-Germain* . . . . . . . . . 158
HYDROCÈLE, *Désormeaux*, 80; — *Guéniot*, 68; — *Marc Sée*, 75; — *Terrier* . 95
HYDROCÈLE SPERMATIQUE. *Duplay*. . . . 17
HYDROCÈLE VAGINALE, *Dolbeau*, 15; — *Duplay*, 135; — *Tillaux*. . . . . . 22
HYDRO-HÉMATOCÈLE suppurée, *Richet* . . 21
HYDRO-HÉMATOCÈLE VAGINALE, *Duplay*. 17
HYGROMA, *Duplay* . . . . . . . . . 128
HYMEN (imperforation de l') *Tillaux* . . 22
HYPERTROPHIE DES AMYGDALES, *de Saint-Germain*. . . . . . . . . . . . . 10
HYPERTROPHIE GANGLIONNAIRE DU COU, *Richet*. . . . . . . . . . . . . . . 21
HYPERTROPHIE DU DERME, *Demarquay* . . 53
HYPERTROPHIE DE LA PROSTATE, *Duplay*. 124
HYPONARTHÉCIE, *Cusco* . . . . . . . . 14
HYPOPION, *Trélat* . . . . . . . . . . 45
HYPOSPADIAS périnéo-scrotal, *Duplay*, 120; — *Tillaux*. . . . . . . . . . . . . 169
HYSTÉRALGIE, *Demarquay*. . . . . . . . 52

**I**

IGNIPUNCTURE, *Richet*. . . . . . . . . 105
IMPERFORATION DE L'ANUS, complète, *Verneuil* . . . . . . . . . . . . . . 153
IMPERFORATION DE L'HYMEN, *Tillaux* . . 22
INDURATION DU PÉRINÉE, *Lannelongue* . 76
INGUINALE (hernie), *Duplay* . . . . . . 17
INTESTINS (affection des), *Demarquay*, 54; — *Désormeaux*, 84; — *Després*, 59; — *Duplay* . . . . . . . . . . 17
INTESTINS (corps étrangers dans les), *de Saint Germain*. . . . . . . . . . . . 160
IRIDECTOMIE, *Cusco*, 12; — *Trélat*. . . 45
IRIS. Voy. *Staphylome iridien*.

**J**

JAMBE (amputation de la), *B. Anger*, 98; — *Terrier* . . . . . . . . . . . . . 92
JAMBE (élimination spontanée de la), *Péan* 37
JAMBE (fracture de la), *B. Anger*, 97; — *Broca*, 48; — *Cusco*, 14; — au tiers moyen, *Després*, 56; — avec plaie, *Duplay*, 129; — *Guyon*. . . . . . . 8
JAMBE (gangrène traumatique de la), *Broca* . . . . . . . . . . . . . . . . 48
JAMBES (ulcère indolent et atonique des), *Dolbeau* . . . . . . . . . . . . . 16
JOUE (tumeur érectile veineuse de la), *Verneuil* . . . . . . . . . . . . . 3

**K**

KÉLOÏDE, *Demarquay*. . . . . . . . . 53
KÉLOÏDES (fausses), *Demarquay*. . . . . 53
KÉLOTOMIE, *Désormeaux*, 84; — *Després*, 59, 136; — *Duplay*, 17; — *Trélat*, . 43
KÉRATITE, *Marc Sée*, 74; — ulcéreuse, *Trélat*, 45; — vasculaire, *Lannelongue* 78
KÉRATO-CONJONCTIVITE chronique à répétition *Le Fort* . . . . . . . . . . 26
KÉRATOTOMIE, *Cusco*, 13; — *Dolbeau*, 16, 178
KYSTE DU CORPS THYROÏDE. K. sanguin, *Demarquay*, 54; — *Marc Sée* . . . . 74
KYSTE DU CUIR CHEVELU. K. sébacé, *Richet* 113
KYSTE DERMOÏDE, *Marc Sée*. . . . . . 75
KYSTE DE L'ÉPIDIDYME. K. spermatique, *Tillaux*. . . . . . . . . . . . . 22
KYSTES DU FOIE, K. hydatiques, *Demarquay*, 54; — *Després*, 144; — *Dolbeau*, 15; — *Gosselin*, 174; — *Labbé*, 31; — *Verneuil*. . . . . . . . . . 151
KYSTE FOLLICULO-DENTAIRE, *Richet*. . . . 21
KYSTE DES GRANDES LÈVRES. K. suppuré *Gosselin*. 5; *Labbé*, 31; — *Péan*, . . 35
KYSTE DE LA MAIN, K. hordéiforme, *Demarquay* . . . . . . . . . . . . . 54
KYSTES MEIBOMIENS, *Verneuil* . . . . 2
KYSTE OVARIQUE *Després*, 145; — multiloculaire, *Pean* . . . . . . . . . . 35
KYSTE DES PAUPIÈRES, *Verneuil*, 2; — folliculaire, *Gosselin* . . . . . . . 4
KYSTE DU POIGNET, K. hordéiforme, *Demarquay*, 54; — *Després*. 145; — *Gosselin*. 173; — *Tillaux*, 168; — synovial, *Gosselin*, 173; — *Péan*, 38; *Richet*. . . . . . . . . . . . . . 118
KYSTE SÉBACÉ DE LA TÊTE, *Gosselin*. . . 172

Pages.

Kyste du vagin, K. pédiculé de la paroi, *Tillaux*. . . . . . . . . . . 23

Kystiques (affections), *Demarquay*, 54 ; — *Després*, 144 ; — *Dolbeau*, 15 ; — *Gosselin*, 172 ; — *Guéniot*, 68 ; — *Labbé*, 31 ; — *Péan*, 37 ; — *Richet*, 118 ; — *Marc Sée*, 74 ; *Verneuil*. . . 151

L

Lacrymal (tumeurs du sac), *de Saint-Germain* . . . . . . . . . . . . 9
Voy. *Sac*.

Lacrymale (fistule), *Gosselin*, 5 ; — *Marc Sée*, 73. — *Terrier* . . . . . . . 94

Lacrymale (tumeur), *Gosselin*, 5 ; — *Terrier*. . . . . . . . . . . . 94

Lacrymo-nasal (affections du sac), *Marc Sée* . . . . . . . . . . . . . 73

Langue (affections de la), *Demarquay*, 55 ; — *Terrier*. . . . . . . . . . 92

Langue (cancer de la), *Terrier*. . . . . 94

Langue (carcinome de la), *Demarquay*. . 55

Langue (épithélioma de la), *Richet*. . . . 116

Laryngotomie, *de Saint-Germain*. . . . 162

Larynx (polypes du), *Cusco*. . . . . . 13

Leucorrhée, *Dubrueil*. . . . . . . . . 60

Leucorrhée utérine, *Dubrueil*. . . . . 61

Lèvres (affections des), *Cruveilhier*, 34 ; — *Demarquay*, 55 ; — *Désormeaux*, 84 : — *Richet*, 21, — *Marc Sée*, 75 ; — *Trélat*. . . . . . . . . . . . . . . 45

Lèvres (anthrax des), *Richet*, 21 ; — *Verneuil* . . . . . . . . . . . . . . 152

Lèvres (épithélioma de la commissure des), *Cruveilhier*. . . . . . . . . . 34

Lèvres (plaques muqueuses des), *Dubrueil* . . . . . . . . . . . . . . . 62

Lèvre inférieure (cancroïde de la), *Gosselin* . . . . . . . . . . . . . . . 174

Lèvre inférieure (épithélioma de la), *Duplay*, 132 : — *Richet* . . . . . . . 21

Lipome, *Demarquay* . . . . . . . . . 62

Lithotritie, L. périnéale, *Dolbeau*, 181 ; — *Guyon*, 7 ; — *de Saint-Germain*. . 159

Loupe, *Gosselin*. . . . . . . . . . . 173

Luxation de l'astragale, L. complète sans plaie, *Després*. . . . . . . . 56

Luxation du coude, complète en arrière, *Duplay*. . . . . . . . . . . . . . 18

Luxation coxo-fémorale, *Péan*. . . . . 37

Luxation de la cuisse, *Dolbeau*. . . . 179

Luxation de l'épaule, *Broca*, 48 ; — *Cruveilhier*, 32 ; — *Duplay*, 131 : — *Richet* 112

Luxation de la hanche, *Richet*. . . . 111

Luxation intra-coracoïdienne, *Broca*, 48 ; — *Panas*. . . . . . . . . . . . 40

Luxation du pouce, *Richet* . . . . . . 107

Luxation de la rotule, *Duplay* . . . . 130

Luxation scapulo-humérale, *Panas*, 40 ; — *Richet* . . . . . . . . . . . . 105

Luxation sous-astragalienne, avec plaie. *Demarquay* . . . . . . . . . . . 51

Luxation sous-coracoïdienne complète, *Cruveilhier* . . . . . . . . . . . . 32

Lymphadénome du cou, *Richet*. . . . . 21

Lymphadénome parotidien, *Duplay*. . . 133

Lymphatiques (affections des ganglions). *Labbé*. . . . . . . . . . . . . . . 31

Lympho-sarcome parotidien, *Duplay*. . 133

M

Machoires (affections des), *Richet* . . . 21

Machoires (constriction permanente des), *A. Guérin*. . . . . . . . . . . . 88

Machoire inférieure (affections de la), *Broca*. . . . . . . . . . . . . . . 49

Main (affections de la), *Broca* . . . . . 49

Main (kyste hordéiforme de la), *Demarquay*. . . . . . . . . . . . . . . 54

Main (écrasement de la), *Verneuil*. . . 146

Main (plaies des artères de la), *Després*. 58

Mal perforant, *Broca*, 50 ; — *Dolbeau*. 180

Mal perforant du gros orteil, *Duplay*. 19

Mal de Pott, *Després*, 56 ; — *Verneuil*. 147

Malléoles (fracture des deux), *Gosselin*. 4

Mamelle (adénoïde de la), *Duplay*. . . 125

Mamelle (affections de la), *Després*, 143 ; *Duplay*. . . . . . . . . . . . . . 120

Mamelle irritable, *Broca*, 50 ; — *Duplay* . . . . . . . . . . . . . . . 125

Massage, *Broca*. . . . . . . . . . . . 46

Maxillaire (épithélioma limité à un des côtés de la région), *Verneuil*. . . . 3

Maxillaire inférieur (fracture du), *Richet* . . . . . . . . . . . . . . . 107

Maxillaire supérieur (résection du), *Després*. . . . . . . . . . . . . . 141

Médius (amputation du), *Terrier*. . . . 91

Membres (fractures des), *Richet* . . . . 106

Membre inférieur (affections du), *Dolbeau* 179

Menstrues (rétention des), *Tillaux*. . . 22

Métatarsien (résection du premier), *Le Fort*. . . . . . . . . . . . . . . . 27

Métrite chronique, *Cruveilhier*, 32 ; — du col, *Dubrueil* . . . . . . . . . 61

Mollet (ulcère rebelle et douloureux du) *Verneuil* . . . . . . . . . . . . . 152

Muscles (affections des), *Le Fort*. . . 29

N

Naso-pharyngiennes (affections), *A. Guérin*. . . . . . . . . . . . . . . . 89
Voy. *Polypes naso-pharyngiens*.

Nécrose du calcanéum, *Tillaux* . . . . 25

Nécrose du grand trochanter, *Duplay*. 19

Nécrose phosphorée, *Trélat*. . . . . . 41

Nerf radial (paralysie traumatique du), *Verneuil* . . . . . . . . . . . . . 148

Nerveux (affections du système), *Panas*, 41 ; — *Verneuil*. . . . . . . . . . 148

Névralgie abdominale, *Trélat*. . . . . 42

Pages.

NEZ (affections du), *Dubrueil*, 62; — *Terrier*. . . . . . . . . . . . . 92
Voy. *Polypes naso-pharyngiens*, *Restauration*.
NEZ (cancroïde du), *Péan*. . . . . . . 38
NOUVEAU-NÉS (ophthalmie des), *Guéniot*. 66

## O

OCULAIRES (affections), *Cuscó*, 12; — *Dolbeau*, 16; — *Gosselin*, 4; — *Guérin*, 89; — *Lannelongue*, 77; — *Le Fort*, 26; — *de Saint Germain*, 9; — *Marc Sée*, 73; — *Verneuil*. . . . . . . . 2
ŒIL (épithélioma ulcéré de l'angle interne de l'), *Dolbeau*. . . . . . . . 16
ŒIL (blessure de l'), *Le Fort*. . . . . 26
ŒIL. Voy *Ophthalmie* et *Yeux*.
ŒIL ARTIFICIEL (les dangers de), *Broca*, 49; — *Dolbeau*. . . . . . . . . . . 179
ŒSOPHAGE (affections des), *Richet*. . . 116
Voy. *Bougies*.
ŒSOPHAGE (corps étrangers dans l'), *de Saint Germain*. . . . . . . . . 160
ŒSOPHAGE (rétrécissement de l'), *Duplay*, 133; — *Guyon*, 9; — *Richet*. . . . 117
ONGLE Voy, *Exostose*.
ONGLE INCARNÉ, *Broca*, 49; — *Duplay*, 19; — *Richet*. . . . . . . . . . . 119
OPHTHALMIE BLENNORRHAGIQUE, *Gosselin*.. 4
OPHTHALMIE DES NOUVEAU-NÉS. *Guéniot*.. 66
OPHTHALMIE PURULENTE, *de Saint-Germain* 9
OPHTHALMIE SYMPATHIQUE, *Dolbeau*, 16, 179; — *Verneuil*. . . . . . . . . . 3
ORCHITE, *Horteloup*. . . . . . . . . . 64
OREILLES (affections des), *Terrier*, 92; — *Tillaux*. . . . . . . . . . . . . . 166
OREILLE (polypes de l'), *Terrier*. . . . 94
ORTEILS (affections des), *Richet*. . . . 119
ORTEIL (mal perforant du gros), *Duplay*. 19
OS (affections des), *B. Anger*, 96; — *Broca*, 46; — *Cruveilhier*, 32; — *Cuscó*, 14; — *Demarquay*. 50; — *Désormeaux*, 82; — *Després*, 56, 138; *Dolbeau*, 14; — *Duplay*, 18, 126; — *Gosselin*, 4, 170, — *Guéniot*, 68; — *Guérin*, 87; — *Guyon*, 8; — *Lannelongue*, 79; — *Panas*, 40; — *Péan*, 37; — *Richet*, 105; — *de Saint-Germain*, 10, 157; — *Marc Sée*, 71; — *Tillaux*, 25; — *Trélat*, 41; — *Verneuil*. . . 146
OSTÉITE, *Duplay*, 19; — suppurée, *Guéniot*, 69, — *Trélat*. . . . . . . . . 41
OSTÉITE DU TIBIA, O. suppurée, *Trélat*. 41
OTITE *Terrier*, 94; — sèche, *Tillaux*. . 166
OUATÉ (pansement), *A. Guérin*, 88; — (compression), *Guyon*. . . . . . . 8
OVAIRE (kyste de l'), *Després*, 145; — *Péan*. . . . . . . . . . . . . . . 35
OVARIOTOMIE, *Péan*. . . . . . . . . 35

## P

PALAIS, voy. *Voûte palatine*.
PALPÉBRALES (granulations), *Broca*. . . 48
PANNUS, *Lannelongue*. . . . . . . . . 78
PANSEMENT OUATÉ *A. Guérin*, 88; — *Terrier*, 91; — *Verneuil*. . . . . . 146
PANSEMENT DES PLAIES, *Demarquay*, 53; *Désormeaux*, 79; — *Le Fort*, 28; — *Trélat*. . . . . . . . . . . . . . 44
PAPILLOMES DE LA MUQUEUSE RECTALE, *Duplay*. . . . . . . . . . . . . 18
PARALYSIE RÉFLEXE, *Le Fort* . . . . . 29
PARALYSIE DU NERF RADIAL, P. traumatique, *Verneuil*. . . . . . . . . . . 148
PARAPHIMOSIS, *Gosselin*. . . . . . . . 6
PAROTIDE (lymphadénome de la), *Duplay*, 134; — lympho-sarcome, *Duplay* . . 133
PAUPIÈRES. Voy. *Blépharoplastie*, *Kystes meibomiens*.
PAUPIÈRES (kystes des), *Verneuil*, 2; — *Gosselin*. . . . . . . . . . . . . 4
PAUPIÈRE (épithélioma sudoripare de la), *Verneuil* . . . . . . . . . . . . 3
PAUPIÈRE INFÉRIEURE (pustule maligne de la), *Lannelongue*. . . . . . . . . 78
PEMPHIGUS, *Dubrueil*. . . . . . . . . 62
PÉNIS (maladies du), *Horteloup*. . . . . 62
PERFORATION DE LA VOUTE PALATINE, *Duplay*, 133; — *Gosselin*, 177; — *Richet*, 116; — *Tillaux*. . . . . . 24
PÉRI-ARTHRITE DE L'ÉPAULE, *Duplay*. . . 18
PÉRI ARTHRITE SCAPULO-HUMÉRALE, *Duplay* . . . . . . . . . . . . . . 127
PÉRI ARTICULAIRES (affections), *Duplay*, 126; — *Verneuil*. . . . . . . 146
PÉRINÉE (affections du), *Verneuil*. . . . 154
Voy. *Entérotomie*, *Hypospadias*, *Lithotritie*.
PÉRINÉE (déchirure du), *Richet*, 112; — *Verneuil*. . . . . . . . . . . . . 154
PÉRINÉE (indurations du), *Lannelongue*. . 76
PÉRINÉORAPHIE, *Richet*. . . . . . . . 113
PÉRIOSTITE DU TIBIA, P. phlegmoneuse diffuse *Duplay* . . . . . . . . . 129
PÉRONÉ (fracture malléolaire du), *Trélat*. 42
PHARYNX. Abcès rétro-pharyngiens, *Després*. . . . . . . . . . . . . . . 138
Voy *Naso pharyngien*, *Polype naso-pharyngien*
PHIMOSIS, *Demarquay*, 54; — *Duplay*, 123; — *Horteloup*, 62; — *Panas*, 39; — *Trélat*. . . . . . . . . . . 43
PHLEGMON DE LA FOSSE ILIAQUE, *Terrier*. . . . . . . . . . . . . . . 93
PIED (affections du), *Broca*, 49; — *Duplay* . . . . . . . . . . . . . . 19
PIED Voy. *Mal perforant*, *Orteil*.
PIED (gangrène partielle du) gauche, *Terrier*. . . . . . . . . . . . . . 91
PIED (ganglion du), *Péan*. . . . . . . 38
PIED BOT, *de Saint-Germain*, 11; — équin accidentel, *Broca*, 49; — valgus accidentel, *Després*. . . . . . . . 140
PLAIES (pansement des), *Demarquay*, 53; — *Désormeaux*, 79; — *Le Fort*, 28; — *Marc Sée*, 73; — *Trélat*, 44; — *Verneuil*. . . . . . . . . . . . 152 et 156

Pages.
PLAIES ACCIDENTELLES, *Cusco*. . . . . . 14
PLAIES D'AMPUTATION, *Terrier*. . . . . 90
PLAIES PAR ARMES A FEU, *Richet* . . . . 112
PLAIES DES ARTÈRES, *Guyon*. . . . . . . 9
PLAIES DES ARTÈRES DE L'AVANT-BRAS OU DE LA MAIN, *Desprès* . . . . . . . 58
PLAIE DE L'ARTÈRE CUBITALE, *Guyon* . . 9
PLAIES ARTICULAIRES, *Richet*. . . . . . 112
PLAIES CHIRURGICALES, *Cusco* . . . . . . 14
PLAIE DE LA CORNÉE, *Le Fort*. . . . . 26
PLAIES DU COU, P. pénétrantes, *Richet*. . 117
PLAIE DU GENOU, *Verneuil*. . . . . . . 146
PLAIE DE LA RADIALE, *Cruveilhier*. . . . 33
PLAIE DU SCROTUM, *de Saint-Germain*. . 159
PLAIES DES TENDONS, *B. Anger*. . . . 100
PLAQUES MUQUEUSES, *Desprès*. . . . . . 58
PLAQUES MUQUEUSES DE LA GORGE, *Dubrueil*. . . . . . . . . . . . . . 62
PLAQUES MUQUEUSES DES GRANDES LÈVRES, *Dubrueil*. . . . . . . . . . . . . . 61
PLAQUES MUQUEUSES DES LÈVRES, *Dubrueil*. . . . . . . . . . . . . . 62
POIGNET (ganglion du), *Gosselin*, 173; — *Péan*, 38; — *Richet*. . . . . . . . . 118
POIGNET (kyste du), *Demarquay*, 54; — *Desprès*, 145; — *Gosselin*, 173; — *Péan*, 38; — *Richet*, 118; — *Tillaux*. 168
POLYDACTYLIE, *de Saint-Germain* . . . . 161
POLYPES DES FOSSES NASALES; P. muqueux, *Gosselin*, 6; — *Terrier*. . . 92
POLYPES DU LARYNX, *Cusco* . . . . . . . 43
POLYPES NASO-PHARYNGIENS, P. fibreux, *Gosselin*, 6; — *A. Guérin* . . . . . 90
POLYPES DE L'OREILLE, *Terrier*. . . . . 94
POLYPES DE L'URÈTHRE, chez la femme, *Richet*. . . . . . . . . . . . . . . . 115
POLYPES DE L'UTÉRUS, *Demarquay*, 52; — *Désormeaux*, 82; — *Gosselin*, 5; — *Péan*, 34; — *Richet* . . . . . . . . 113
PONCTION DU TYMPAN. *Tillaux* . . . . . 167
POUCE (luxation du). *Richet* . . . . . . 107
PROLAPSUS DE LA MUQUEUSE RECTALE, *Duplay* . . . . . . . . . . . . . . . . 18
Voy *Chute*.
PROSTATE (hypertrophie de la), *Duplay* . 124
PSEUDARTHROSE *B. Anger*. . . . . . . . 98
PSEUDARTHROSE DE LA CUISSE, *de Saint-Germain*. . . . . . . . . . . . . . 158
PUSTULE MALIGNE de la paupière inférieure, *Lannelongue*. . . . . . . . . 78

R

RACHIS (déviations du), *de Saint-Germain*. 159
RADIALE (plaie de la), *Cruveilhier*. . . . 33
RADIUS (fracture de l'extrémité inférieure du), *B. Anger* . . . . . . . . . . . 97
RECTOTOMIE *Cruveilhier*, 33; — *Dubrueil*, 59; — *Labbé*, 29; — *Panas*, 39; — *Verneuil*. . . . . . . . . . . . 1 et 2
RECTUM (affections du) *Cruveilhier*, 33; — *Dubrueil*, 59; — *Guyon*, 8; — *Labbé*, 29; — *Richet*, 19; — *Verneuil* . . . . 1
Voy. *Prolapsus*, *fistule recto-vaginale*, *papillomes*.

Pages.
RECTUM (cancer du), *Labbé* 29; — *Verneuil*. . . . . . . . . . . . . . . 2
RECTUM (chute du), *de Saint-Germain*. . 160
RECTUM (épithélioma du), *Cruveilhier*. . 33
RECTUM (rétrécissement du), *Desprès* 137; — *Dubrueil* 59; — *Panas*, 39; — *Richet*, 19; — *Verneuil*. . . . . . . . 1
RÉSECTIONS, *Le Fort*, 27 — *Terrier*. . . 90
RÉSECTION DE LA HANCHE, *Desprès* . . . 138
RÉSECTION DE L'HUMÉRUS, *B. Anger*. . . 96
RÉSECTION DU MAXILLAIRE supérieur, *Desprès* . . . . . . . . . . . . . . . 141
RÉSECTION DU PREMIER MÉTATARSIEN, avec ou sans la première phalange du gros orteil, *Le Fort*. . . . . . . . . . . . 27
RÉSECTION DE LA TÊTE HUMÉRALE, *Terrier*. 92
RESTAURATION DE LA SOUS-CLOISON NASALE, *Dubrueil*. . . . . . . . . . . . . 62
RÉTENTION DES MENSTRUES, *Tillaux* . . 22
RÉTENTION D'URINE, *Cruveilhier*, 32; — *Gosselin*. . . . . . . . . . . . . 172
RÉTRÉCISSEMENT DE L'ŒSOPHAGE, *Duplay*, 133; — cicatriciel, *Guyon*, 9; — fibreux, *Richet*. . . . . . . . . . . . . 117
RÉTRÉCISSEMENT DU RECTUM, *Desprès*, 137; — fibreux, *Dubrueil*, 59, — *Panas*, 39; — *Richet*, 19; — *Verneuil*, . . . . . 1
RÉTRÉCISSEMENT DE L'URÈTRE, *Désormeaux*, 81; — *Duplay*, 17, 135; — *Guérin*, 85; — *Horteloup*, 65; — *Péan*, 37; — *Tillaux*, 23; — *Trélat* . . . . . . 43
ROTULE (fracture de la) *Duplay*, 18; — *Gosselin*, 170; — *Panas* . . . . . . 40
ROTULE (luxation de la), *Duplay*. . . . . 130

S

SAC LACRYMAL. Voy. *Lacrymal*.
SAC LACRYMAL (fistule du), *de Saint-Germain*. . . . . . . . . . . . . . . 9
SAC LACRYMAL (tumeur du), *de Saint-Germain*. . . . . . . . . . . . . . . 9
SAC LACRYMO-NASAL (affections du), *Marc Sée*. . . . . . . . . . . . . . . . 73
SALIVAIRE (fistule), *Gosselin*. . . . . . 177
SCAPULALGIE aiguë, *Broca*, 47; — *Terrier*. . . . . . . . . . . . . . . . 92
SCAPULO HUMÉRALE (ankylose fibreuse), *Péan* . . . . . . . . . . . . . . . 37
SCAPULUM. Voy. *Épaule*, *Luxation scapulo-humérale*.
SCOLIOSE, *de Saint-Germain*. . . . . . . 11
SCROTAL. Voy. *Hypospadias*.
SCROTUM (éléphantiasis du), *Lannelongue*. 77
SCROTUM (plaie du), *de Saint-Germain*. . 159
SECTION TENDINEUSE, *Tillaux*. . . . . . 168
SEIN (affections du). *Broca*. . . . . . . 50
SEIN (amputation du), *Desprès* . . . . . 135
SILICATÉ (appareil), *Lannelongue*. . . . 29
SOLUTIONS DE CONTINUITÉ, *Cusco*. . . . . 14
SPERMATIQUE hydrocèle), *Duplay* . . . . 17
SPINA-BIFIDA *Guéniot*, 68; — *Péan* . . . 37
STAPHYLOME CORNÉEN, *Trélat*. . . . . . 45
STAPHYLOME iridien *Broca*. . . . . . . . 48

Pages.

STERNUM (fracture du), *Després* . . . . . 56
SYNDACTYLIE congénitale, *de Saint-Germain* . . . . . . . . . . . . . . 12, 161
SYNOVITE DES EXTENSEURS OU DES FLÉCHISSEURS, *Gosselin* . . . . . . . . . 171
SYPHILIDES *Després*, 58; — *Horteloup* . . 66
SYPHILIS, *Després*, 57; — *Horteloup*, 66; — *Panas*, 38. . . . . . . . . . . . . . 39
SYSTÈME NERVEUX (affections du), *Panas*, 41; — *Verneuil* . . . . . . . . . . . 148

T

TACHES CICATRICIELLES DE LA CORNÉE, *Marc Sée*. . . . . . . . . . . . . . . . . 74
TAILLE, *de Saint-Germain*, 159 ; — T. pré-rectale, *Tillaux* . . . . . . . . . 169
TALON (contusion chronique profonde du) par compression, *Després* . . . . . . . 134
TÉGUMENTS (affections des), *Demarquay*, 52; — *A. Guérin*. . . . . . . . . . 59
TEMPORO MAXILLAIRE (ankylose) *Richet*. . 112
TENDONS (affections des), *Tillaux*. . . . 168
Voy. *Section tendineuse*.
TENDONS (greffe des), *Tillaux* . . . . . . . 168
TENDONS (plaies des), *B. Anger*. . . . . . 100
TENDONS (affections des gaines des), *Tillaux* . . . . . . . . . . . . . . . 168
TÉNORRAPHIE, *B. Anger* . . . . . . . . . 100
TÉNOTOMIE, *Broca*, 49; — *de Saint-Germain*, 11 — *Marc Sée*. . . . . . . . . . . . . 72
TESTICULE (affections du), *Horteloup*. . . 64
TESTICULE (cancer du), *Horteloup* . . . . 64
TESTICULE (tumeur du), *Lannelongue* . . 76
TESTICULE TUBERCULEUX, *Richet*. . . . . 115
TÉTANOS, *Panas*, 41; — traumatique, *Verneuil* . . . . . . . . . . . . . . . . 149
TÊTE (kyste sébacé de la), *Gosselin*. . . . 172
TIBIA (abcès du) *Duplay*. . . . . . . 130
TIBIA (ostéite suppurée du), *Trélat* . . . 41
TIBIA (périostite phlegmoneuse diffuse du) *Duplay* . . . . . . . . . . . . . . 129
TIBIO-TARSIENNE (amputation), *Désormeaux*, 82; — *Le Fort*. . . . . . . . . . . . 27
TIBIO-TARSIENNE (désarticulation), *Terrier*. 91
TISSU SOUS-CUTANÉ (affections du), *Demarquay* . . . . . . . . . . . . . . . 52
TONSURE CONJONCTIVALE, *Le Fort*. . . . . 26
TORSION DES ARTÈRES, *Tillaux* . . . . . 25
TRACHÉOTOMIE, *B. Anger*, 101 — *Després*, 144; — *de Saint-Germain*. . . 10 et 162
TRAJETS FISTULEUX, suite d'abcès, *Désormeaux*. . . . . . . . . . . . . . . 80
TRICHIASIS, *Le Fort*, 26 ; — *Trélat* . . . 45
TROMPE D'EUSTACHE (cathétérisme de la) *Tillaux*. . . . . . . . . . . . . . . 166
TUMEUR BLANCHE DU GENOU, *Gosselin* 4; — *A. Guérin*, 88. — fongueuse, *de Saint-Germain*, 11, 159; — *Marc Sée*. . . . 71
TUMEURS DU COU, *Richet*, 118; — érectiles, *de Saint-Germain*, 162 ; — érectile veineuse, *Cruveilhier* . . . . . . . . . 33
TUMEURS ÉRECTILES, *Tillaux*, 24; — du cou, *de Saint-Germain*, 162 ; — veineuse du cou, *Cruveilhier*, 33 ; — veineuse de la joue, *Verneuil*. . . . . . 3
TUMEUR FIBREUSE pédiculée, *Labbé*. . . 29
TUMEUR HÉMORRHOIDAIRE végétante, *Labbé* 29
TUMEUR DE LA JOUE, érectile veineuse, *Verneuil* . . . . . . . . . . . . . 3
TUMEUR LACRYMALE, *Gosselin*, 5; — *Terrier* 94
TUMEUR DU SAC LACRYMAL, *de St-Germain*. 9
TUMEUR DU TESTICULE, *Lannelongue*. . . 76
TUNIQUE VAGINALE (hématocèle de la), *Tillaux* . . . . . . . . . . . . . . 22
TYMPAN (destruction de la membrane du), *Tillaux*. . . . . . . . . . . . . . . 167
TYMPAN (ponction du), *Tillaux* . . . . . 167
TYMPAN ARTIFICIEL, *Tillaux* . . . . . . 167

U

ULCÉRATIONS rebelles, *B. Anger* . . . . 101
ULCÈRES, *Terrier*, 95 ; — *Verneuil*, 152 ; — atoniques, *Terrier*, 95 ; — indolent et atonique des jambes, *Dolbeau*, 16 ; — rebelle et douloureux du mollet, *Verneuil*, 152; — variqueux, *Dolbeau*, 16; — variqueux, *Terrier*. . . . . 95
ULCÈRE DES JAMBES indolent et atonique, *Dolbeau* . . . . . . . . . . . . . . 16
ULCÈRE DU MOLLET rebelle et douloureux, *Verneuil*. . . . . . . . . . . . . . 152
URANOPLASTIE, *Richet* 116 ; — *Tillaux*. 24
URÈTHRE (affections de l'), *Després*, 57 ; — *Horteloup*. . . . . . . . . . . . 14
URÈTHRE (cathétérisme de l'), *Gosselin*, 171 ; — *Guyon*. . . . . . . . . . . 6
URÈTHRE (déchirure de l') *Désormeaux* . 82
URÈTHRE (polypes de l') *Richet*. . . . . 115
URÈTHRE (rétrécissements de l'), *Désormeaux*, 81; — *Duplay*, 17, 135; — *Guérin*, 85; — *Horteloup*, 65 ; — *Péan*, 37 ; — *Tillaux*, 23 ; — *Trélat*, . . . 44
URÉTHROSCOPE, *Després* . . . . . . . . 57
URÉTHROTOMIE, *Désormeaux*, 81 ; — *A. Guérin*, 85; — interne, *Guyon*, 7 ; — *Horteloup*, 65 ; — *Trélat*. . . . . . 44
URINAIRES (affections) chez l'homme et la femme, *Guyon*, 6 ; — *Tillaux*. . . . 23
Voy *Génito-urinaires*.
URINAIRES (fistules) *Lannelongue* . . . . 76
URINE (rétention d'), *Cruveilhier*, 22 ; — *Gosselin*. . . . . . . . . . . . . . 172
UTÉRUS (cancer du col de l'), *Demarquay*. 52
UTÉRUS (carcinome du col de l') *Péan* . . 34
UTÉRUS (épithélioma du col de l') *Labbé* . 30
UTÉRUS (hémorrhagie grave de l') *Richet*. 114
UTÉRUS (leucorrhée de l') *Dubrueil*. . . 61
UTÉRUS (polypes de l') *Demarquay*, 52; — *Désormeaux*, 82; — *Gosselin*, 5; — *Péan* 34; — *Richet* . . . . . . . . . . . 113

V

VAGIN. Voy., *Fistule recto-vaginale*, *Fistule vésico-vaginale*.

Pages.
VAGIN (kyste pédiculé de la paroi du), *Tillaux* . . . . . . . . . . . 23
VAGINITE, *Demarquay*, 51 ; — *Dubrueil*. 60
VAISSEAUX (affections des), *B. Anger*, 89; — *Cruveilhier*, 33; — *Cusco*, 14 ; — *Désormeaux*, 84 ; — *Després*, 58 ; — *Gosselin*. . . . . . . . . . . . . . . 177
VALGUS, *Marc Sée* . . . . . . . . . 72
VARICES. Voy. *Ulcère variqueux*.
VARICOCÈLE, *Demarquay*, 51 ; — *Richet* . 20
VÉGÉTATIONS, *Horteloup* . . . . . . 63
VÉGÉTATIONS ANALES, *Cruveilhier*, 33 ; — *Dubrueil*, . . . . . . . . . . . . . 59
VÉGÉTATIONS DES ORGANES GÉNITAUX EXTERNES de la femme, *Tillaux*. . . . . 23
VÉGÉTATIONS DE LA VULVE, *A Guérin*. . . 85
VERGE (cancer de la), *Cruveilhier*. . . . 32
VERGE (carcinome de la) *Horteloup*. . . 61
VESSIE (affections de la), *Després* . . . . 57
Voy. *Calcul*, *Contractures*, *Cystite*, *Fistule vésico-vaginale*.

Pages.
VESSIE (exstrophie de la), *Le Fort*, 26; — *Terrier*. . . . . . . . . . . . . . 95
VICES DE CONFORMATION DES DOIGTS, *de Saint-Germain*. . . . . . . . . . . 12
VOUTE PALATINE (abcès de la), *Tillaux*. . 24
VOUTE PALATINE (perforation de la), *Duplay* 133. — *Gosselin*, 177; — *Richet*, 146; — *Tillaux*. . . . . . . . . . . . . 24
VULVE (esthiomène rongeant de la) *Dubrueil* 64
VULVE (végétations de la) *A. Guérin*. . . 85

## Y

YEUX (affections des), *Broca*, 48 ; — *Demarquay*, 55 ; — *Dolbeau*, 178 ; — *Duplay*, 134 ; — *Guéniot*, 66 ; — *Trélat*. . . . . . . . . . . . . . 45
Voy. *Œil*, *Oculaires* et *Ophthalmie*.

Paris. — Imprimerie de E. DONNAUD, rue Cassette, 9.

# DE LA PYOHÉMIE
## OU FIÈVRE SUPPURATIVE

**Par P. MURRAY BRAIDWOOD**
Ancien président de la Royal Medical Society d'Édimbourg

TRADUCTION PAR LE DOCTEUR EDW. ALLING

REVUE PAR L'AUTEUR

TRAVAIL AYANT OBTENU LE PRIX ASTLEY COOPER POUR 1869

Paris, 1870, 1 vol. in-8 de 300 pages, avec 12 planches chromolithographiées.
Prix : 8 francs.

BROCA. **Anatomie pathologique du cancer**, par Paul BROCA, professeur à la Faculté de médecine. Paris, 1852, 1 vol. in-4, avec 1 pl. lithographiée. 3 fr. 50

CHAPPLAIN. **Études et observations sur quelques maladies chirurgicales des articulations**, par le docteur Chapplain, professeur de clinique chirurgicale à l'École préparatoire de médecine de Marseille. In-8, 38 pages. 1 fr. 50

CHÉDEVERGNE. **Des fractures indirectes de la colonne dorso-lombaire**, par le docteur CHÉDEVERGNE, chirurgien de l'Hôtel-Dieu et professeur de l'École de médecine de Poitiers. Paris, 1869, in 4 de 124 pages. 3 fr.

COCTEAU (Th.-C.). **Recherches sur les altérations des artères** à la suite de la ligature, par Th. Cocteau, prosecteur de l'amphithéâtre des hôpitaux. Paris, 1867, in-8, 77 pages. 2 fr.

COOPER (Astley). **Œuvres chirurgicales**, traduit de l'anglais avec des notes par E. Chassaignac et G. Richelot. Paris, 1837, in-8 (14 fr.). 4 fr. 50

CORRE (A.). **La pratique de la chirurgie d'urgence**, par le docteur A. Corre, ex-médecin de 1re classe de la marine. Paris, 1872, 1 vol. in-18 de VIII-216 pages, avec 51 figures. 2 fr.

COURBON (Alf.). **Mémoire sur les abcès de la fosse lombaire**. Paris, 1873, in-8 de 92 pages. 2 fr.

DECHAUX. **Des plaies pénétrantes des articulations**, par le docteur Dechaux (de Montluçon), médecin de l'hôpital et des principales industries de Montluçon, lauréat de l'Institut. Mémoire couronné (médaille d'or) par la Société de médecine et de chirurgie de Toulouse. 1875, gr. in-8 de 121 p. 3 fr. 50

DEMARQUAY. **De la régénération des organes** et des tissus en physiologie et en chirurgie. Paris, 1874. 1 vol. gr. in-8 de VIII-328 pages avec 4 planches contenant 16 figures lithographiées et chromolithographiées. 16 fr.

DENONVILLIERS (C.). **Déterminer les cas qui indiquent l'application du trépan** sur les os du crâne. Paris, 1839, in-4, 82 pages. 1 fr. 50

DUCHAUSSOY. **Anatomie pathologique des étranglements internes** et conséquences pratiques qui en découlent, par A.-P. DUCHAUSSOY, professeur agrégé à la Faculté de médecine de Paris, etc. Paris, 1860, 1 vol. in-4 de 294 pages, avec une planche lithographiée. 5 fr.

DUPUYTREN. **Mémoire sur une nouvelle manière de pratiquer l'opération de la pierre**. Paris, 1836, in-fol. avec 10 planches. 10 fr.

— **Mémoire sur une méthode nouvelle pour traiter les anus accidentels**. Paris, 1828, in-4, 57 p. avec 3 pl. 3 fr.

EHRMANN (J.). **Étude sur l'uranoplastie** dans ses applications aux divisions congénitales de la voûte palatine, par le docteur J. EHRMANN (de Mulhouse). Paris, 1869, in-4 de 104 pages. 3 fr.

— **Note sur la staphyloraphie et de l'uranoplastie** chez les enfants du premier âge, 1870, in-8 de 16 pages. 50 cent.

GERDY. **Traité des bandages, des pansements et de leurs appareils**, par P. N. GERDY, professeur à la Faculté de médecine de Paris, etc. Paris, 1837-1839. 2 vol. in-8 et atlas de 20 planches in-4. 6 fr.

GOFFRES. **Précis iconographique de bandages**, pansements et appareils, par M. le docteur GOFFRES médecin principal des armées. *Nouveau tirage*. Paris, 1873, in-18 jésus de 596 pages, avec 81 planches, figures noires. Cartonné. 18 fr.
— Le même, figures coloriées. Cartonné. 36 fr.

GOGUEL. **De la résection temporaire des os de la face**, par le docteur Alfred Goguel. Paris, 1875, in-8 de 88 pages 2 fr.

GOSSELIN (L.). **Recherches sur les kystes synoviaux** de la main et du poignet. Paris, 1852, in-4. 2 fr.

GRIPOUILLEAU. **Le bras artificiel du travailleur**, ou nouveau moyen pratique et économique de remédier à l'ablation du membre supérieur chez les agriculteurs, terrassiers et manouvriers. Paris, 1873, in-18 jésus, 110 pages avec fig. 2 fr.

HANNE (A.). **Essai sur les tumeurs intra-rachidiennes**. Paris, in-8, 85 p. 2 fr.

HOUZÉ DE L'AULNOIT. **Recherches sur une tumeur hémato-kystique** de l'extrémité inférieure de la cuisse intéressant l'os et les parties molles. 1872, in-8 de 10 pages, avec 2 planches. 3 fr.

HOUZÉ DE L'AULNOIT. **Note sur les avantages et la description** d'un nouveau procédé opératoire. 1872, in-8 de 7 pages, avec 3 planches coloriées. 3 fr.

— **Chirurgie expérimentale, étude historique et clinique sur les amputations sous-périostées**, et de leur traitement sur l'immobilisation du membre et du moignon. Paris, 1873, 1 vol. in-8 de 150 pages, avec 8 figures en photoglyplie et 4 planches. 6 fr.

— Le même, figures coloriées. 8 fr.

— **Chirurgie expérimentale.** Expériences sur la force élastique des bandes et des tubes en caoutchouc par la méthode des poids. 1875, in-8, 41 pages. 1 fr. 50

JUGURIANO (Nicolas). **Des avantages de l'amputation à la suite des blessures par armes de guerre.** Montpellier, 1872, in-8, 60 pages. 1 fr. 50

JOBERT. **De la réunion en chirurgie**, par le docteur A.-J. Jobert (de Lamballe), professeur à la Faculté de médecine de Paris, chirurgien de l'Hôtel-Dieu, membre de l'Institut (Académie des sciences) et de l'Académie de médecine. Paris, 1864, 1 vol. in-8, avec 7 planches gravées et coloriées. 12 fr.

— **Traité de chirurgie plastique**, par le docteur Jobert (de Lamballe). Paris, 1849, 2 vol. in-8, avec atlas in-folio de 18 planches coloriées. 50 fr.

— **Traité des fistules** vésico-utérines, vésico-utéro-vaginales et recto-vaginales, par le docteur Jobert (de Lamballe). Paris, 1852, in-8 de 420 pages, avec figures intercalées dans le texte. 7 fr. 50

Ouvrage servant de complément au *Traité de chirurgie plastique.*

LARREY. **Mémoire sur l'adénite cervicale** observée dans les hôpitaux militaires, et sur l'extirpation des tumeurs ganglionnaires du cou. Paris, 1852, 1 vol. in-4 de 92 pages. 2 fr.

LEDENTU. **Des anomalies du testicule**, par le docteur A. Ledentu, professeur agrégé de la Faculté de médecine. Paris, 1869, in-8, 168 pages avec figures. 3 fr. 50

LETIÉVANT. **Traité des sections nerveuses.** 1 vol. in-8 de 500 pages avec 30 figures. 8 fr.

MALGAIGNE (J.-F.). **Traité des fractures et des luxations**, par J.-F. Malgaigne. Paris, 1847-1855, 2 vol. in-8 et atlas de 30 pl. in-folio. 45 fr.

— **Traité d'anatomie chirurgicale et de chirurgie expérimentale**, par J.-F. Malgaigne, professeur à la Faculté de médecine de Paris, membre de l'Académie de médecine. 2e édition. Paris, 1859, 2 forts vol. in-8. 18 fr.

— **Essai sur l'histoire et la philosophie** de la chirurgie, par J.-F. Malgaigne. Paris, 1847, 1 vol. in-4 de 35 pages. 1 fr. 50

— **Histoire de la chirurgie** en Occident, depuis le VIe siècle jusqu'au XVIe siècle, et Histoire de la vie et des travaux d'Ambroise Paré. Paris, 1 vol. grand in-8 de 351 pages. 7 fr.

MALLE. **Clinique chirurgicale de l'hôpital militaire de Strasbourg**, par le docteur P. MALLE, professeur à l'hôpital de Strasbourg. 1 vol. in-8, 756 pages. 6 fr.

MARCHAND (A.-H). **Étude sur l'extirpation de l'extrémité inférieure du rectum**, par le docteur A.-H. Marchand, prosecteur à l'amphithéâtre d'anatomie des hôpitaux, professeur agrégé de la Faculté de médecine de Paris. Paris 1873, in-8, 124 pages. 2 fr. 50

— **Des accidents qui peuvent compliquer la réduction des luxations traumatiques**, 1875, 1 vol. in-8 de 149 pages. 3 fr.

MONOD. **Étude comparative des diverses méthodes de l'exérèse**, par Ch. Monod, professeur agrégé de la Faculté de médecine de Paris. 1875, 1 vol. in-8 de 175 pages. 2 fr. 50

— **Étude sur l'angiome** simple sous-cutané circonscrit (nævus vasculaire sous-cutané, angiome lipomateux, angiome lobulé). Paris, 1873, in-8, 87 pages avec 2 planches. 2 fr. 50

NEYRENEUF. **Du traitement des tumeurs sous-cutanées** par l'application de la pâte sulfo-safranée et de l'action de l'acide sulfurique sur la peau. Paris, 1872, in-8 de 84 pages. 2 fr.

# TRAITÉ DE CHIRURGIE D'ARMÉE

**Par L. LEGOUEST**

Médecin-inspecteur de l'armée, professeur de clinique chirurgicale à l'École du Val-de-Grâce

DEUXIÈME ÉDITION, REVUE ET AUGMENTÉE

Paris, 1872, 1 vol. in-8 de XII-800 pages avec 149 fig. — 14 fr.

---

TRAITÉ

# DE MÉDECINE OPÉRATOIRE

## BANDAGES ET APPAREILS

PAR

| **Ch. SÉDILLOT** | **L. LEGOUEST** |
|---|---|
| Médecin-inspecteur des armées, Ancien professeur de clinique chirurgicale à la Faculté de médecine de Strasbourg, Membre de l'Institut de France, etc. | Médecin-inspecteur des armées, Ancien professeur de clinique chirurgicale à l'École du Val-de-Grâce, Membre de l'Académie de médecine. |

QUATRIÈME ÉDITION

Paris, 1870, 2 vol. grand in-8, ensemble 1430 pages, avec figures intercalées dans le texte et en partie coloriées — 20 fr.

---

SÉDILLOT (Ch.). **Contributions à la chirurgie.** Paris, 1869. 2 v. in-8 et fig. 24 fr.

— **De l'évidement sous-périosté des os.** *Deuxième édition.* Paris, 1867, 1 vol. in 8, avec planches polychromiques 15 fr.

---

ORÉ. **Tribut à la chirurgie conservatrice, résections, évidements,** par le docteur Oré, chirurgien de l'hôpital St-André. Paris, 1872, gr. in-8 de 136 p. 3 fr.

— **Des injections intra-veineuses du chloral.** Expériences qui démontrent l'efficacité de leur action dans l'empoisonnement par la strychnine et dans le traitement du tétanos traumatique, gr. in 8 de 68 pages. 2 fr.

— **Ni phlébite, ni caillots.** Réponse aux objections qu'ont soulevées les injections du chloral dans les veines, gr. in-8 de 37 pages. 1 fr. 25

PARÉ (Ambroise). **Œuvres complètes,** revues et collationnées sur toutes les éditions, avec les variantes; accompagnées de notes historiques et critiques, et précédées d'une Introduction sur l'origine et les progrès de la chirurgie en Occident du VIe au XVIe siècle, et sur la vie et les ouvrages d'Ambroise Paré, par J.-F. Malgaigne. Paris, 1840, 3 vol. gr. in 8 à deux colonnes, avec 217 figures et le portrait de l'auteur. 36 fr.

PAUCHON (A.). **Des luxations des os du carpe** entre eux et en particulier des luxations du grand os, par le docteur A. Pauchon, lauréat de la Faculté de médecine de Paris. 1874, in-8 de 23 pages. 1 fr.

RICHELOT. **De la péritonite herniaire** et de ses rapports avec l'étranglement, par le docteur L.-G. Richelot, aide d'anatomie à la Faculté. Paris, 1873, in-8 de 88 pages. 2 fr.

— **Du tétanos,** par le Dr L.-Gustave Richelot, 1875, in-8 de 147 pages. 3 fr.

ROUX. **De l'ostéomyélite et des amputations secondaires,** d'après des observations recueillies à l'hôpital de la marine de Saint-Mandrier (Toulon, 1859) sur les blessés de l'armée d'Italie, par M. le docteur Jules Roux, inspecteur général du service de santé de la marine à Toulon. Paris, 1860, in-4, avec 6 pl. 5 fr.

SARAZIN. **Clinique chirurgicale de l'hôpital militaire de Strasbourg.** Service de M. Ch. SARAZIN, médecin-major, professeur agrégé à la Faculté de médecine de Strasbourg. Nancy, 1870, in-8 de 92 pages. 2 fr.

TRIBES. **De la complication diphthéroïde contagieuse** des plaies, de sa nature et de son traitement. Paris, 1872, in-8 de 62 pages. 2 fr.

VIDAL. **Traité de pathologie externe et de médecine opératoire,** avec des résumés d'anatomie des tissus et des régions, par A. VIDAL (de Cassis), chirurgien de l'hôpital du Midi, professeur agrégé de la Faculté de médecine de Paris, etc. 5e édition, revue, corrigée, avec des additions et des notes, par le docteur FANO. Paris, 1861. 5 vol. in-8 de chacun 850 pages. 40 fr.

---

ENVOI FRANCO CONTRE UN MANDAT SUR LA POSTE.

## A LA MÊME LIBRAIRIE



Paris. — Imprimerie de E. DONNAUD, rue Cassette, 9.

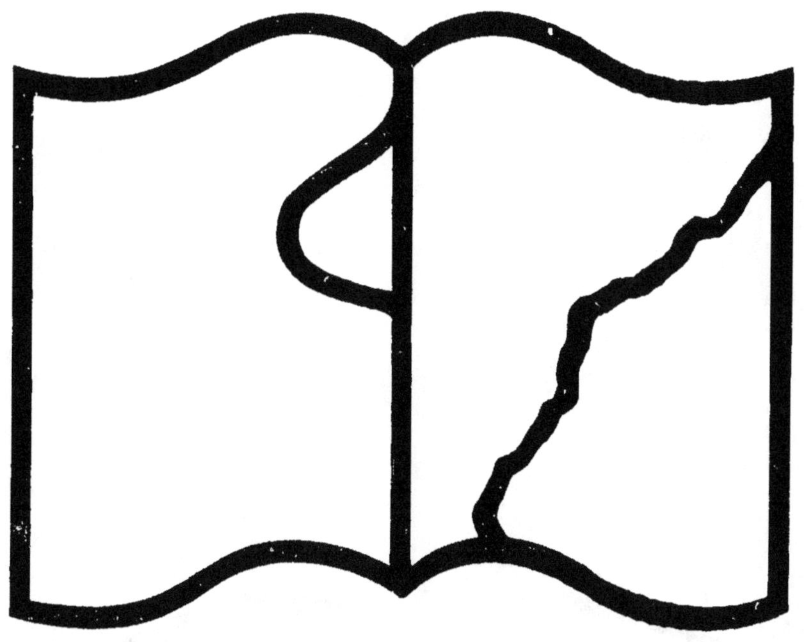

Texte détérioré — reliure défectueuse

**NF Z 43**-120-11

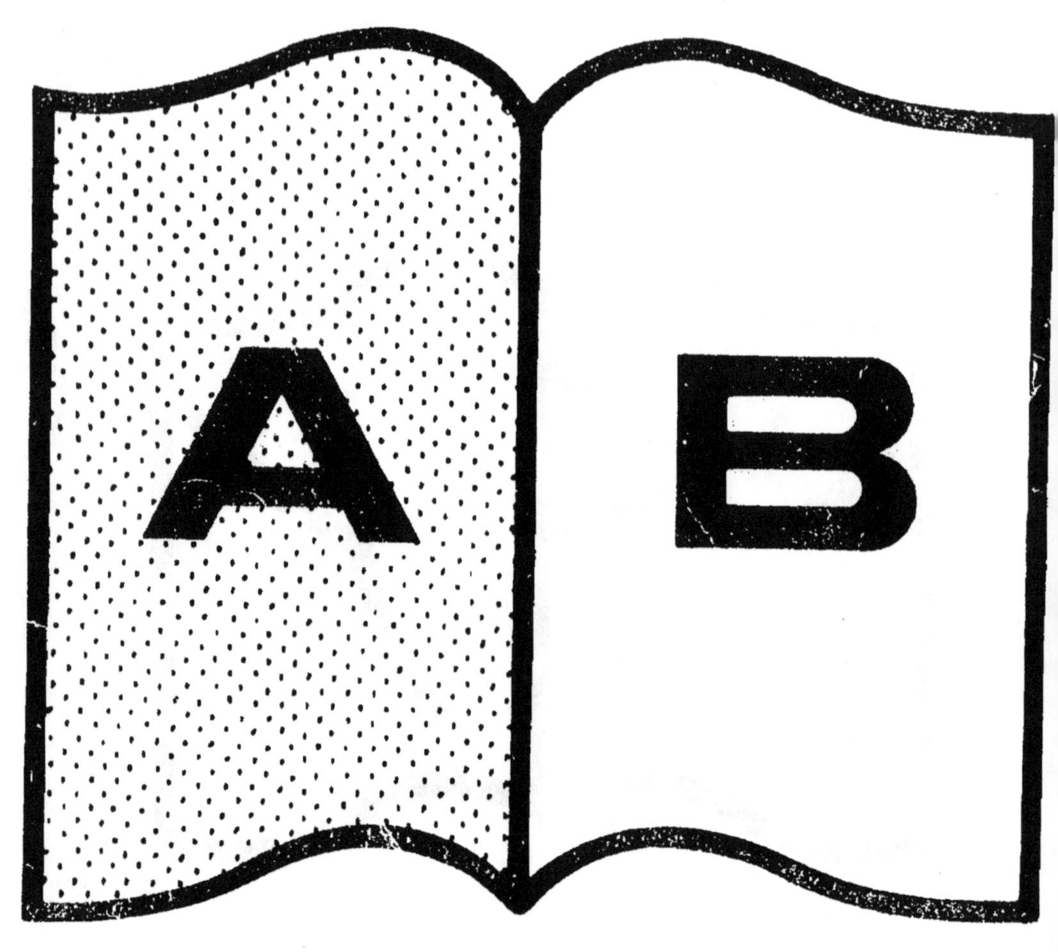
A
B

www.ingramcontent.com/pod-product-compliance
Lightning Source LLC
Chambersburg PA
CBHW070527200326
41519CB00013B/2967

*9782012641334*